EXERCÍCIOS FÍSICOS
E SEUS BENEFÍCIOS NO TRATAMENTO DAS DOENÇAS

EDUCAÇÃO FÍSICA
FISIOTERAPIA

A Ciência e a Arte de Ler Artigos Cientificos – **Braulio Luna Filho**

As Lembranças que não se Apagam – Wilson Luiz **Sanvito**

Atividade Física e Obesidade – **Matsudo**

Atividade Física em Cardiologia – **Nóbrega**

Coleção Psicologia do Esporte e do Exercício – Maria Regina Ferreira **Brandão** e Afonso Antonio **Machado**

Vol. 1 – Teoria e Prática

Vol. 2 – Aspectos Psicologicos do Rendimento Esportivo

Vol. 3 – Futebol, Psicologia e Produção do Conhecimento

Vol. 4 – O Treinador e a Psicologia do Esporte

Vol. 5 – O Voleibol e a Psicologia do Esporte

Vol. 6 – Competências Psicológicas no Esporte Infanto Juvenil

Vol. 7 – O Basquetebol e a Psicologia do Esporte

Coluna: Ponto e Vírgula 7ª ed. – **Goldenberg**

Cuidados Paliativos – Diretrizes, Humanização e Alívio de Sintomas – **Franklin Santana**

Epidemiologia 2ª ed. – **Medronho**

Epidemiologia da Atividade Física – **Florindo e Hallal**

Ergometria - Ergoespirometria, Cintilografia e Ecocardiografia de Esforço 2ª ed. – Ricardo **Vivacqua** Cardoso Costa

Esporte Paraolimpico – **Mello e Oliveira Filho**

Exercício, Saúde e Desempenho Físico – **Turibio Barros**

Hidroginástica – Marcus Vinicius **Patente Alves**

Manual de Medida Articular – **Oliveira Poli**

Medicina: Olhando para o Futuro – **Protásio Lemos da Luz**

Nem só de Ciência se Faz a Cura 2ª ed. – **Protásio da Luz**

O Exercício - Preparação Fisiológica, Avaliação Médica, Aspectos Especiais e Preventivos – **Ghorayeb e Turibio Barros**

O que Você Precisa Saber sobre o Sistema Único de Saúde – **APM-SUS**

Paraolimpíadas de Sidney 2000 - Avaliação e Prescrição do Treinamento dos Atletas Brasileiros – **Marco Mello**

Politica Públicas de Saúde Interação dos Atores Sociais – **Lopes**

Promoção de Saúde na Terceira Idade – **Goldenberg**

Riscos e Prevenção da Obesidade – **De Angelis**

(Sociedade Brasileira de Medicina do Esporte) Clínicas Brasileiras de Medicina do Esporte – **SBME**

Vol. 1 - Tópicos Especiais em Medicina do Esporte

Sociedade de Medicina do Esporte e do Exercício - Manual de Medicina do Esporte: Do Paciente ao Diagnóstico – Antônio Claudio Lucas da **Nóbrega**

Tratado de Cardiologia do Exercício e do Esporte – **Ghorayeb**

Um Guia para o Leitor de Artigos Científicos na Área da Saúde – **Marcopito Santos**

Vencendo Desafios – Quando o Desafio É o Principal Motivador para o Alcance do Sucesso – **Milan**

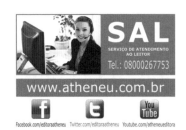

EXERCÍCIOS FÍSICOS
E SEUS BENEFÍCIOS NO TRATAMENTO DAS DOENÇAS

ORGANIZADOR

ALEXANDRE ARANTE UBILLA VIEIRA

Mestre em Reabilitação do Equilíbrio Corporal e Inclusão Social pela Universidade Bandeirante de São Paulo (Uniban). Especialista em Bases Fisiológicas e Metodológicas do Treinamento Desportivo pela Universidade Federal de São Paulo (Unifesp). Licenciado e Bacharel em Educação Física pela Universidade de Santo Amaro/SP (Unisa). Aluno especial pela Universidade de São Paulo (USP). Possui experiência na área de Educação Física e no Ensino Superior, com trabalhos, orientações acadêmicas e publicações nacionais direcionadas aos temas Educação, Educação Física e Saúde. Palestrante em diversos temas, no Brasil, sobre Educação e Educação Física. Autor em mais de mil artigos publicados em revistas, jornais e *sites*. Autor de livros sobre Saúde e Educação. Consultor técnico em *fitness* pelo Brasil. Diretor técnico do site www.saudeesaber.com.br.

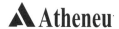

EDITORA ATHENEU

São Paulo — *Rua Jesuíno Pascoal, 30*   *Tel.: (11) 2858-8750*   *Fax: (11) 2858-8766*   *E-mail: atheneu@atheneu.com.br*   *Rio de Janeiro — Rua Bambina, 74*   *Tel.: (21) 3094-1295*   *Fax: (21) 3094-1284*   *E-mail: atheneu@atheneu.com.br*   *Belo Horizonte — Rua Domingos Vieira, 319 – conj. 1.104*

Produção Editorial: *Know-how Editorial*
Capa: *Equipe Atheneu*

Dados Internacionais de Catalogação na Publicação (CIP)
(Câmara Brasileira do Livro, SP, Brasil)

Exercícios físicos e seus benefícios no tratamento das doenças / organizador   Alexandre Arante Ubilla Vieira. -- Rio de Janeiro : Editora Atheneu, 2015.   Vários colaboradores.   Bibliografia.   ISBN 978-85-388-0651-6   1. Doenças - Prevenção 2. Doenças - Tratamento 3. Exercícios físicos   4. Saúde - Promoção I. Vieira, Alexandre Arante Ubilla.   15-06297   CDD-613.71

Índices para catálogo sistemático:
1. Exercícios físicos : Promoção da saúde   613.71

VIEIRA, A.A.U.
Exercícios físicos e seus benefícios no tratamento das doenças

© Direitos reservados à EDITORA ATHENEU – São Paulo, Rio de Janeiro, Belo Horizonte, 2015.

COLABORADORES

Alexandre Paulino de Faria

Membro do Centro de Estudo Multidisciplinar em Sonolência e Acidentes (CEMSA). Graduado em Educação Física pelo Centro Regional de Espírito Santo do Pinhal/SP (Unipinhal) e especialista em Obesidade pela Universidade Federal de São Paulo (Unifesp). Experiência nas áreas da Saúde (avaliação e prescrição de exercício físico), fisiologia do exercício, trabalho de turno, sono e fadiga.

Cristiano de Lima

Mestre em Ciências da Saúde no setor de Psicobiologia pela Universidade Federal de São Paulo (Unifesp). Graduado em Educação Física pela Universidade Metropolitana de Santos (Unimes). Especialista em Fisiologia do Exercício pela Unifesp. Pesquisador do Centro de Estudos em Psicobiologia e Exercício (Cepe) e da Unidade de Pesquisa e Tratamento de Epilepsia (Unipete), ambos na Unifesp. Instrutor de Esportes do Serviço Social do Transporte (Sest) e do Serviço Nacional de Aprendizagem do Transporte (Senat). Coordenador da Musculação e *personal training* da Academia Cia Fitness (Santos). Professor palestrante da Prime Eventos (Cursos Universitários). Experiência na área de Treinamento e Fisiologia, com ênfase em Fisiologia do Exercício Aplicada à Clínica e ao Esporte de Alto Rendimento, atuando principalmente nos temas de Fisiologia, Fisiologia do Exercício, Avaliação Anaeróbia e Aeróbia e Fisiologia do Exercício Aplicada a Grupos em Condições Especiais.

Daniel Alves Cavagnolli

Mestre pela Universidade Federal de São Paulo (Unifesp) pelo Departamento de Psicobiologia. Graduado em Educação Física pelo Centro Regional de Espírito Santo do Pinhal/SP (Unipinhal). Especialista em Tratamento Multidisciplinar da Obesidade e Aspectos Psicobiológicos pela Unifesp.

Daniela Patricia Vaz

Mestra em Reabilitação do Equilíbrio Corporal e Inclusão Social pela Universidade Bandeirante de São Paulo (Uniban). Especialista em Fisioterapia Dermatofuncional, pela Universidade Gama Filho, e em Psicopedagogia, pela Universidade do Oeste Paulista (Unoeste). Graduada em Fisioterapia pela Uniban. Docente nas disciplinas de Anatomia Humana, Anatomia Radiológica e Patologia no curso superior de Tecnologia em Radiologia da Faculdade Método de São Paulo. Docente no programa de pós-graduação em Pedagogia Hospitalar e nos cursos técnicos pós-médio em saúde do Centro de Ensino Método.

Ednei Fernando dos Santos

Mestre em Reabilitação do Equilíbrio Corporal e Inclusão Social pela Universidade Bandeirante de São Paulo (Uniban). Especialista em Fisiologia do Exercício e Treinamento Desportivo e em Resgate e Emergências Médicas. Graduado em Educação Física. Credenciado internacionalmente em Socorros de Urgência e DEA. Docente em Resgate e Emergências Médicas. Instrutor de Pronto-socorrismo e Desfibrilador Externo Automático (credenciamento internacional pela American Safety & Health Institute, Estados Unidos). Especialização em Primeiros Socorros em Áreas Remotas (*safety council*). Professor do curso de pós-graduação Terceira Idade – Metodologia e Prescrição de Atividades nas Faculdades Metropolitanas Unidas (UniFMU)/SP.

Fernando Duran de Oliveira

Autor e escritor de diversos artigos (em meio eletrônico) direcionados aos temas de saúde, quimioterapia e prescrição de exercícios físicos. Bacharel e licenciado em Educação Física pela Universidade Bandeirante de São Paulo (Uniban). Professor de Tênis de Mesa do Colégio Arbos (Santo André).

Humberto Morais Graciano

Especialista em Fisiologia e Metodologia do Treinamento Desportivo pela Universidade Federal de São Paulo (Unifesp). Licenciado e Bacharel em Educação Física pela Universidade Bandeirante de São Paulo (Uniban). *Personal trainer* e preparador físico da Reebok Sport Club, Fórmula Academia. Experiência com treinamento esportivo personalizado em *fitness* na Inglaterra e no Caribe.

Izaara Carvalho Alvarenga

Mestra no Departamento de Ciência dos Alimentos da Universidade Federal de Lavras (Ufla). Nutricionista. Especialista em Exercício Físico, Nutrição e Medicina na Saúde e no Esporte pela Universidade Estadual Paulista "Júlio de Mesquita Filho" (Unesp), Botucatu/SP.

Jonas Sona de Miranda Pires

Especialista pelo Instituto Dante Pazzanese de Cardiologia em Pós-Operatório de Cirurgia Cardíaca e Fisioterapia Cardiorrespiratória. Fisioterapeuta pela Universidade Bandeirante de São Paulo (Uniban). Docente das disciplinas de Fisiologia, Fisioterapia Aplicada à Cardiologia e Pneumologia pela Universidade Anhanguera (Unian). Coordenador do curso de Fisioterapia da Unian/ABC.

Marília de Campos Ferreira

Mestra em Reabilitação do Equilíbrio Corporal e Inclusão Social pela Universidade Bandeirante de São Paulo (Uniban). Especialista em Condicionamento Físico para Grupos Especiais e Reabilitação Cardíaca pelas Faculdades Metropolitanas Unidas (UniFMU)/SP. Especialista em Ginástica em Aparelhos pela Universidade de São Paulo (USP). Graduada em Licenciatura Plena em Educação Física pela USP. Docente na Uniban. Especialista em Técnica Desportiva pelo Clube Paineiras do Morumbi. Participante do projeto de pesquisa em Atividade Física para a Terceira Idade e Bocha Adaptada e membro do Núcleo Docente Estruturante da Uniban. Ministra cursos no Brasil nas áreas de Ginástica Laboral e Escolar.

Maurício Bezerra da Silva *(in memoriam)*

Mestre pela Universidade Federal de São Paulo (Unifesp). Graduado pela Universidade Bandeirante de São Paulo (Uniban). Especialista pela Universidade Gama Filho. Docente na Uniban. Docente no Centro Universitário São Camilo e no Centro Universitário FIEO.

Mônica Dias

Estudiosa e pesquisadora na análise e desenvolvimento da realidade escolar da comunidade em que está inserida e das diferenciações que interferem no processo de ensino-aprendizagem. Graduada em Psicologia pelas Faculdades Metropolitanas Unidas (UniFMU)/SP. Realiza estudos direcionados com ênfase em Recursos Humanos, participando ativamente do processo de desenvolvimento e expansão do Hospital Israelita Albert Einstein. Experiência em Psicologia Educacional, Clínica e Organizacional. Realizou, pela Prefeitura Municipal de São Paulo, o diagnóstico de instituições, seguido de orientação e sugestão, visando à melhoria do trabalho e de sua dinâmica, bem como o bem-estar e o desenvolvimento integral das crianças. Participou de estudos de pacientes neuróticos e psicóticos pelo Hospital Psiquiátrico Santa Terezinha e pela UniFMU. Realiza diversos trabalhos direcionados à comunidade (crianças, adolescentes e adultos), fazendo a triagem e o encaminhamento dos pacientes para tratamento terapêutico adequado.

Renata Coelho Scharlach

Doutora em Ciências pelo Programa de Distúrbios da Comunicação Humana pela Universidade Federal de São Paulo (Unifesp). Mestra em Distúrbios da Comunicação Humana (Fonoaudiologia) pela Unifesp. Fonoaudióloga. Docente do curso de Fonoaudiologia da Universidade Federal de Santa Catarina. Experiência na área de Fonoaudiologia, com ênfase em Audiologia, atuando principalmente nas seguintes áreas: Diagnóstico dos Distúrbios da Audição e do Equilíbrio e no Processo de Seleção e Adaptação de Prótese Auditiva.

Rodrigo Luiz Vancini

Doutor e Mestre em Ciências Biológicas pela Universidade Federal de São Paulo (Unifesp). Experiência na área de Fisiologia, com ênfase em Fisiologia do Exercício Aplicada à Clínica e ao Esporte de Alto Rendimento, atuando principalmente nos temas de Fisiologia, Fisiologia do Exercício, Fisiologia do Atleta de Alto Nível, Avaliação Anaeróbia e Aeróbia, Fisiologia do Exercício Aplicada à Pessoa com Deficiência Física, Epilepsia e Neurofisiologia. Graduado em Educação Física. Especialista em Fisiologia do Exercício e Treinamento Resistido na Saúde, na Doença e no Envelhecimento pela Universidade de São Paulo (USP). Especialista em Bases Fisiológicas e Metodológicas do Treinamento pela Unifesp. Especialista em Fisiologia do Exercício pela Uninove/Unifesp.

Rodrigo Marques da Silva

Mestre em Reabilitação do Equilíbrio Corporal e Inclusão Social pela Universidade Bandeirante de São Paulo (Uniban). Fisioterapeuta formado pela Pontifícia Universidade Católica (PUC), de Campinas. Especialista em Fisioterapia Musculoesquelética pela Irmandade Santa Casa de São Paulo. Especialista em Aparelho Locomotor no Esporte pela Universidade Federal de São Paulo (Unifesp). Ex-fisioterapeuta da Confederação Brasileira de Handebol. Docente do curso de Fisioterapia da Universidade Anhanguera (Unian) nas disciplinas de Cinesiologia e Fisioterapia Aplicada ao Esporte.

Samuel Jesus Gomes

Mestre em Reabilitação do Equilíbrio Corporal e Inclusão Social pela Universidade Bandeirante de São Paulo (Uniban). Especialista em RPG (Reeducação Postural Global) pelo Instituto Método. Graduado em Fisioterapia, pela Uniban, e em Reequilíbrio Proprioceptivo e Muscular/Quiropraxia, pelo Instituto Brasileiro de Quiropraxia (Ibraqui). Especialista em Psicopedagogia pela Universidade do Oeste Paulista (Unoeste).

Vinícius Dias Rodrigues

Doutorando em Ciências da Saúde pela Universidade Estadual de Montes Claros (Unimontes). Mestre em Ciências da Saúde pela Unimontes. Especialista em Fisiologia do Exercício e Treinamento Esportivo pelo Centro Universitário de Volta Redonda (Unifoa). Especialista em Educação a Distância pela Unimontes. Graduado em Educação Física pela Unimontes. Educador Físico da Secretaria Municipal de Montes Claros/MG de Juventude, Esporte e Lazer. Docente do Departamento de Educação Física e do Desporto da Unimontes e do Ensino Superior da Funorte. Docente do Centro de Pesquisa da Faculdade de Saúde Ibituruna. Docente Pesquisador da UAB – Cead Unimontes.

Vladimir Bonilha Modolo

Mestre em Ciências pela Universidade Federal de São Paulo (Unifesp), Graduado em Educação Física pela Faculdade de Educação Física de Santo André (Fefisa). Pós-Graduado em Fisiologia do Exercício pela Universidade Federal de São Paulo (Unifesp) e pelo Programa de Pós-Graduação em Nutrição. Preparador físico de futebol (Campeão da Copa São Paulo de Juniores 2003/E. C. Santo André e Campeão da Copa do Brasil 2004/E. C. Santo André).

Waldney Roberto de Matos e Ávila

Mestre em Educação Física pela Universidade Católica de Brasília (UCB). Especialista em Atividades Motoras em Academias pela Escola Superior de Educação Física de Muzambinho (ESEFM). Especialista em Metodologia do Ensino Superior pela Universidade Estadual de Montes Claros (Unimontes). Graduado em Educação Física pela Universidade Federal de Viçosa (UFV). Docente das Faculdades Santo Agostinho (Montes Claros/MG) e das Faculdades Unidas do Norte de Minas (Funorte) (Montes Claros/MG). Docente do Departamento de Educação Física da Unimontes.

DEDICATÓRIA

A Deus, nosso pai todo-poderoso, por estar sempre em minha vida todos os dias, abençoando-me e protegendo-me.

A todos aqueles que estudam, pesquisam e colaboram com a vida do ser humano, buscando, a cada oportunidade, um modo de ajudar o próximo.

Aos meus pais, que, ao longo da minha vida, me deram apoio e educação.

Ao meu querido filho, Breno, e à minha esposa, Marcela, fontes insaciáveis de incentivo e dedicação em tudo o que faço. Amo vocês!

A meus guias espirituais, que me protegem e me aconselham com palavras mais do que propícias ao desenvolvimento da vida e do ser humano.

Desejo a todos PAZ e LUZ!

AGRADECIMENTOS

Venho agradecer a todos os que colaboraram com esta obra, os quais, tenho absoluta certeza, fizeram-no com o maior carinho, dedicação e conhecimento. Além das bênçãos de Deus, todos vocês somaram para que esta obra se tornasse realidade.

Fazer um trabalho como este não seria possível se não fosse a dedicação de cada um, e por isso agradeço todo apoio daqueles que colaboraram e me apoiaram neste projeto. Que Deus os abençoe e que possamos, por meio desta obra, ajudar docentes, discentes e aqueles que procuram, a cada dia, melhorar sua vida e as daqueles que os cercam.

Agradeço também aos revisores, desenhistas, diagramadores e a toda a equipe técnica da Editora Atheneu, que transformaram um sonho em realidade, meros esboços em um material impecável.

Aos familiares, que nos aguentaram e, ao mesmo tempo, nos deram suporte para que este projeto saísse do papel; muito obrigado a todos vocês, fontes insaciáveis de carinho e afeto.

E a você, caro leitor, por participar desta obra conosco, agradeço por adquirir este livro e dedicar seu tempo ao estudo e à leitura que, espero, seja muito proveitosa e instrutiva em sua jornada.

A todos aqueles que, direta ou indiretamente, ajudaram a tornar esta obra possível, com pequenas ou grandes contribuições, não importa como, muito obrigado!!

ALEXANDRE ARANTE UBILLA VIEIRA
Organizador

PREFÁCIO

Prefaciar o livro do meu amigo, Prof. Alexandre Vieira, é uma honra e, ao mesmo tempo, um prazer imenso.

Ao longo da minha vida profissional, conheci muitas pessoas que se envolveram com atividades físicas e problemas relacionados à saúde. Contudo, essas pessoas não se preocupavam em relatar suas vivências em letras, para que outros interessados pudessem acompanhar e usufruir um pouco mais sobre as relações existentes entre as doenças, a saúde e a atividade física.

Transformar experiência profissional, pesquisa e conhecimento em um livro didático é um grande desafio para qualquer autor.

O Prof. Alexandre e seus colaboradores colocam, com incrível entusiasmo e simplicidade, vários aspectos relativos a doenças, como câncer, epilepsia, obesidade, osteoporose, hipertensão arterial, hepatite e outras que você, leitor, encontrará nesta obra. Acredito piamente que esta literatura preencherá uma lacuna existente entre a compreensão dessas doenças e o modo como trabalhar na prevenção e na reabilitação delas.

Certamente, quem ganhará com esse conhecimento serão os profissionais da área da saúde, os acadêmicos e todas as pessoas que se interessam por essas abordagens.

Enfim, sou uma pessoa de sorte por ter a oportunidade de conhecer e admirar esse profissional que transpira competência, dedicação e, principalmente, demonstra o amor pela profissão que escolheu.

Leia e, certamente, com as informações contidas neste livro, suas chances de sucesso serão muito maiores.

PROF. MS. FRANCISCO CARLOS KERBEJ
Mestre em Educação Física

APRESENTAÇÃO

A obra *Exercícios Físicos e seus Benefícios no Tratamento das Doenças* é destinada a todos aqueles que prezam pela saúde e o bem-estar físico e mental, assim como aos profissionais de Educação Física, Medicina, Fisioterapia, Nutrição, Biomedicina, Psicologia, Psicobiologia, Fonoaudiologia, Farmacologia, Enfermagem e demais que se enquadram, de maneira direta ou indireta, nas questões da saúde.

Em 18 capítulos escritos por profissionais qualificados, inúmeros foram os conceitos sobre saúde e doenças discutidos, sendo os assuntos abordados neste livro referentes a osteoporose, doenças respiratórias, doenças psicológicas, distúrbios posturais, distúrbios do sono, doenças alimentares, problemas auditivos, Aids, câncer, obesidade, diabetes, hipertensão, LER, epilepsia, hepatite, fibromialgia e AVC.

Todos esses conceitos estarão ligados diretamente aos exercícios físicos sob uma orientação adequada e um programa de atividades para cada tipo de situação exposta.

ALEXANDRE ARANTE UBILLA VIEIRA
Organizador

SUMÁRIO

1 Câncer *1*
Fernando Duran de Oliveira

2 Epilepsia *13*
Cristiano de Lima
Rodrigo Luiz Vancini

3 Doenças psicológicas *25*
Mônica Dias
Alexandre Arante Ubilla Vieira

4 Fibromialgia *35*
Humberto Morais Graciano

5 Distúrbios do sono: efeitos do exercício físico no sono *45*
Daniel Alves Cavagnolli
Alexandre Paulino de Faria
Vladimir Bonilha Modolo

6 Transtornos alimentares: bulimia, anorexia e vigorexia *55*
Izaara Carvalho Alvarenga
Alexandre Arante Ubilla Vieira

7 Obesidade *71*
Izaara Carvalho Alvarenga
Alexandre Arante Ubilla Vieira

8 Cardiopatias *85*
Jonas Sona de Miranda Pires

9 **LER e DORT:** doenças articulares *103*
Marília de Campos Ferreira

10 **Osteoporose** *137*
Rodrigo Marques da Silva

11 **Aids** *163*
Vinícius Dias Rodrigues
Waldney Roberto de Matos e Ávila

12 **Diabetes** *179*
Alexandre Arante Ubilla Vieira

13 **Hepatite** *191*
Alexandre Arante Ubilla Vieira

14 **Hipertensão arterial** *201*
Daniela Patricia Vaz
Alexandre Arante Ubilla Vieira

15 **Distúrbios do sistema respiratório** *215*
Samuel Jesus Gomes
Alexandre Arante Ubilla Vieira

16 **Distúrbios posturais** *229*
Maurício Bezerra da Silva (in memoriam)
Alexandre Arante Ubilla Vieira

17 **Audição:** avaliação e programa de exercícios *255*
Renata Coelho Scharlach
Alexandre Arante Ubilla Vieira

18 **Acidente vascular cerebral** *283*
Ednei Fernando dos Santos

CONCLUSÃO *291*
Alexandre Arante Ubilla Vieira

ÍNDICE REMISSIVO *293*

CAPÍTULO 1

Câncer

FERNANDO DURAN DE OLIVEIRA

INTRODUÇÃO

De acordo com o Instituto Nacional de Câncer dos Estados Unidos, 72 a 95% dos pacientes com câncer que recebem tratamentos como a quimioterapia e a radioterapia apresentam aumento nos níveis de fadiga, resultando na diminuição das capacidades físicas e da qualidade de vida durante e após o tratamento, tornando-se uma das maiores queixas nos consultórios oncológicos.

Este capítulo tem como objetivo mostrar a relação entre a melhora na qualidade de vida dos pacientes com câncer e a inclusão de exercícios físicos leves e moderados, aeróbicos e regulares durante e depois do tratamento, auxiliando, inclusive, em uma alteração positiva e significativa sobre diversos aspectos não só físicos, mas também psicológicos, abalados pela doença.

Colaborando, assim, com profissionais de variadas áreas para orientar pessoas em tratamento ou pós-tratamento do câncer, o que proporciona a elas alguns benefícios, como o aumento da autoestima e melhora na qualidade de vida.

O QUE É CÂNCER?

Câncer é o nome comum da neoplasia maligna, uma doença caracterizada por uma população de células que crescem e se dividem sem respeitar os limites normais, invadem e destroem tecidos adjacentes e podem se espalhar para lugares distantes do corpo, mediante um processo chamado metástase (Figuras 1.1 e 1.2).

As células cancerosas são, geralmente, menos especializadas nas suas funções do que as suas correspondentes normais. Conforme aquelas substituem estas, os tecidos invadidos perdem as funções. Por exemplo, a invasão dos pulmões gera alterações respiratórias, a invasão do cérebro pode gerar dores de cabeça, convulsões, alterações da consciência.

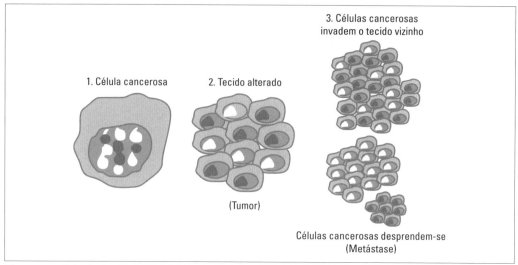

Figura 1.1 Substituição de células normais por células cancerosas.

Fonte: Adaptada de Ministério da Saúde/Instituto Nacional do Câncer/Coordenação Nacional de Controle de Tabagismo, 1996.

Essas propriedades malignas do câncer o diferenciam dos tumores benignos, que são autolimitados em seu crescimento e não invadem tecidos adjacentes (embora alguns tumores benignos sejam capazes de se tornar malignos).

A doença pode afetar pessoas de todas as idades, mas o risco para a maioria dos tipos de câncer aumenta conforme a idade avança (Cancer Research UK – Cancer Incidence Statistics by Age). O câncer causa cerca de 13% de todas as mortes no mundo, sendo os de pulmão, estômago, fígado, cólon e mama os que mais matam, segundo a Organização Mundial da Saúde (OMS).

Quase todos os cânceres são causados por anomalias no material genético de células transformadas resultantes, possivelmente, dos efeitos de carcinógenos, como o tabagismo, radiação, substâncias químicas ou agentes infecciosos.

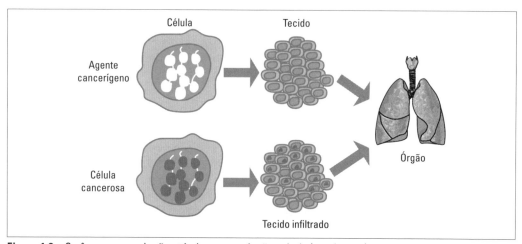

Figura 1.2 O câncer em evolução até chegar aos órgãos vitais (metástase)

Fonte: Adaptada de Ministério da Saúde/Instituto Nacional do Câncer/Coordenação Nacional de Controle de Tabagismo, 1996.

Outros tipos de anormalidades genéticas podem ser adquiridos por meio de erros na replicação do DNA, ou são herdados e, consequentemente, presentes em todas as células ao nascimento. As interações complexas entre carcinógenos e o genoma hospedeiro podem explicar por que somente alguns desenvolvem câncer após exposição a um carcinógeno conhecido.

Novos aspectos da genética da patogênese do câncer, como a metilação do DNA e os micro-RNA estão tendo cada vez mais reconhecida sua importância para o processo. As anomalias genéticas encontradas no câncer afetam tipicamente duas classes gerais de genes.

Os genes promotores de câncer (oncogenes) estão, geralmente, ativados nas células cancerígenas lhes fornecendo novas propriedades, como o crescimento, a divisão hiperativa, a proteção contra morte celular programada, a perda do respeito aos limites teciduais normais e a habilidade de se tornarem estáveis em diversos ambientes teciduais.

O sistema imunológico (SI) tenta se defender contra a presença de fatores estranhos no organismo, mas as células cancerígenas exercem grande influência sobre o SI, provocando a imunossupressão. Os genes supressores de tumor estão geralmente inativados nas células cancerígenas, o que as faz perder suas funções normais como replicação de DNA acurada, controle sobre o ciclo celular, orientação e adesão nos tecidos e interação com as células protetoras do sistema imune (Calabrese, *apud Revista Paulista de Educação Física*; 1997).

Geralmente, o câncer é classificado de acordo com o tecido das células cancerígenas de que se originaram e com o tipo normal de célula com que mais se parecem. Um diagnóstico definitivo, quase sempre, requer examinação histológica da biópsia do tecido por um patologista, embora as indicações iniciais da malignidade possam ser os sintomas ou anormalidades nas imagens radiográficas.

A maioria dos casos pode ser tratada e alguns curados, dependendo do tipo específico, localização e estadiamento. Uma vez diagnosticado, o câncer, geralmente, tem uma abordagem terapêutica que combina cirurgia, quimioterapia e radioterapia. Com o desenvolvimento das pesquisas, os tratamentos estão se tornando cada vez mais específicos para as diferentes variedades do câncer.

Ultimamente, tem havido um progresso significativo no desenvolvimento de medicamentos de terapia específica que agem especificamente em anomalias moleculares detectáveis em certos tumores, minimizando o dano a células normais. O prognóstico para os pacientes com câncer é muito influenciado pelo tipo de câncer, pelo estadiamento e pela extensão da doença. Além disso, a graduação histológica e a presença de marcadores moleculares específicos podem ser úteis para estabelecer o prognóstico e determinar tratamentos personalizados.

CAUSAS

O que causa o câncer?

As causas são variadas, podendo ser externas ou internas ao organismo, estando ambas inter-relacionadas. As causas externas relacionam-se ao meio ambiente e aos hábitos ou costumes próprios de um ambiente social e cultural. As causas internas são, na maioria das vezes, geneticamente predeterminadas, ligadas à capacidade do organismo de se defender das agressões externas. Esses fatores causais podem interagir de várias formas, aumentando a probabilidade de transformações malignas nas células normais.

De todos os casos, 80 a 90% dos cânceres estão associados a fatores ambientais. Alguns deles são bem conhecidos: o cigarro pode causar câncer de pulmão; a exposição excessiva ao sol pode causar câncer de pele; e alguns vírus podem causar leucemia. Outros estão em estudo, como alguns componentes dos alimentos ingeridos, e muitos são ainda completamente desconhecidos, segundo o Instituto Nacional do Câncer (Inca, 1996).

O envelhecimento traz mudanças às células que aumentam a sua suscetibilidade à transformação maligna. Isso, somado ao fato de as células das pessoas idosas terem sido expostas por mais tempo aos diferentes fatores de risco para câncer, explica em parte o porquê de o câncer ser mais frequente nesses indivíduos.

PRINCIPAIS CARACTERÍSTICAS

Fatores de prevenção do câncer

O câncer é uma doença responsável por milhões de mortes anualmente no mundo. O câncer resulta muito da suscetibilidade genética ou condições relacionadas ao modo de vida das pessoas e o ambiente em que vivem.

Muitas mortes por câncer no mundo foram associadas a fatores de risco, como exposição em ambientes com fatores carcinógenos, dietas inadequadas, falta de atividades físicas, obesidade e alguns outros fatores.

Alguns hábitos e condições, como a alimentação inadequada, o consumo de bebidas alcoólicas, obesidade e sedentarismo, estão relacionados a muitas causas de câncer, que, assim, são evitáveis (Quadro 1.1).

Hábitos saudáveis como uma boa alimentação e a prática de atividade física são grandes fatores de proteção contra o câncer.

Hoje, esses fatores, como a obesidade, o sedentarismo, a má alimentação, o consumo excessivo de álcool e a falta de atividade física, são características marcantes entre os brasileiros devido à rotina de deu dia a dia, o que aumenta os casos de câncer de diferentes tipos.

Quadro 1.1 Relação de dieta, sobrepeso, obesidade e atividade física com redução e aumento do risco de câncer

EVIDÊNCIA	FATOR REDUTOR DO RISCO/TIPO DE CÂNCER	FATOR QUE AUMENTA O RISCO/TIPO DE CÂNCER
Bem estabelecida	• **Atividade física:** câncer colorretal	• **Sobrepeso e obesidade:** câncer do esôfago, colorretal, endométrio, rim e mama na pós-menopausa. • **Álcool:** câncer da cavidade oral, faringe, laringe esôfago, fígado e da mama. • **Grãos e cereais com aflatoxina:** câncer do fígado. • **Peixes salgados:** câncer da nasofaringe.
Provável	• **Frutas, legumes e verduras:** câncer da cavidade oral, esôfago, estômago e colorretal. É possível que esses fatores possam reduzir o risco de alguns cânceres, mas faltam evidências: – alimentação rica em fibras – peixe (salmão) – soja – vegetais de folha verde- escura – feijão, cebola e alho – frutas amarelo-alaranjadas – grãos, oleaginosas e sementes	• **Carnes conservadas:** câncer colorretal. • **Alimentos conservados em sal (carne de sol, peixe salgado):** câncer do estômago. • **Bebidas e alimentos muito quentes:** câncer da cavidade oral, faringe e esôfago. É possível que esses fatores possam aumentar o risco de alguns cânceres, mas faltam evidências: – gordura animal – peixes e carnes tostados – alimentos embutidos (salsicha, salame, presunto)

Fonte: Adaptado de World Health Organization, 2003.

Recomendam-se a prática de exercícios físicos por 30 a 45 minutos, em intensidade pelo menos moderada, 4 a 5 vezes por semana e a adoção de boa alimentação para reduzir o risco de desenvolver alguns tipos de câncer, como o de cólon, próstata, pulmão, endométrico, rim, esôfago e mama em mulheres na pós-menopausa.

Lemura, com base em Colditz e colaboradores, 2007, estimou que, se toda a população dos Estados Unidos praticasse 3 horas de caminhada por semana, haveria 17% menos casos de câncer do cólon.

Evangelista, 2007 (baseado em Lee, 2003), realizou um estudo do papel da atividade física na prevenção dos diversos tipos de câncer e concluiu que pessoas fisicamente ativas, quando comparadas com as não ativas, possuem 30 a 40% menos chance de risco de desenvolvimento de câncer de cólon. Mulheres que praticam exercícios físicos regularmente tiveram uma redução de 20% na incidência do câncer de mama (Evangelista, 2007).

O Inca, em parceria com o Fundo Mundial de Pesquisa Contra o Câncer, realizou um estudo das Políticas e Ações para a Prevenção do Câncer no Brasil e chegou aos resultados exibidos na Tabela 1.1.

No caso do câncer de pulmão, com a adoção de atividades físicas e dieta adequada, além da ausência de tabagismo, um fator direto para esse tipo de neoplasia, as chances de ter esse tipo de doença são 90% menores.

Sintomas de pacientes em tratamento do câncer

Grande parte dos pacientes acometidos por câncer apresenta alterações fisiológicas e psicológicas que afetam diretamente sua qualidade de vida.

Muitas delas estão relacionadas a formas terapêuticas convencionais utilizadas no tratamento do câncer, como as cirurgias de remoção de tumores, quimioterapia e radioterapia, entre outras.

Alguns efeitos relacionados aos tratamentos do câncer são a anemia, redução das funções cardiovascular e pulmonar, de massa muscular, da capacidade aeróbica e da flexibilidade; mudança de peso; fadiga; náuseas; dor; depressão; ansiedade; e baixa autoestima.

Tabela 1.1 O impacto da redução dos casos de câncer com alimentação, atividade física e gordura corporal adequada

ÓRGÃOS IMPACTADOS	PORCENTAGEM (%)
Boca, faringe e laringe	63
Esôfago	60
Endométrio	52
Estômago	41
Colorretal	37
Pulmão	36
Pâncreas	34
Mama	28
Rim	13
Vesícula	10
Fígado	6
Total para todos os cânceres – 19%.	

Câncer de mama

Tema de abordagem mais delicada porque o tratamento, além de envolver a quimioterapia, radioterapia, terapia hormonal, contempla, em muitos casos, a necessidade de mastectomia, cujos efeitos colaterais mais comuns são ansiedade, depressão, aumento de peso, dificuldade de dormir, autoimagem comprometida e a total limitação da amplitude de determinados movimentos da paciente.

Em pesquisa realizada pelo Inca, quanto a esse tumor que é líder entre as causas de morte das mulheres brasileiras, é possível reduzir em 28% os casos de câncer de mama por meio de uma dieta adequada atrelada a atividades físicas, além do controle do peso corporal (Inca, 2010).

Sabe-se que 90% das causas de câncer de mama são ambientais, a minoria tem como influência mais marcante a genética. Quando a doença não é hereditária, nem sempre é possível prevenir todas as suas causas, como duas das mais importantes para a presença de tumor: a idade em que a paciente teve a primeira menstruação e aquela em que entrou na menopausa.

Segundo o Ministério da Saúde, essa doença influencia até mesmo a mortalidade de mulheres jovens, configurando-se na quinta causa de mortalidade na faixa etária de 10 a 49 anos (Aranda, 2010).

A prevenção e o diagnóstico precoces são fundamentais para reduzir a taxa de mortalidade, pois as chances de cura são maiores e os tratamentos, menos agressivos.

Muitas mulheres sentem um grande temor ao receber o diagnóstico de câncer e posteriormente realizar um esforço excessivo, optando por reduzir sua capacidade funcional.

PROGRAMA DE EXERCÍCIOS

Exercícios físicos durante e após os tratamentos de câncer

A prescrição de exercícios para sobreviventes de câncer é muito desafiadora, pois existem centenas de doenças diferentes, com diferentes tipos de tratamento cujos efeitos colaterais são os mais variados possíveis.

Para aprimorar o condicionamento físico, é muito útil que o exercício comece antes do tratamento.

Durante o tratamento, o exercício regular deve garantir que a queda do nível funcional do paciente seja a menor possível e os sintomas dos efeitos colaterais sejam controlados. Após o tratamento, os exercícios devem privilegiar a recuperação da saúde em geral e a prevenção de doenças a que os pacientes estão suscetíveis, como cânceres secundários, doenças cardiovasculares, osteoporose etc.

Ainda hoje, os exercícios prescritos para os pacientes de câncer têm obedecido religiosamente às diretrizes estabelecidas pelo American College of Sports Medicine (Lemura, 2006), segundo as quais o exercício deve ser realizado em intensidade moderada, de 3 a 5 dias por semana, durante 20 a 30 minutos por dia.

Porém, talvez seja necessário modificar esse programa com base no nível de aptidão do paciente e na morbidez que resulta dos tratamentos médicos. Muitos sobreviventes do câncer não conseguirão ou não desejarão exercitar-se em determinados momentos durante o tratamento em virtude de seus efeitos colaterais graves, como fadiga, náuseas, dor e diarreia. Entretanto, levando-se em conta que o tipo e a intensidade dos efeitos colaterais são diferentes para cada paciente, é essencial introduzir a flexibilidade na prescrição do exercício para viabilizar frequência, a intensidade ou a sua duração, dependendo da maneira como o paciente estiver tolerando o tratamento (Lemura, 2006, baseado em Courneya).

O exercício de alta intensidade não é recomendado em razão dos efeitos imunossupressivos e também os próprios pacientes não o suportariam.

Deve-se ressaltar os benefícios não só fisiológicos, mas também os psicológicos, como a maior autoestima, interação social etc. dos exercícios, fazendo, assim, o paciente sentir-se à vontade para praticá-los.

A seguir, algumas recomendações quanto aos exercícios para os pacientes de câncer (Quadro 1.2).

A caminhada é um exercício que deve ser evitado por pacientes com câncer de mama em virtude da limitação no movimento dos membros superiores e da falta de equilíbrio e coordenação; para essas pacientes, a cicloergometria é o mais indicado por ser realizada na posição sentada exercitando-se os membros inferiores, o que minimiza os efeitos da ataxia. Já a cicloergometria deve ser evitada por pacientes que passaram por cirurgias retal ou prostática.

Os profissionais da atividade física devem saber motivar seus pacientes, incentivando-os também a partir do conhecimento e compreensão das barreiras impostas pelo tipo da doença e do respectivo tratamento. Linda M. Lemura, 2006, com base em Courneya e colaboradores, mostra alguns incentivos e barreiras dos exercícios comuns para os sobreviventes de câncer (Quadro 1.3).

Os efeitos crônicos do tratamento podem manifestar-se meses ou até mesmo anos após o tratamento (Lemura, 2006, baseado em Spiegel).

Como dito, os exercícios de alta intensidade devem ser evitados e é preciso tomar algumas importantes precauções para os testes de esforço, como as constantes no Quadro 1.4.

Quadro 1.2 Recomendações gerais aos sobreviventes do câncer quanto ao resto sadios para a prática de exercício aeróbico

PARÂMETRO	DIRETRIZ
Modalidade	A maioria dos exercícios que envolvem grandes grupos musculares é apropriada, porém a caminhada e a pedalagem são especialmente recomendadas. O elemento-chave consiste em modificar a modalidade do exercício com base nos efeitos terapêuticos agudos e crônicos da quimioterapia ou radioterapia e nas preferências do paciente.
Frequência	Pelo menos 3 a 5 vezes por semana, porém o exercício diário pode ser ideal para os pacientes cancerosos descondicionados que estão começando com um exercício de intensidade mais leve ou duração mais curta. O elemento-chave consiste em exercitar-se regularmente ficando alguns dias sem exercícios em virtude das toxidades do tratamento.
Intensidade	Intensidade moderada, dependendo do atual nível de aptidão do paciente e da gravidade dos efeitos colaterais dos tratamentos. As diretrizes são as seguintes: 50 a 75% do VO_2máx ou da FCreserva, 60 a 80% da $FC_{máx}$, ou uma TEP de 11 a 14. A FCreserva é a melhor diretriz quando a $FC_{máx}$ é estimada em vez de ser medida.
Duração	Pelo menos 20 a 30 minutos contínuos, contudo poderá ser necessário alcançá-los por meio de múltiplas sessões intermitentes mais curtas (p. ex.: 5 a 10 minutos) com intervalos de repouso para os pacientes descondicionados ou aqueles que apresentam efeitos colaterais graves do tratamento.
Progressão	A progressão inicial deve ser realizada na frequência e na duração adequadas e, apenas quando alcançados esses objetivos, poderá ser aumentada a intensidade. A progressão deve ser mais lenta e mais gradual para os pacientes descondicionados ou para aqueles que apresentarem efeitos colaterais graves do tratamento. Nem sempre a progressão poderá ser linear; ao contrário, poderá ser cíclica com períodos de regressão.

FCreserva = $FC_{máx}$ – FCrepouso na posição ereta. Multiplicar FCreserva por 0,60 e 0,80. Acrescentar cada um desses valores à FCrepouso para obter uma variação TEP. FC: frequência cardíaca; FCreserva: frequência cardíaca reserva; $FC_{máx}$: frequência cardíaca máxima; FCrepouso: frequência cardíaca de repouso; TEP: taxação de esforço percebido.

Fonte: Adaptado de Courneya KS, Mackey JR, Jones LW, 2000.

Quadro 1.3 Incentivos e barreiras dos exercícios comuns para os sobreviventes do câncer

Incentivos	Manter um estilo de vida normal
	Recuperar-se da cirurgia e do tratamento
	Obter controle sobre o câncer e a vida
	Lidar com o estresse do câncer e do tratamento
	Manter a mente afastada do câncer e do tratamento
	Procurar sentir-se melhor e aumentar o bem-estar
	Concentrar-se nos benefícios de saúde geral
	Aspectos especiais
	Atividades ao ar livre (locais externos)
Barreiras	Estado climático ruim para a prática da atividade
	Fadiga/cansaço
	Condição médica concomitante
	Falta de tempo/muito atarefado
	Náusea
	Diarreia
	Responsabilidades para com a família
	Dor/hipersensibilidade
	Falta de apoio para o exercício
	Falta de aconselhamento para o exercício

Quadro 1.4 Precauções especiais ao prescrever o teste de esforço para os sobreviventes do câncer

COMPLICAÇÃO	PRECAUÇÃO
Hemograma completo Nível de hemoglobina < 8 g/dL	Evitar atividades que exigem um transporte significativo de oxigênio (isto é, alta intensidade).
Contagem absoluta de neutrófilos $\leq 0,5 \times 10^*9/L$	Evitar atividades que podem elevar o risco de infecção bacteriana (p. ex.: natação).
Contagem de plaquetas $< 50 \times {}^*9/L$	Evitar atividades que elevem o risco de sangramento (p. ex.: esportes de contato ou exercícios de alto impacto).
Febre > 38°C e > 40°C	Pode indicar infecção sistêmica e deve ser investigada. Se houver neutropenia, evitar totalmente o exercício. Se não houver neutropenia, evitar o exercício de alta intensidade se a febre for > 38°C e qualquer exercício se a febre for > 40°C.
Ataxia/vertigem/neuropatia sensorial periférica	Evitar atividades que exibem equilíbrio e coordenação significativos (p. ex., esteira rolante).
Caquexia acentuada (perda de mais de 35% do peso pré-mórbido)	A perda de massa muscular costuma limitar o exercício a uma intensidade leve, dependendo do grau de caquexia.
Dispneia	Investigar etiologia; exercício conforme tolerado.
Metástases ósseas/dor	Evitar atividades que elevam o risco de fratura no local da dor/metástases ósseas (p. ex.: esportes de contato ou exercícios com alto impacto).
Náuseas graves	Investigar etiologia; exercício conforme tolerado.
Fadiga extrema/fraqueza muscular	Exercício conforme tolerado.
Linfedema severo	Evitar exercícios com o membro afetado.
Desidratação	Garantir uma hidratação adequada.

Fonte: Modificado de Courneya KS, Mackey JR, Jones LW, 2000.

Exercícios físicos para as pacientes de câncer de mama

As mulheres com câncer de mama só poderão começar a realizar exercícios após recuperadas da cirurgia; antes de sua total recuperação cirúrgica, elas podem praticar a cicloergometria, pois, ao contrário da caminhada, em que os braços é que se encarregam do equilíbrio e da coordenação, não afetará os membros superiores.

As prescrições e os formatos dos exercícios para essas pacientes devem incluir três fases, aquecimento, atividade aeróbia e volta à calma. Ainda não há pesquisas sobre uma dose ótima de exercícios, mas podem ser adotadas as mesmas diretrizes do American Cancer Society Medical (Von, 2006) com poucas modificações.

Exercícios aeróbicos realizados mesmo sob a vigência de altas doses de quimioterapia e no próprio leito hospitalar resultaram em melhoras da capacidade aeróbica e nos indicadores da qualidade de vida para pacientes com câncer de pulmão tanto de pequenas como de grandes células (Evangelista, 2007, baseado em Dimeo, 2001).

Alguns estudos epidemiológicos mostraram muitas evidências de que a prática de atividade física reduz a taxa de mortalidade. Nesses estudos, levantou-se a hipótese de que o exercício influenciaria positivamente o organismo portador de tumor devido ao aumento do gasto energético.

Esse gasto excessivo dificultaria o desenvolvimento e crescimento tumoral, já que o organismo consumiria mais substratos, diminuindo os nutrientes que fortalecem o tumor (*Revista Paulista de Educação Física*, 1997).

Deve ser lembrado que nem todos os exercícios apresentam efeitos benéficos com relação ao câncer, pois a realização de atividades físicas de alta intensidade tem efeitos opostos e colaterais aos desejados, como dores musculares, excesso de fadiga, dificuldade na respiração e alterações cardiovasculares.

Aquecimento/alongamento para flexibilidade (10 a 15 minutos) para pacientes de câncer de mama

O aquecimento deve incluir atividades que utilizem grandes grupos musculares, como caminhada, cicloergometria ou natação. A atividade deve ser realizada de maneira lenta e deliberada, seguida por uma rotina de alongamento que envolve o corpo inteiro, porém com ênfase nos seguimentos corporais superiores (ombro e costas) para facilitar o retorno da amplitude de movimento que existia antes da cirurgia.

Atividade aeróbica (20 a 40 minutos) para pacientes de câncer de mama

Várias modalidades são apropriadas para essa população e incluem caminhadas, trote, cicloergometria, remo, natação e o uso de equipamento estacionário (lembrando que, com exceção da cicloergometria, as outras atividades são para pacientes totalmente recuperadas da cirurgia). A intensidade e duração do treinamento aeróbico dependem do estado de saúde atual da paciente e sua capacidade de exercitar-se. Se a participante não vinha se exercitando, deve ser encorajada a começar lentamente com 50 a 60% da capacidade aeróbica por 10 a 20 minutos, evoluindo gradualmente para 75 a 80% por 30 a 40 minutos, conforme o tolerado. Serão recomendados programas e cargas de trabalho específicos em bases individuais.

As recomendações quanto ao exercício para as pacientes que se submeterão ao tratamento são diferentes daquelas para mulheres que completaram o tratamento.

Enquanto submetidas ao tratamento, com certa frequência, as participantes terão de variar suas sessões de trabalho em bases diárias por causa da fadiga e dos outros efeitos colaterais que podem afetar sua capacidade de exercitar-se. As mulheres que completaram o tratamento podem adotar as prescrições do exercício e progredir de forma semelhante àquelas que não sofrem de câncer.

Volta à calma (10 a 15 minutos) na prática de exercícios para pacientes de câncer de mama

Inclui movimentos aeróbicos lentos por uns poucos minutos, alongamento adicional e atividades de fortalecimento. Faixas e tubos de resistência, pesos livres, bolas especiais (*physioballs*) e calistenia são apropriados, dependendo da habilidade individual.

A progressão dos exercícios deve ser gradual – começando sem resistência e progredindo para peso de membros/corpo com finalidade de resistência, faixas de pouca resistência, faixas com resistência como desafio, pesos livres e, possivelmente, o uso de máquinas de resistência.

Para o exercício dos segmentos corporais superiores, é necessário monitorar cada etapa nesse programa, para se ter certeza de que o braço envolvido está pronto e alcança esse nível de resistência. Com frequência, as participantes terão necessidades e habilidades diferentes em um lado do corpo em relação ao outro lado. Nesse caso, o uso de uma resistência diferente em cada lado é apropriado e deve ser encorajado.

Modificações nos programas de exercícios das pacientes com câncer de mama

Os profissionais da atividade física devem sempre estar atentos às modificações muitas vezes necessárias nos programas das atividades, as pacientes poderão ter uma reação diferente a cada dia de tratamento (Quadro 1.5). Portanto, é necessário encorajá-las a fazer as atividades em níveis reduzidos e com modificações de acordo com algumas circunstâncias, como a eventual falta de apetite e a necessidade de hidratação constante, pois o tratamento torna essas pacientes mais suscetíveis à desidratação.

Quando o caso é o linfedema (acumulo de líquidos no braço afetado), os exercícios de resistência devem ser evitados e devem-se trabalhar exercícios com finalidade da circulação da linfa, fazendo esses líquidos saírem do braço. Mulheres com cateteres durante o tratamento não podem usar piscinas para que não tenham nenhuma infecção.

Quadro 1.5 Modificações do exercício relacionadas aos efeitos colaterais do tratamento de câncer de mama

EFEITO COLATERAL	MODIFICAÇÕES DO EXERCÍCIO
Fadiga	Carga de trabalho reduzida, diminuindo a intensidade e a duração.
Queimaduras actínicas	Modificar ou interromper exercícios que incluem movimentação do braço até a cicatrização das queimaduras. O uso da piscina deve ser interrompido.
Vesículas (bolhas)	Reduzir as atividades com sustentação do peso corporal, como caminhada e trote. O uso da piscina deve ser interrompido.
Neuropatia periférica	Paciente preocupada com problemas relacionados ao equilíbrio; ela pode querer utilizar uma bengala, apoios para caminhar.
Linfedema	Sintomas leves: alongamento delicado e diminuição na resistência no lado afetado.
	Sintomas severos: interromper as atividades de resistência no lado afetado até que a tumefação tenha diminuído.
	Equipamento aeróbico: não segurar as barras laterais nem as alavancas para os braços.
	Permitir que o braço "deslize" sem empurrar ou puxar ativamente.

Fonte: Lemura LM, Duvillard SV, 2006.

Aspectos psicológicos da paciente com câncer de mama na prática de exercícios

Outro ponto a se trabalhar com essas pacientes são os aspectos psicológicos, muito relevantes para as pacientes com câncer de mama. Alguns deles remetem à imagem corporal e podem afetar a paciente em situações como trocar de roupas em ambientes compartilhados (vestiários), ou ainda a preocupação com o que usar na cabeça quando há a queda do cabelo, próteses ou queimaduras resultantes da radioterapia.

O profissional deve oferecer um ambiente confortável onde as pacientes se sintam livres, seguras e respeitadas pelos demais usuários ou circunstantes. O Quadro 1.6 traz algumas sugestões para pacientes e profissionais quanto a determinadas circunstâncias relativas a fatores psicológicos.

CONSIDERAÇÕES FINAIS

São necessários mais estudos que analisem os efeitos dos exercícios para o paciente com câncer. Algumas hipóteses foram levantadas, como a de que o exercício influencia positivamente o organismo portador de tumor devido ao aumento de gastos energéticos.

Esse gasto excessivo dificultaria o desenvolvimento e crescimento tumoral já que o organismo consome mais substratos, diminuindo os nutrientes que fortalecem o tumor. Portanto, fica claro que mais estudos aprofundados sobre câncer e atividade física revelariam outros possíveis benefícios a longo prazo.

Todos os estudos comprovam que é importante, concomitantemente aos tratamentos convencionais, a realização de atividades físicas leves ou moderadas para uma melhora na qualidade de vida, redução da depressão, ansiedade e fadiga, diminuição dos sintomas e efeitos colaterais do tratamento, aumento da capacidade aeróbia e melhora na autoimagem.

Quadro 1.6 Sugestões para pacientes e profissionais

PREOCUPAÇÃO COM AS PACIENTES	SUGESTÕES PARA OS PROFISSIONAIS
Ambiente confortável	Áreas reservadas separadamente das demais usuárias para troca de roupa.
	Mistura da clientela: outras populações clínicas na instituição podem fazer algumas pacientes de câncer de mama se sentirem mais confortáveis.
Cobertura ou proteção para a cabeça	Para as mulheres que perderam o cabelo, as perucas, os lenços e os chapéus leves constituem opções.
	Os lenços e os chapéus leves funcionam muito bem nos ambientes com ar condicionado. Não usar nada na cabeça deve ser sempre uma opção.
Prótese	Pode causar desconforto quando a paciente se exercita.
	Nem se movimenta juntamente com o corpo quando a paciente se exercita. Encorajar as mulheres a se exercitarem sem a prótese se esta produz desconforto.
	Por ser flutuante, a prótese pode representar um desafio na piscina. Existem trajes de banho projetados com a finalidade de fixar a prótese no local próprio.

Fonte: Lemura LM, Duvillard SV, 2006.

BIBLIOGRAFIA CONSULTADA

Aranda F. Controle da obesidade reduz câncer de mama em 28%. Disponível em: <http://saude.ig.com.br/controle+da+obesidade+reduz+cancer+de+mama+em+28/n1237592395580.html>. Acessado em: 5 fev. 2010.

Courneya KS, Mackey JR, Jones LW. Coping with cancer: can exercise help? *Phys Sportsmed*. 2000;28(5):49-73.

Escola de Educação Física e Esporte/Universidade de São Paulo. *Revista Paulista de Educação Física*. São Paulo: USP; jul/dez. 1997;11/2:142-47.

Evangelista AL. *Avaliação de qualidade de vida em pacientes com diagnóstico de câncer de mama e submetidos a um programa de exercícios aeróbios*. [Dissertação de Mestrado – Fundação Antônio Prudente]. São Paulo: FAP; 2007. 46 p.

Lemura LM, Duvillard SV. *Fisiologia do exercício clínico:* aplicação e princípios fisiológicos. Rio de Janeiro: Guanabara Koogan; 2006.

Lopes A, Iyeyasu H, Castro RMRPS. *Oncologia para a graduação*. 2. ed. São Paulo: Tecmedd; 2008.

Ministério da Saúde/Instituto Nacional do Câncer/Coordenação Nacional de Controle de Tabagismo (CON-TAPP). *Falando sobre câncer e seus fatores de risco*. Rio de Janeiro: INCA; 1996.

Ministério da Saúde/Instituto Nacional do Câncer/Coordenação Nacional de Controle de Tabagismo (CON-TAPP). Instituto Nacional do Câncer, Coordenação de Prevenção e Vigilância. *A situação do câncer no Brasil*. Rio de Janeiro: INCA; 2006.

Moreira CA. *Atividade física na maturidade:* avaliação e prescrição de exercícios. Rio de Janeiro: Shape; 2001.

Nahas MV. *Atividade física, saúde e qualidade de vida:* conceitos e sugestões para um estilo de vida ativo. 2. ed. Londrina: Midiograf; 2003.

Weinberg RS, Gould D, Monteiro MC. *Fundamentos da psicologia do esporte e do exercício*. 2. ed. São Paulo: Artmed; 2001.

World Health Organization. Diet nutrition and the prevention of chronic diseases. Report of a Joint WHO/FAO Expert Consultation. Genebra: World Health Organization; 2003. [WHO Technical Report Series, n. 916.]

CAPÍTULO 2

Epilepsia

CRISTIANO DE LIMA
RODRIGO LUIZ VANCINI

INTRODUÇÃO

A epilepsia é a desordem neurológica mais comum no mundo. Essa condição tem sido descrita e registrada por diferentes raças e credos ao longo da história. Por volta de 400 a.C., Hipócrates considerou a epilepsia uma doença sagrada, mas, na maioria das culturas, ela ganhou interpretação como algo demoníaco e sobrenatural em virtude da forma de manifestação de seus sinais e sintomas (Brodie, Schachter, 2001). Tal interpretação levou o tratamento a ser baseado mais na superstição do que em ciência. Consequentemente, as pessoas com epilepsia, além de sofrer da desordem médica, padeciam em razão do estigma e do tratamento imposto, já que era necessário ocultar a doença (Engel, 1995).

Foi somente no século XIX que surgiu a visão moderna da epilepsia, com o trabalho de alguns neurocientistas (Engel, 1995). Entre eles, destaca-se o neurologista inglês John Hughlings, que em 1875 introduziu e definiu o conceito de crise epiléptica como uma atividade elétrica cerebral desordenada (Brodie, Schachter, 2001).

Naquela época, quando se referia à epilepsia como uma desordem associada a convulsões generalizadas, as quais se acreditavam resultantes de distúrbios da medula oblonga, Hughlings reconheceu a existência de crises epilépticas parciais, localizadas em áreas discretas do córtex cerebral, estabelecendo as bases científicas para o estudo do fenômeno epiléptico (Engel, 1995).

EPIDEMIOLOGIA E DIAGNÓSTICO

A doença, que afeta cerca de 50 milhões de pessoas no mundo, é considerada uma das condições neurológicas mais frequentes, com uma incidência (número de pessoas que desenvolvem epilepsia em dado tempo) anual nos países desenvolvidos de 50 a 70 casos por 100 mil habitantes e uma prevalência (número de pessoas com diagnóstico de epilepsia em dado tempo) ao redor de 1%.

A incidência varia extensamente com a idade, com as maiores taxas ocorrendo precocemente na infância, caindo para baixos níveis na vida adulta e aumentando novamente ao redor dos 65 anos. A duração da epilepsia é determinada geralmente pela causa fundamental da doença, podendo ocorrer morte súbita em 1 a 5 pacientes por mil/ano, particularmente nos casos em que não se faz controle das crises (Brodie, Schachter, 2001). No Brasil, a incidência de epilepsia é da ordem de 18,6 por mil habitantes (Borges e colaboradores, 2004).

As altas incidência e prevalência das epilepsias provocam repercussões socioeconômicas (Osuntokun e colaboradores, 1987), à medida que aumentam os custos econômicos diretos, provenientes dos gastos médicos com drogas, hospitalizações; e indiretos na perda de capacidade produtiva, na produção econômica diminuída por desemprego, na licença médica ou morte prematura (Robinson, 1993).

Quanto ao diagnóstico, este é realizado com investigação apropriada por meio do eletroencefalografia (EEG) e tomografia computadorizada (TC). Em geral, o tratamento farmacológico inicia-se quando o paciente passa a ter repetidas crises epilépticas, sendo uma crise considerada um sintoma, e não um processo patológico (Brodie, Schachter, 2001).

As medicações utilizadas no tratamento da epilepsia são referidas como drogas antiepilépticas (AED), constituindo-se em seu elemento fundamental em 70% dos casos (Duncan e colaboradores, 2006). A boa nutrição, juntamente com o sono adequado e repouso, também é importante. As AED mais comuns são a fenitoína (Hidantal®), a carbamazepina (Tegretol®), o fenobarbital (Gardenal®), a etosuximida (Zarontin®), o ácido valpróico (Depakote®), a primidona (Mysoline®) e o clonazepam (Rivotril®) (Gates, 1993).

Cerca de metade das pessoas que fazem uso correto e regular das AED permanece livre de crises, sendo o tratamento cirúrgico raramente necessário (Cantu, 1998; Bloomquist, 2003; Duncan e colaboradores, 2006).

CAUSAS

Atualmente, sabe-se que o termo epilepsia refere-se não a uma doença, mas a um conjunto de entidades completamente distintas do ponto de vista etiológico e fisiopatológico (Fisher, 1989). As entidades conhecidas como "epilepsias" correspondem a síndromes, e não a doenças etiologicamente definidas (Commission on Classification and Terminology of the International League Against Epilepsy, 1985). Uma síndrome epiléptica é definida como um distúrbio caracterizado por um conjunto de sintomas que usualmente se repetem de forma associada (Commission on Classification and Terminology of the International League Against Epilepsy, 1989).

O termo crise refere-se a uma alteração transitória do comportamento devido a uma descarga desordenada e sincrônica de populações de neurônios do sistema nervoso central (SNC). A crise pode ser "não epiléptica", por exemplo, as decorrentes de eletrochoque ou de convulsivantes químicos, ou "epiléptica" quando ocorre sem indução aparente (McNamara, 1994).

PRINCIPAIS CARACTERÍSTICAS

Para caracterizar o tipo de epilepsia, utilizam-se dois critérios principais. O primeiro separa as crises epilépticas generalizadas das crises parciais ou focais e o segundo separa as epilepsias secundárias ou sintomáticas das idiopáticas ou primárias e das criptogênicas.

Quanto ao primeiro critério, as crises generalizadas são subclassificadas em tônico-clônica, crise de ausência, mioclônica, atônica e clônica. Já as crises parciais são divididas em parcial simples e parcial complexa, de acordo com a preservação ou a alteração da consciência (Commission on Classification and Terminology of the International League Against Epilepsy, 1989). As crises generalizadas são aquelas nas quais as descargas epilépticas envolvem simultaneamente os dois hemisférios cerebrais desde o início do evento; enquanto nas crises parciais, a atividade epiléptica está limitada a uma área focal do cérebro.

A atividade epiléptica das crises parciais, simples ou complexas, pode se difundir, tornando-se generalizada e, nesse caso, a crise é denominada secundariamente generalizada (Commission on Classification and Terminology of the International League Against Epilepsy, 1989).

Já quanto ao segundo critério, as epilepsias sintomáticas têm sua etiologia conhecida derivando-se secundariamente de alguma doença do SNC; as idiopáticas se referem às epilepsias transmitidas geneticamente, com maior expressão em determinadas faixas etárias; e as criptogênicas são tipos de epilepsia cujas crises têm causa desconhecida ou oculta (Commision on Classification and Terminology of the International League Against Epilepsy, 1989; Engel, 1995).

Muitos avanços ocorreram na área da epileptologia, principalmente em razão dos avanços das técnicas de imagem, da videoeletrencefalografia e de as bases neuroquímicas e genéticas da epilepsia serem mais bem compreendidas. Tais mudanças motivaram a revisão do sistema de classificação. De acordo com uma proposição mais atual de classificação segundo a *International League Against Epilepsy* (ILAE), as crises passaram a ser consideradas entidades diagnósticas dividas em três subgrupos:

1. Crises isoladas ou autolimitadas (generalizadas ou focais).
2. Crises contínuas, configurando o estado epiléptico (SE) generalizado ou focal.
3. Crises reflexas, em que os fatores precipitantes podem desencadear crises focais ou generalizadas. Esta proposta surgiu pela necessidade de um sistema mais abrangente que viabilizasse a categorização das epilepsias sob vários aspectos (Engel, 1995 a e b).

Porém, em 2005 a ILAE propôs novas definições para os termos "crise epiléptica" e "epilepsia" para expressar o significado e as características essenciais de ambos.

De acordo com a nova proposição, crise epiléptica é uma ocorrência transitória de sinais e/ou sintomas devido à atividade neuronal anormal e excessiva ou sincrônica no cérebro, enquanto o termo epilepsia é um distúrbio do cérebro caracterizado pela predisposição em gerar crises epilépticas em condições neurobiológicas, psicológicas, cognitivas e sociais, além de requerer a ocorrência de pelo menos uma crise epiléptica (Fisher e colaboradores, 2005).

A EMJ (Figura 2.1) é considerada uma das formas mais frequentes de epilepsia generalizada idiopática, representando até 12% das epilepsias (Obeid e colaboradores, 1988; Panayiotopoulos e colaboradores, 1994) e 26% das epilepsias generalizadas idiopáticas (Janz, Duner, 1997), ocorrendo em pessoas neurologicamente normais de ambos os sexos, com início geralmente entre 12 e 20 anos de idade (Obeid e colaboradores, 1988).

A epilepsia mioclônica juvenil (EMJ) foi descrita por Janz e Cristian em 1957, sendo inicialmente denominada "pequeno mal impulsivo" (Salas-Puig e colaboradores, 2001, Janz D e colaboradores, 1957).

Segundo, a classificação da ILAE, a EMJ foi reconhecida com uma síndrome dentro das epilepsias generalizadas e idiopáticas e descrita como "crises no início da puberdade, caracterizadas por mioclonias bilaterais, geralmente simétricas, ocorrendo de forma isolada, comprometendo principalmente os membros superiores, sem comprometimento da consciência. As crises mioclônicas podem ser seguidas por crises tônico-clônica generalizadas (TCG) e menos frequente por crises de ausência. Os achados

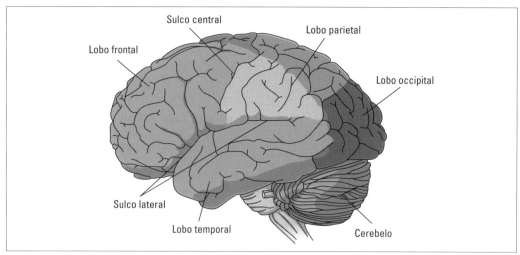

Figura 2.1 Epilepsia mioclônica juvenil e epilepsia do lobo temporal.
Fonte: <ealeatorio.blogspot.com>.

eletrencefalográficos mais característicos são espículas, poliespículas, complexos espícula-onda e poliespícula – ondas generalizadas (Commission on Classification and Terminology of the International League Against Epilepsy, 1989).

Entre os principais fatores desencadeantes de crises, citem-se a privação de sono, o estresse físico, o abuso de álcool, a fadiga, o estresse emocional, o ciclo menstrual e a cafeína (Gregory e colaboradores, 2004).

Os dados epidemiológicos mostram que a forma mais comum de síndrome epiléptica em adultos é a epilepsia do lobo temporal (ELT), ocorrendo em cerca de 40% de todos os casos de epilepsia (Hauser, Kurland, 1975; Walczak, 1995), geralmente apresentando história de convulsão febril (French, 1993).

A ELT vem sendo reconhecida como uma síndrome específica por sua alta prevalência e frequente refratariedade ao tratamento medicamentoso (Engel, 1989). Geralmente, inicia-se na infância, embora possa aparecer em qualquer idade, caracterizando-se por crises parciais, sendo estas com generalização secundária, tônico-clônicas, pouco frequentes. Os principais sintomas são gerados predominantemente pelo acometimento de estruturas mesiais do lobo temporal, sendo esta a forma mais comum de ELT (Guerreiro e colaboradores, 2000).

Está bem estabelecido que algumas formas de epilepsia são autolimitadas com término total das crises, independentemente do seu grau de controle durante o estágio inicial da doença (Loiseau e colaboradores, 1983). Outras formas de epilepsia são progressivas e usualmente relacionadas com a evolução do processo neurológico básico, como no caso de um tumor ou de distúrbios degenerativos. Em casos de epilepsia sem a presença de uma doença de caráter progressivo ou efeito benigno associado, a evolução das crises sem tratamento é incerta. Tem sido aventado que as crises pioram gradualmente com o tempo, principalmente se não forem adequadamente tratadas (Beghi, Tognoni, 1988). O tratamento continua normalmente assim que as crises reaparecem, entretanto os efeitos ele dificultam o estudo da evolução real das crises.

Registros na literatura sobre o prognóstico da epilepsia e a ação da terapia com drogas em diferentes estágios da doença não podem ser facilmente comparados, pois os estudos diferem em termos de metodologia, gravidade da doença, população estudada, tipo de tratamento e critérios adotados para processar e apresentar os resultados (Beghi e colaboradores, 1988). Pelas limitações metodológicas estabelecidas mediante considerações éticas e as descritas anteriormente, a maioria dos achados sobre a evolução da epilepsia sem tratamento precisa ser coletadas retrospectivamente (Elwes e colaboradores, 1988).

PROGRAMAS DE ATIVIDADE FÍSICA

A epilepsia, por muitas vezes, foi um obstáculo para a prática esportiva, sendo erroneamente tida como uma doença contagiosa no passado (Rwiza e colaboradores, 1993).

Poucas pessoas com epilepsia praticam esporte de nível competitivo alto. Em uma pesquisa com 6 mil estudantes do ensino médio, foi observado que apenas 17 tinham epilepsia e nenhum deles praticava esportes. Dos 3 mil atletas avaliados da National Collegiate Athletic Association (Estados Unidos), apenas um tinha epilepsia. Os resultados de um questionário enviado para treinadores da National Football League (NFL), National Basketball Association (NBA) e American Baseball League nos anos de 1970, mostraram que apenas nove atletas com epilepsia eram jogadores profissionais (Bennett, 1981).

Entretanto, alguns atletas famosos no passado assumiram publicamente que tinham epilepsia. Entre eles, destacam-se Hal Lanier, jogador de basebol do San Francisco Giants e do New York Giants nos anos de 1960 e 1970; Tony Lazzeri, jogador de basebol dos Yankees; Grover Cleveland Alexander, jogador de basebol do Philadelphia Phillies, Chicago Cubs e St. Louis Cardinals e, mais recentemente, Marion Clignet, ciclista francesa, medalhista nos jogos olímpicos de Atlanta em 1996. Acredita-se que o famoso lutador de kung-fu, Bruce Lee, tinha epilepsia (Chase, 1974; Dubow, Kelly, 2003).

É importante considerar que a prática esportiva pode exacerbar as crises porque se associa a fatores que alterariam o limiar para a ocorrência delas, como o trauma repetitivo na cabeça durante a prática de esportes de contato, o exercício aeróbico excessivo, a hiperventilação, o estresse físico e psicológico e alterações no metabolismo das drogas antiepilépticas (Fountain, May, 2003).

No entanto, os profissionais que prescrevem exercício físico devem saber que, se respeitando algumas restrições, pessoas com crises epilépticas podem participar da maioria das atividades esportivas já que as crises raramente acontecem durante a prática da atividade em si, ocorrendo com maior frequência no seu término ou durante a recuperação do estímulo (van Linschoten e colaboradores, 1990; Bloomquist, 2003).

Ao longo do tempo, as recomendações para a participação esportiva de pessoas com epilepsia têm mudado (Fountain, May, 2003). No princípio, via-se a epilepsia como uma doença e doenças requerem repouso (Simmons, 1973). A American Medical Association Committee on the Medical Aspects of Sport (1968 a e b) e outras associações recomendaram que uma pessoa com epilepsia não controlada por medicação deveria evitar tanto esportes que envolvessem colisão e contato quanto aqueles que não envolvessem como o tênis.

Entretanto, em 1974, a mesma associação alterou seu posicionamento, afirmando que pessoas com epilepsia com moderado controle das crises poderiam praticar qualquer esporte, exceto atividades nas quais um trauma crônico na cabeça pudesse ocorrer (Corbitt e colaboradores, 1974). No ano de 1983, a American Academy of Pediatrics Committee on Children with Handicaps and Committee on Sports Medicine admitiu que se considerassem aspectos individuais, afirmando que a epilepsia por si não deveria excluir uma criança da prática do basquete, do hóquei, do futebol americano e da luta greco-romana.

Diante desse fato, eles estabeleceram que se evitasse a ginástica olímpica por causa do risco de queda. A ILAE recomendou em 1997 que os esportes absolutamente proibidos para atletas com epilepsia são o paraquedismo e o mergulho autônomo (ILAE, 1997). Entretanto, uma avaliação individualizada do risco-benefício subsequentemente surgiu como uma prática-padrão para pessoas com epilepsia praticantes de esportes (Drazkowski, 2003; Fountain, May, 2003; Howard e colaboradores, 2004; Sahoo, Fountain, 2004).

É preciso levar em consideração que se as crises epilépticas ocorrerem durante a prática esportiva podem provocar lesões (Aisenson, 1948; Nakken, 1999; Fountain, May, 2003; DeToledo, Lowe, 2003). Alterações transitórias da consciência com crises de ausência ou parciais complexas durante a prática do boxe ou futebol americano, por exemplo, poderiam teoricamente expor o atleta a sérias lesões. Uma crise generalizada durante corridas pode resultar em grave lesão devido à queda (DeToledo, Lowe, 2003).

No entanto, certos tipos de atividade física estão correlacionados ao risco aumentado de danos e, consequentemente, de vida. Foi verificado que pessoas com epilepsia têm quatro vezes mais chance de se envolverem em acidentes com atividades que exigem submersão e que resultem em afogamento ou quase afogamento (O'Donohoe, 1983). O maior risco é a ocorrência de uma crise enquanto a pessoa estiver na água. Entretanto, o risco absoluto de afogamento é baixo. A recomendação é que para a segurança desses pacientes haja uma supervisão em tempo integral cujo responsável deve ter treinamento em resgate e técnicas de reanimação.

A natação em mar aberto e o mergulho autônomo são contraindicados para pessoas com epilepsia ativa ou incontrolável. Além do mais, esportes praticados nas alturas (alpinismo) ou em altas velocidades (automobilismo) conduzem tanto o participante quanto os espectadores a um risco aumentado de acidentes (Howard e colaboradores, 2004).

Os argumentos de quem considera que pessoas com epilepsia deveriam estar totalmente excluídas da participação esportiva são a possibilidade de o exercício físico desencadear uma crise e o risco pessoal que ela enseja, o dano que uma crise pode ocasionar a outras pessoas e o agravamento da epilepsia em razão de traumas encefálicos ou de outras causas associadas à atividade esportiva (Saus, 1981).

No Quadro 2.1, são apresentados os cuidados especiais e recomendações gerais para a prática esportiva por pessoas com epilepsia.

Além das crises, outro fator que poderia prejudicar o desempenho físico e o estado de consciência necessário para a prática de certos esportes, resultando em danos, seria o tratamento com as DAE. Quando de sua prescrição para esportistas, potenciais efeitos colaterais devem ser considerados.

O fenobarbital e a primidona, por exemplo, têm efeitos sedativos, os quais podem ser prejudiciais para a participação esportiva. A fenitoína e a carbamazepina podem causar ataxia. Em adição, um efeito colateral comum de algumas DAE é o ganho de peso, como é o caso do ácido valproico (Corman e colaboradores, 1997; McAuley e colaboradores, 2001), prejudicando o desempenho físico. A maioria das DAE é aprovada pelo Comitê Olímpico Internacional (COI), com algumas restrições nos esportes de tiro (Cantu, 1998).

Quadro 2.1 Cuidados especiais e recomendações gerais para a prática de alguns esportes por pessoas com epilepsia

RISCO ENVOLVIDO	ESPORTE
Alto risco (contraindicado)	Esportes com risco de queda (alpinismo, barras paralelas, corrida de motocicleta, salto com paraquedas).
Risco moderado (requer supervisão)	Natação, ciclismo, esqui aquático, canoagem, surfe, velejar, esportes que exigem cavalgar.
Baixo risco	Eventos gerais de longa duração (maratona).
Risco desconhecido	Esportes de contato (futebol, futebol americano, basquete, basebol).

Fonte: Adaptado de Dubow e Kelly, 2003.

Efeitos de um programa de exercício físico em indivíduos com epilepsia

A participação de indivíduos com epilepsia em programas para melhora da aptidão física, seja de forma recreativa e/ou competitiva, vem sendo debatida há muito tempo. Um proeminente epileptologista, W.G. Lennox, escreveu nos anos 1960 que "a atividade mental e física parecem ser antagonistas das crises epilépticas" (Lennox, 1960).

Evidências crescentes e atuais sugerem a prática regular de exercício físico como benéfica no tratamento da epilepsia, havendo poucos achados mostrando o aumento da frequência de crises ou do risco de lesões quando a doença está controlada (Dubow, Kelly, 2003).

Um estudo feito por Nakken (1999) teve como objetivo comparar os hábitos de atividade física de uma população de pacientes com epilepsia por meio de um questionário. Foi observado que um menor número de indivíduos com epilepsia se exercitava em relação à população saudável.

Dos pacientes avaliados, 58% nunca haviam tido uma crise durante ou imediatamente após o exercício físico e 10% relataram associação entre as crises epilépticas e a prática de exercício e lesões associadas com as crises durante o exercício.

O exercício físico parece aumentar o limiar para o desencadeamento das crises conferindo um efeito protetor, já que pode reduzir a atividade epiléptica na EEG e o número de crises em muitos casos (Gotze e colaboradores, 1967).

Estudos mostram que pessoas com epilepsia apresentam valores de $VO_{2máx}$ mais baixos quando comparadas a uma população saudável, assim como uma diminuição na capacidade aeróbia mais pronunciada com o envelhecimento (Bjorholt e colaboradores, 1990). O $VO_{2máx}$ é considerado um índice diretamente relacionado com a aptidão cardiorrespiratória voltada para a saúde, sendo estreitamente relacionado com a capacidade funcional do coração (ACSM, 2006).

Nesse sentido, é importante o estabelecimento de valores de referência em indivíduos com epilepsia para comparar com os da população saudável e, assim, classificá-los quanto ao nível de aptidão física.

Tem sido observado que indivíduos com epilepsia estão menos propensos a terem crises quando estão ativamente ocupados, isto é, durante a atividade mental e física, do que quando inativos. Outro fator que reduziria a frequência ou a indução das crises seria o estado de alerta e o limiar de vigilância, presentes durante a realização do exercício físico (Kuijer, 1980). Lennox (1941) relatou que a atividade física e exercícios psicológicos parecem ser antagonistas das crises epilépticas e que esta parece se manifestar quando o paciente está desprevenido, em repouso ou dormindo.

O exercício físico também pode reduzir o estresse e a ansiedade simplesmente por distrair os indivíduos, porém há evidências que atribuem a redução do estresse e da ansiedade ao metabolismo das monoaminas e/ou à liberação de betaendorfinas, que sabidamente aumentam no SNC durante o exercício físico, proporcionando sensação de bem-estar aos indivíduos (Morgan, 1985). Sugere-se que o aumento das betaendorfinas durante o exercício físico poderia atuar como um anticonvulsivante endógeno natural (Albrecht, 1986).

Alguns fatores têm sido relacionados como desencadeadores de crises durante o exercício, apesar de essa relação não estar totalmente elucidada. Entre tais fatores, destacam-se o estresse físico e mental (Temkin, Davis, 1984), a fadiga (O'Donohoe, 1985), a hipóxia (McLaurin, 1973), a hiperidratação (Gates, Spiegel, 1993), a hipertermia (Millington, 1985), a hipoglicemia (French, 1983) e a hiperventilação (Esquivel e colaboradores, 1991).

Aspectos metabólicos devem ser levados em consideração quando da participação de indivíduos com epilepsia em programas de exercício físico. O metabolismo da glicose no cérebro começa com a glicólise, quebra da glicose em piruvato que, por sua vez, entra no ciclo de Krebs.

A energia produzida pela glicólise pelo ciclo de Krebs, especificamente na cadeia respiratória, mantém o potencial elétrico de repouso da membrana do neurônio. Na hipoglicemia resultante do jejum pré--exercício, a reação glicolítica diminui e o resultado final é uma diminuição da quantidade de piruvato que entra no ciclo de Krebs. Com a concentração de glicose insuficiente, altera-se o metabolismo oxidativo capaz de manter a atividade metabólica em nível reduzido por um breve período de tempo. O cérebro em estado de hipóxia e/ou hipoglicêmico não produz energia suficiente para manter a função neuronal estável e a instabilidade resultante pode desencadear uma crise epiléptica (McLaurin, 1974).

A hiperventilação é comumente usada para provocar anormalidades na EEG, pois produz lentidão neurológica durante o exame em muitos pacientes, sendo conhecida como um fator precipitante de crises de ausência. Essa técnica é frequentemente usada para confirmar o diagnóstico das crises de ausência e verificar o respectivo controle em pacientes que recebem drogas antiepilépticas (Wirrel e colaboradores, 1996).

A resposta eletrencefalográfica à hiperventilação consiste de um aumento na voltagem e uma diminuição na frequência, sendo esse fato mais marcante entre crianças e adolescentes do que entre adultos (Gibbs e colaboradores, 1943). A hiperventilação voluntária induz uma alcalose respiratória pela redução da pCO_2, uma vez que o volume de ar expirado é muito maior do que o metabolicamente produzido. Essa hipocapnia reduz o fluxo sanguíneo cerebral por meio de uma vasoconstricção reflexa cerebral (Esquivel e colaboradores, 1991).

Entretanto, a ventilação aumentada durante o exercício é um mecanismo compensatório para evitar a hipercapnia e aumentar a demanda de oxigênio. O aumento ventilatório (hiperpneia) involuntário havido durante o exercício moderado não induz alterações significantes na pressão parcial de CO_2 do sangue arterial ($PaCO_2$) e, consequentemente, não provoca mudanças dos valores do pH plasmático (Wasserman e colaboradores, 1973).

Estudos bioquímicos têm mostrado que em células excitáveis, mudanças no pH influenciam a atividade elétrica da membrana, afetando as propriedades dos canais iônicos (Kaila, Voipio, 1987), sugerindo que a hiperexcitablidade de neurônios pode ser induzida por um aumento do pH e a hipoexcitabilidade por sua diminuição (Esquivel e colaboradores, 1991).

Apesar de vários estudos terem investigado as atividades diárias de pacientes com epilepsia mediante questionários e/ou estudos clínicos (Bjorholt e colaboradores, 1990; Roth e colaboradores, 1994; Steinhoff e colaboradores, 1996; Jalava, Sillanpaa, 1997), poucos estudos verificaram o efeito de um programa de exercício físico, os principais deles são citados a seguir.

Nakken e colaboradores (1990) demonstraram que indivíduos com epilepsia podem ter os mesmos benefícios de um programa de exercício físico que qualquer outra pessoa como o aumento da capacidade aeróbia máxima refletida pelo aumento do $VO_{2máx}$, o aumento da capacidade de trabalho, a frequência cardíaca reduzida para a mesma carga de trabalho, a redução da gordura corporal e elevação da autoestima.

Eriksen e colaboradores (1994) realizaram um programa de atividade física (dança, treinamento resistido e alongamento) em mulheres com epilepsia farmacologicamente intratável durante 15 semanas, duas vezes na semana com sessões de 60 minutos de duração. Uma redução na frequência de crises epilépticas foi observada durante o período de intervenção.

O programa de exercício também contribuiu para a redução das dores musculares, dos distúrbios do sono e da fadiga, da razão do colesterol plasmático, assim como para o aumento do consumo de O_2.

McAuley e colaboradores (2001) realizaram um programa de exercício supervisionado de 12 semanas com três sessões semanais, e avaliaram variáveis comportamentais (bem-estar emocional, a percepção do estado de saúde, a raiva, a depressão, o vigor, a aparência e a competência para prática esportiva), variáveis clínicas como a frequência de crises epilépticas e variáveis fisiológicas (força muscular, o percentual de gordura corporal, o consumo máximo de O_2 e concentração sérica de drogas antiepilépticas).

Foi observado que o programa de exercício físico influenciou positivamente as variáveis comportamentais, não produziu alteração na frequência de crises epilépticas dos indivíduos e promoveu benefícios significativos sobre as variáveis fisiológicas como aumento de 26% na força, de 12% no VO_2pico e de 89% no tempo de *endurance* na esteira e diminuição de 11% no percentual de gordura corporal.

Programa de exercícios (efeito de um programa de exercício físico em modelos experimentais de epilepsia)

Vários estudos analisaram a relação entre epilepsia e exercício físico por dois modelos experimentais de epilepsia do lobo temporal (Arida e colaboradores, 1998, 1999, 2003, 2004).

Arida e colaboradores (1998) estudaram a influência de um programa de treinamento de exercício aeróbico no desenvolvimento do abrasamento (*kindling*) em ratos. Esse modelo de epilepsia do lobo temporal é valioso para o entendimento dos mecanismos básicos da epileptogênese progressiva e de testes de novas drogas anticonvulsivantes. Nesse estudo, o treinamento físico (exercício crônico) exerceu uma influência significativa no desenvolvimento do abrasamento da amígdala, sendo necessário um número de estimulações maior para o grupo de animais submetidos ao treinamento físico para alcançar o estágio 5 (convulsões generalizadas) do abrasamento.

Outro estudo verificou a influência do exercício físico na epilepsia avaliando o efeito crônico do exercício sobre a frequência de crises em animais com crises espontâneas e recorrentes utilizando o modelo da pilocarpina (Arida e colaboradores, 1999). Durante o período crônico do modelo, os animais foram monitorados continuamente por um sistema de vídeo durante 24 horas/dia por 135 dias consecutivos.

O programa de treinamento físico aeróbico em esteira rolante, realizado durante parte desse período de observação comportamental, exerceu uma significativa influência sob a frequência de crises epilépticas que foi menor nos animais treinados em relação ao grupo controle. Somente dois animais apresentaram três crises cada durante 3.600 horas de exercício e dois animais apresentaram uma crise um minuto após o exercício.

Um estudo metabólico foi também realizado com o objetivo de verificar o efeito do exercício físico sobre a atividade neuronal em diferentes áreas cerebrais de ratos com epilepsia e ratos controle. A taxa metabólica cerebral local foi medida pelo método quantitativo de [14C]2-deoxyglicose (2DG) durante a fase interictal do período crônico do modelo da pilocarpina.

O metabolismo cerebral mostrou-se aumentado no grupo de animais com epilepsia treinados em relação ao grupo com epilepsia controle na região do colículo inferior e córtex auditivo (Arida e colaboradores, 2003). Uma maior utilização de glicose cerebral nas áreas auditivas e visuais durante o exercício físico foi observada por Vissing e colaboradores (1996), sugerindo maior estado de alerta físico e neurológico durante o exercício. A taxa metabólica aumentada nessas estruturas que estão relacionadas ao estado de alerta poderia explicar a diminuição do número de crises nos animais com epilepsia treinados observada nesse estudo e em estudo anterior (Arida e colaboradores, 1999).

Posteriormente, foram analisadas as alterações eletrofisiológicas em fatias de hipocampo de animais controle e com epilepsia submetidos a um programa treinamento aeróbico, utilizando-se o modelo da pilocarpina (Arida e colaboradores, 2004). O número de espículas (*population spikes*) e a potenciação de longa duração (LTP, do inglês *Long Term Potentiation*) foram analisados na região CA1 de fatias hipocampais desses animais.

CAPÍTULO 2 | **EPILEPSIA** 21

Os animais com epilepsia, treinados, exibiram uma redução significativa no número de espículas quando comparados com os animais com epilepsia controle em diferentes concentrações de potássio extracelular ou bicuculina. Foi observado também um aumento da LTP em ratos com epilepsia treinados.

CONSIDERAÇÕES FINAIS

Embora seja necessário estudar de forma mais aprofundada os mecanismos responsáveis pelas crises epilépticas, a redução da inibição neuronal pode ser uma das alterações básicas desse processo. O ácido gama aminobutírico (GABA) tem sido considerado inibidor da atividade elétrica do sistema nervoso, funcionando como um neurotransmissor inibitório em várias vias do SNC.

A concentração de GABA no cérebro é enzimaticamente controlada, sendo o pH ótimo para as funções das enzimas descarboxilase e transaminase, enzimas envolvidas no metabolismo do GABA, afetado pela acidose e a alcalose.

O exercício intenso pode aumentar os níveis séricos de lactato e promover acidose metabólica. A acidose reduz a irritabilidade do córtex (Gibbs e colaboradores, 1940) e a alcalose diminui a concentração de GABA (Gotze e colaboradores, 1967).

Uma vez que o exercício pode ser responsável pelo aumento da acidose metabólica e da concentração de GABA, esse fenômeno pode ter um efeito inibitório sobre as descargas epilépticas e, portanto, uma ação anticonvulsivante natural (Nakken e colaboradores, 1990).

BIBLIOGRAFIA RECOMENDADA

ACSM. ACSM's guidelines for exercise testing and prescription. In: *Health-related physical fitness testing and interpretation*. 7th. ed. Baltimore: Lippincott Williams & Wilkins; 2006. p. 55-89.

Aisenson MR. Accidental injuries in epileptic children. *Pediatrics*. 1948;2:85-8.

Albrecht H. Endorphins, sport, and epilepsy: getting fit or having one. *NZ Med J*. 1986;99:915.

American Academy of Pediatrics Committee on Children with Handicaps and Committee on Sports Medicine. Sports and the child with epilepsy. *Pediatrics*. 1983;72:884-5.

American Medical Association Committee on the Medical Aspects of Sports. Convulsive disorders and participation in sports and physical education. *JAMA*. 1968a;206:1291.

Arida RM, de Jesus Vieira A, Cavalheiro EA. Effect of physical exercise on kindling development. *Epilepsy Res*. 1998 Apr;30(2):127-32.

Arida RM, Fernandes MJ, Scorza FA, Preti SC, Cavalheiro EA. Physical training does not influence interictal LCMRglu in pilocarpine-treated rats with epilepsy. *Physiol Behav*. 2003;79:789-94.

Arida RM, Sanabria ER, da Silva AC, Faria LC, Scorza FA, Cavalheiro EA. Physical training reverts hippocampal electrophysiological changes in rats submitted to the pilocarpine model of epilepsy. *Physiol Behav*. 2004;83:165-71.

Arida RM, Scorza FA, dos Santos NF, Peres CA, Cavalheiro EA. Effect of physical exercise on seizure occurrence in a model of temporal lobe epilepsy in rats. *Epilepsy Res*. 1999 Oct;37(1):45-52.

Beghi E, Tognoni G. Prognosis of epilepsy in newly referred patients: a multicenter prospective study. *Epilepsia*. 1988; 29:236-243.

Bennett DR. Sports and epilepsy: to play or not to play. *Semin Neurol*. 1981;1:345-57.

Bjorholt PG, Nakken KO, Rohme K, Hansen H. Leisure time habits and physical fitness in adults with epilepsy. *Epilepsia*. 1990;31:83-87.

Bloomquist LEC. Epilepsy. In: ACSM's exercise management for persons with chronic diseases and disabilities. 2. ed. Champaign, IL: *Human Kinetics*; 2003. p. 262-266.

Borges MA, Min LL, Guerreiro CA, Yacubian EM, Cordeiro JA, Tognola WA, Borges AP, Zanetta DM. Urban prevalence of epilepsy: populational study in Sao Jose do Rio Preto, a medium-sized city in Brazil. *Arq Neuropsiquiatr*. 2004;62:199-204.

Brodie MJ, Schachter SC. *Fast facts* – epilepsy. 2. ed. Oxford: Health Press; 2001.

Cantu RV. Epilepsy and athletics. *Clin Sports Med*. 1998;17:61-9.

Chase D. With epilepsy, they take the medicine and play. *Phys Sportsmed*. 1974;2:58-61.

Commission on Classification and Terminology of the International League Against Epilepsy. Proposal for classification of epilepsies and epileptic syndromes. *Epilepsia*. 1985;26:268-278.

Commission on Classification and Terminology of the International League Against Epilepsy. Proposal for revised classification of epilepsies and epileptic syndromes. *Epilepsia*. 1989;30:389-399.

Corbitt RW, Cooper DL, Erickson DJ, Kriss FC, Thornton ML, Craig TT. Epileptics and contact sports. *JAMA*. 1974;229:820-1.

Corman CL, Leung NM, Guberman AH. Weight gain in epileptic patients during treatment with valproic acid: a retrospective study. *Can J Neurol*. 1997;24:240-4.

Cotman CW, Berchtold NC. Exercise: a behavioral intervention to enhance brain health and plasticity. *Trends Neurosci*. 2002;25:295-301.

DeToledo JC, Lowe MR. Treadmill injuries in patients with epilepsy. *Epilepsy Behav*. 2003;4:553-5.

Drazkowski JF. Management of the social consequences of seizures. *Mayo Clin Proc*. 2003;78:641-9.

Dubow JS, Kelly JP. Epilepsy in sports and recreation. *Sports Med*. 2003;33:499-516.

Duncan JS, Sander JW, Sisodiya SM, Walker MC. Adult epilepsy. *Lancet*. 2006;367:1087-100.

Elwes RDC, Johnson AL, Reynolds EH. The course of untreated epilepsy. *Br Med J*. 1988;297:948-950.

Engel JJ. Concepts of epilepsy. *Epilepsia*. 1995;36:23-29.

Engel JJ. Epileptic syndromes. In: *Seizures and epilepsy*. Philadelphia: F.A. Davis Company; 1989. p. 195-201.

Eriksen HR, Bjorn E, Gronningsaeter H, Nakken KO, Loyning Y, Ursin H. Physical exercise in women with intractable epilepsy. *Epilepsia*. 1994;35:1256-1264.

Esquivel E, Chaussain M, Plouin P, Ponsot G, Arthuis M. Physical exercise and voluntary hyperventilation in childhood absence epilepsy. *Electroenceph Clin Neurophysiol*. 1991;79:127-132.

Fisher RS, van Emde Boas W, Blume W, Eleger C, Genton P, Lee P, Engel JJ. Epileptic Seizures and Epilepsy: definitions prpposed by the ILAE and the International Bureau for Epilepsy (IBE). *Epilepsia*. 2005;46:470-472.

Fisher RS. Animal models of epilepsies. *Brain Res Rev*. 1989;14:245-278.

Fountain NB, May AC. Epilepsy and athletics. *Clin Sports Med*. 2003;22:605-16.

French JA, Willianson PD, Thadani VM, Darcey TM, Mattson RH, Spencer SS. Characteristics of medial temporal lobe epilepsy: I. Results of history and physical examination. *Ann Neurol*. 1993;34:774-780.

French JK. Hypoglycaemia-induced seizures following a marathon. *NZ Med J*. 1983; 96:407.

Gates JR, Spiegel RH. Epilepsy, sports and exercise. *Sports Medicine*. 1993;15:1-5.

Gibbs FA, Gibbs EL, Lennox WG. Electroencephalographic response to overventilation and its relation to age. *J Pediat*. 1943;23:497-505.

Gibbs FA, Williams D, Gibbs EL. Modification of cortical frequency spectrum by changes in CO_2. *J Neurophysiol*. 1940;3:49-58.

Gotze W, Kubicki St, Munter M, Teichmann J. Effect of physical exercise on seizure threshold. *Dis Nerv Syst*. 1967;28:664-667.

Gregory M.Howard, Monika Radloff, Thomas L. Sevier, Epilepsy and sports Participation. *Current Sports Medicine Reports*. 2004;3:15-19.

Guerreiro CAM, Guerreiro MM, Cendes F, Lopes-Cendes I. Considerações gerais. In: *Epilepsia*. São Paulo: Lemos Editorial; 2000. p. 1-10.

Hauser WA, Kurland LT. The epidemiology of epilepsy in Rochester, Minnesota, 1935 though 1937. *Epilepsia*. 1975;16:1-66.

Howard GM, Radloff M, Sevier TL. Epilepsy and sports participation. *Curr Sports Med Rep*. 2004;3:15-9.

Jalava M, Sillanpaa M. Physical activity, health-related fitness, and health experience in adults with childhood-onset epilepsy: a controlled study. *Epilepsia*. 1997;38: 424-9.

Janz D, Christian W. Impulsiv Petit Mal. *Dtsch Z Nervenheilk*. 1957;176:346-86.

Janz D, Duner M. Juvenile myoclonic epilepsy. In: Engel J Jr., Pedley TA (eds.). *Epilepsy*: a comprehensive textbook. Philadelphia: Lippincott-Raven; 1997. p. 2389-2400.

Kaila K, Voipio J. Postsynaptic fall in intracellular pH induced by GABA-activated bicarbonate conductance. *Nature*. 1987;330:163-165.

Kuijer A. Epilepsy and exercise, electroencephalographical and biochemical studies. In: Wada JA, Penry JK (eds.) *Advances in epileptology*: The 10th Epilepsy International Symposium. New York: Raven Press; 1980. p. 543.

Lakka TA, Venalainen JM, Rauramaa R, Salonen R, Tuomilehto J, Salonen JT. Relation of leisure-time physical activity and cardiorespiratory fitness to the risk of acute myocardial infarction in mem. *N Engl J Med*. 1994;330:1549-54.

Lennox WG, Lennox MA. *Epilepsy and relates disorders*. v. 2. Boston-Toronto: Litlle, Brown and Co.; 1960.

Lennox WG. *Science and Seizures*. New York: Harper and Bros, 1941.

Loiseau P, Pestre M, Dartigues JF, Commenges D, Bargerger-Gateau C, Cohadon S. Long-term prognosis in two forms of childhood epilepsy: typical absence seizures and epilepsy with rolandic (centrotemporal) EEG foci. *Ann Neurol*. 1983;13:642-648.

Marti B. Health effects of recreational running in women. Some epidemiological and preventive aspects. *Sports Med*. 1991;11:20-51.

McAuley JW, Long L, Heise J, Kirby T, Buckworth J, Pitt C, et al. A prospective evaluation of the effects of a 12-week outpatient exercise program on clinical and behavioral outcomes in patients with epilepsy. *Epilepsy & Behavior*. 2001;2:592-600.

McLaurin R. Epilepsy and contact sports: factors contraindicating participation. *JAMA*. 1973;225:285-287.

McLaurin RL. Epilepsy and contact sports: factors contraindicating participation. In: Harris P, Maxdsley C (eds.). *Epilepsy*. Churchill Livingstone; 1974. p. 301-305.

McNamara JO. Cellular and molecular basis of epilepsy. *The Journal of Neuroscience*. 1994;14:3413-3425.

Millington JT. Should epileptics scuba dive? Correspondence. *JAMA*. 1985;254:3182-3183.

Morgan WP. Affective beneficence of vigorous physical activity. *Med Sci Sports*. Exerc 1985;17:94-100.

Nakken KO, Bjorholt PG, Johannesen SL, Loyning T, Lind E. Effect of physical training on aerobic capacity, seizure occurrence, and serum level of antiepileptic drugs in adults with epilepsy. *Epilepsia*. 1990;31:88-94.

Nakken KO. Physical exercise in outpatients with epilepsy. *Epilepsia*. 1999;40:643-651.

O'Donohoe NV. *Epilepsies of childhood*. 2. ed. London: Butterworth; 1985.

O'Donohoe NV. What should the child with epilepsy be allowed to do? *Arch Dis Child*. 1983;58:934-7.

Obeid T, Panaytopoulos CP. Juvenile myoclonic epilepsy: a study in Saudi Arabia. *Epilepsia*.1988;29:280-2.

Osuntokun BO, Adeuja AOG, Nottidge VA, Schoenberg BS. Prevalence of the epilepsies in Nigerian Africans: a community-based study. *Epilepsia*. 1987; 28:272-279.

Panayiotopoulos CP, Obeid T, Tahan AR. Juvenile myoclonic epilepsy: 5-year prospective study. *Epilepsia*.1994;35:285-96.

Pollock ML, Franklin BA, Balady GJ, Chaitman BL, Fleg JL, Fletcher B, Limacher M, Pina IL, Stein RA, Williams M, Bazzarre T. AHA Science Advisory. Resistance exercise in individuals with and without cardiovascular disease: benefits, rationale, safety, and prescription: an advisory from the Committee on Exercise, Rehabilitation, and Prevention, Council on Clinical Cardiology, American Heart Association; Position paper endorsed by the American College of Sports Medicine. *Circulation*. 2000;101:828-33.

Robinson R. Cost benefit analisys. *BMJ*. 1993;307:924-926.

Roth DL, Goode KT, Williams VL, Faught E. Physical exercise, stressful life experience, and depression in adults with epilepsy. *Epilepsia*. 1994;35:1248-55.

Rwiza HT, Matuja WB, Kilonzo GP, Haule J, Mbena P, Mwang'ombola R, Jilek-Aall L. Knowledge, attitude, and practice toward epilepsy among rural Tanzanian residents. *Epilepsia*. 1993;34:1017-23.

Sahoo SK, Fountain NB. Epilepsy in football players and other land-based contact or collision sport athletes: when can they participate, and is there an increased risk? *Curr Sports Med Rep*. 2004;3:284-8.

Salas-Puig J, Calleja S, Jiménez L, Gonzalez- Delgado M. Epilepsia mioclônica juvenil. *Rev Neurol*. 2001;32(10): 957-61.

Saus AB. Riesgos provocados por la epilepsia. Deportes. *Rev Neurol Arg*. 1981;7:31-7.

Simmons RW. Epilepsy: the implications for the teacher of physical education. *Br J Phys Ed*. 1973;4:75-6.

Steinhoff BJ, Neususs K, Thegeder H, Reimers CD. Leisure time activity and physical fitness in patients with epilepsy. *Epilepsia*. 1996;37:1221-7.

Temkin NR, Davis GR. Stress as risk factors for seizures among adults with epilepsy. *Epilepsia*. 1984;25:450-456.

van Linschoten R, Backx FJ, Mulder OG, Meinardi H. Epilepsy and sports. *Sports Med*. 1990;10:9-19.

Vissing J, Andersen M, Diemer NH. Exercise-induced changes in local cerebral glucose utilization in the rat. *J Cereb Blood Flow Metab*. 1996;16:729-36. Walczak TS. Neocortical temporal lobe epilepsy: characterizing the syndrome. *Epilepsia*. 1995;36:633-635.

Wasserman K, Wipp B, Koyal S, Beaver W. Anaerobic threshold and respiratory gas exchange during exercise. *J Appl Physiol*. 1973;35:236-243.

Werz MA. Idiopathic generalized tonic-clonic seizures limited to exercise in a young adult. *Epilepsy & Behavior*. 2005;6:98-101.

Wirrell EC, Camfield PR, Gordon KE, Camfield CS, Dooley JM, Hanna BD. Will a critical level of hyperventilation-induced hypocapnia always induce an absence seizure? *Epilepsia*. 1996;37:459-462.

CAPÍTULO 3

Doenças psicológicas

MÔNICA DIAS
ALEXANDRE ARANTE UBILLA VIEIRA

INTRODUÇÃO

Doenças psicológicas sempre fizeram parte da humanidade, é conhecida a existência de hospícios, pessoas alienadas, clínicas de tratamento. Para lidar melhor com tais doenças, são importantes o entendimento, a familiaridade e esclarecimento a respeito delas.

É possível aprimorar as condições do ser humano com relação às doenças psicológicas, que hoje, mais do que nunca, afetam a família, a vida no trabalho e relacionamentos sociais.

Portanto, no século 21, as doenças psicológicas têm sido o vilão, estando relacionadas com a correria do dia a dia, de como lidar com as pressões cotidianas, problemas financeiros, familiares, trabalho, em suma, com questões da vida agitada.

A atitude mais adequada é identificar (algumas) essas doenças e olhar para elas por um prisma mais saúdavel e feliz, tentando diagnosticar o problema o mais precocemente possível, buscando ajuda de um bom profissional de saúde, um tratamento adequado e eficaz, e não simplesmente nos portarmos como vitímas, quanto mais cedo buscar-se uma solução, maiores serão as chances de elevar a qualidade de vida.

Nada mais gratificante para quem exerce a psicologia do que tentar, junto com outros profissionais, contribuir para a melhorar a vida das pessoas.

ANSIEDADE

Característica própria do ser humano, é um sinal de alerta que permite que o indivíduo fique atento a um perigo iminente, a uma mudança e experiência nova e tome medidas cabíveis a essas "ameaças". As reações normais de ansiedade não precisam ser tratadas uma vez que são naturais e autolimitadas.

Na verdade, os estados anormais de ansiedade é que contribuem para a ansiedade patológica, o que é ruim para o indivíduo, pois, quando a ansiedade é elevada, ela pode afetar o cotidiano de maneira negativa, diminuindo a autoestima do indivíduo e impedindo-o de fazer certas coisas por se julgar incapaz. Dessa forma, o medo o faz recuar diante de uma tarefa diferente, sem nem mesmo tentar.

A ansiedade em níveis altos bloqueia o aprendizado e o indivíduo fica autolimitado, sem saber como se portar no local de trabalho, vida social e com familiares. As pessoas ansiosas têm vários sintomas como sensações desagrádaveis físicas e mentais entre as quais palpitações (coração acelerado), aperto no tórax, cefaleia, sudorese excessiva, inquietação, fadiga, distúrbios intestinais, tensão muscular, formigamento nas mãos e pés, confusão, dificuldade de engolir (sensação de nó na garganta), leve tontura ou vertigem, dificuldade para dormir.

Para tratar a ansiedade, primeiro é necessario procurar um bom profissional que identificará o nível de ansiedade. Conversar com um profissional da área de psicologia ajuda a organizar os pensamentos e avaliar a autoestima. Há casos em que a medicação é importante, mas também é necessário considerar uma mudança de hábitos do paciente, desde os alimentares até demais aspectos de sua rotina que envolvem a prática de atividades saudáveis.

Existem técnicas de respiração, massagens relaxantes, yoga, meditação, esportes adequados, entre outros recursos, que ajudam no bem-estar físico e mental desses pacientes.

SÍNDROME DO PÂNICO

Diferente de outros tipos de ansiedade, marca-se por crises repentinas, sem um fator desencadeante aparente e são incapacitantes.

Depois de ter uma crise, o doente pode desenvolver medo irracional (fobia) da situação vivenciada e, assim, começar a evitá-la em seu cotidiano.

Os sintomas físicos mais comuns são taquicardia; sudorese; sensação de falta de ar; tremor; fraqueza nas pernas; ondas de frio ou de calor; tontura; sensação de estranheza quanto ao ambiente, que o doente "não está lá" (isso se chama desrealização e não tem nada a ver com loucura), de que desmaiará, de que terá um infarto, de uma pressão na cabeça, de que "ficará louco", de que engasgará com alimentos, assim como crises noturnas de acordar sobressaltado com o coração disparando e com sudorese intensa.

Algumas pessoas referem diarreias intensas em determinadas situações. Outras têm todos os sintomas de uma labirintite. Outras ainda passam a ter pensamentos persistentes de que poderiam ter doenças graves mesmo que todos os exames sejam normais, ou de que poderiam fazer mal a si mesmas ou a terceiros.

O doente pode ser acometido por pensamentos que sabe desprovidos de sentido, mas não consegue livrar-se deles, por exemplo, atirar-se de uma janela, machucar alguém ou a si próprio com uma faca. Tecnicamente, pensamentos obsessivos tornam instável o quadro clínico, mas podem desaparecer com o tratamento do pânico.

Um medo muito comum é o de "voltar a sentir medo". Muitas vezes, bastam apenas o pensamento de entrar em um avião, passar ao lado de um abismo ou imaginar cair em queda livre para desencadear uma crise. Algumas pessoas vão a um cinema, teatro ou restaurante e procuram sentar-se perto da saída, outras não trancam a porta quando vão ao banheiro, sempre para sair facilmente caso se sintam mal.

EXERCÍCIOS FÍSICOS E SEUS BENEFÍCIOS NO TRATAMENTO DAS DOENÇAS

É comum o doente ter passado por cardiologistas, clínicos, hospitais, laboratórios etc., com todos os exames normais e sem um diagnóstico estabelecido.

É claro que a maioria dos pacientes não tem todos os sintomas descritos. Algumas vezes, os sintomas aparecem após uma experiência traumática na qual a pessoa se sentiu indefesa ou humilhada ou sem possibilidade de reação, por exemplo, assalto, sequestro, acidentes. Essa forma mais específica de distúrbio de ansiedade se chama **distúrbio de estresse pós-traumático**.

Desenvolvimento de fobias

Após muitas crises, o paciente pode não sentir mais os sintomas físicos, mas continua com medos que ele mesmo percebe não serem lógicos, como o de dirigir (principalmente em congestionamentos, túneis ou estradas), de pegar ônibus, metrô, avião, de participar de reuniões, de viajar, de ficar sozinha ou de sair sozinha de casa, de escuridão, de ficar em lugares com muita gente como shopping, cinema, restaurantes, filas, elevadores, ou então de lugares muito abertos e vazios. Às vezes, surge até mesmo o medo de dormir se o paciente houver tido crises noturnas; ou de se alimentar, quando já teve sensações de engasgar.

Causas

- **Psicológicas (são as mais comuns)**: reação a um estresse ou a uma situação difícil – profissional, afetiva, financeira, de saúde etc. –cuja solução seja igualmente difícil.
- **Físicas**: alterações no organismo provocadas por medicamentos, doenças físicas, abuso de álcool e drogas.
- **Histórico familiar, predisposição genética não quer dizer hereditariedade**: ou seja, síndrome do pânico ou transtorno do pânico não passa de pai para filho.

O mais comum é uma combinação de várias causas.

Sofrer de pânico não tem nada a ver com personalidade forte ou fraca, com o paciente ser ou não corajosa.

Tratamento da síndrome do pânico ou transtorno do pânico

Envolve:
- Resolução dos sintomas físicos, que costumam passar rapidamente com medicamentos.
- Tratar a ansiedade antecipatória, as fobias e o comportamento de evitação. Nesta fase, o tratamento mais eficaz é a combinação de medicação com psicoterapia, principalmente a cognitivo-comportamental.

Para a família

- Geralmente, a família sofre por não conseguir ajudar o paciente e pressiona-o porque o vê passar por cardiologistas, clínicos, neurologistas, gastrenterologistas, otorrinolaringologistas etc., fazer exames, tomar calmantes, estimulantes e vitaminas sem melhora. Então, os familiares começam a dizer que é fita, "frescura", falta de força de vontade, de coragem, e passam a dar palpites para ele "se ajudar", "se animar", "reagir" etc., como se o paciente não soubesse de tudo isso.

- A síndrome do pânico ou transtorno do pânico é benigno e curável, quase todos os sintomas desaparecem nas primeiras horas de tratamento, porém é um distúrbio muito "teimoso" e o tratamento de manutenção é longo. Evidentemente que sem sintomas, mas com a manutenção da medicação.
- A síndrome do pânico ou transtorno do pânico pode reaparecer mesmo que as crises tenham parado.
- Durante o transtorno do pânico ou síndrome do pânico, o doente pode passar por fases de depressão. Isso não quer dizer que ele sofra de duas doenças.
- Algumas pessoas com síndrome do pânico ou transtorno do pânico têm o infundado receio de fazer ginástica. Um bom condicionamento físico é sempre importante, ainda mais para quem está sujeito a ter crises de taquicardia, como é o caso desses pacientes. Além disso, a ginástica libera endorfinas, que são antidepressivos naturais e aumentam o bem-estar.
- Yoga, meditação, massagem de relaxamento sempre ajudam, e muito, principalmente as duas primeiras.
- Diminuir álcool e cafeína (café, chá preto, chá mate, refrigerantes) sempre ajuda.

FOBIA

Termo usado para várias condições nervosas que podem ser desencadeadas de uma hora para outra, lenta ou não, como: acidentes, traumas, lutos e perdas. A fobia pode ter origem psicanalítica, existencial, comportamental e biológica.

É um medo irracional diante de uma situação ou objeto que não representam nenhum perigo. Uma vez instalada a situação fóbica, o doente passa a ter uma vida limitante e muitas vezes causa isolamento.

Existem vários tipos de transtornos fóbicos, seguem alguns mais conhecidos:

- **Agorofobia:** medo de lugares abertos e cheios de pessoas (shoppings, estações rodoviárias ou ferroviárias, feiras, cinemas, teatros etc.). Medo de sair de casa ou de situações em que o socorro imediato não é possível.
- **Claustrofobia:** medo de lugares fechados, confinados. as pessoas claustrofóbicas evitam elevadores, aviões, trens, automóveis etc.
- **Hipsiofobia ou altofobia:** medo de lugares altos.
- **Rupofobia:** medo de sujeira, de ser contaminado ao tocar objetos ou pessoas.
- **Xenofobia:** aversão ou antipatia a pessoas e objetos estranhos, a xenofobia como preconceito acontece quando há aversão em relação à raça, cultura.
- **Homofobia:** aversão ou medo irracional, persistente e repugnante da homossexualidade;
- **Fobia social:** medo de ser observado (ou sentir-se observado) em público enquanto desempenha alguma tarefa. Sentir-se tímido ou acanhado é normal, mas sofrer um prejuízo por causa da situação caracteriza a fobia em si. Exemplos: cantar, dirigir, escrever, comer ou beber e falar em público.

TRANSTORNO OBSESSIVO-COMPULSIVO (TOC)

Doença crônica, caracterizada pela ação involuntária e intrusiva de obsessões e/ou compulsões. Obsessões são pensamentos, sentimentos, ideias, impulsos e representações mentais vividos pelo doente como intrusos (Figura 3.1).

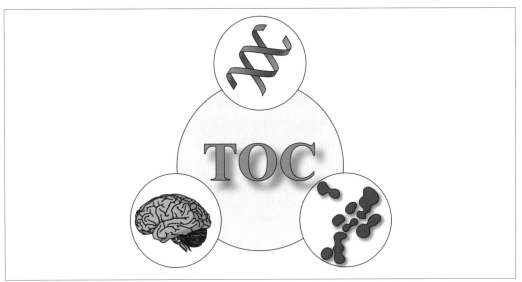

Figura 3.1 A interação de diversos aspectos ambientais no transtorno obsessivo-compulsivo.
Fonte: Adaptada de <lgt.psc.br>.

Este transtorno é a quarta doença psiquiátrica mais frequente na população.

Os sintomas obsessivos mais comuns são:
- Medo de contaminar-se por germes, sujeiras etc.
- Imaginar que tenha ferido ou ofendido outras pessoas.
- Imaginar-se perdendo o controle, realizando violentas agressões ou até assassinatos.
- Pensamentos sexuais urgentes e intrusivos.
- Pensamentos proibidos.

Os sintomas compulsivos mais comuns são:
- Lavar-se exaustivamente várias vezes no dia para se descontaminar.
- Repetir determinados gestos.
- Verificar repetidamente se a porta está trancada, se o gás está desligado etc.
- Tocar compulsivamente todos os objetos à vista
- Contar objetos sem necessidade.
- Ordenar ou arrumar os objetos de maneira rígida e detalhada.
- Rezar a todo momento.

SÍNDROME DE MÜNCHHAUSEN

Doença psiquiatrica em que as pessoas afetadas fingem estar doentes para chamar a atenção ou simpatia. Os sintomas são fingidos ou induzidos para chamar a atenção e obter tratamento e cuidados médicos ou de enfermagem.

A doença é considerada uma grave pertubação da personalidade, de tratamento difícil e de prognóstico reservado. Ela não deve ser confundida com simulação para obtenção de benefícios (aposentadoria, pensão etc.).

HIPOCONDRIA

Uma pessoa hipocondríaca apresenta medo e preocupação constantes com a ideia de uma doença grave (medo irracional da morte), acredita realmente que está doente. Procura sempre médicos, automedicação-se, faz exames minuciosos etc.

Normalmente, uma pessoa hipondríaca se sente incompreendida pelo seus familiares, e até pelos médicos, por duvidarem que ela tem uma doença grave.

Tratamento

A evolução da hiponcondria é crônica e degastante, com episódios de meses ou anos intercalados com períodos de calma. Normalmente os episódios estão relacionados a fatores de natureza social ou emocional que afetam a vida do hipocondríaco.

O tratamento inicial deve eliminar qualquer possibilidade de existir uma doença real que dê sentido aos sintomas que o paciente informa, também deve ser avaliada a existência de alguma doença psiquiátrica associada (depressão, ou outra, que deve ser tratada caso exista). O tratamento psicológico pode ser em grupo ou individual e o apoio familiar é muito importante para o reestabelecimento do paciente.

A cura acontecerá quando o paciente tiver condições de perceber seus conflitos internos que desencadeiam os sintomas.

SÍNDROME DE BURNOUT

De caráter depressivo precedido de esgotamento fisico e mental intenso. Tipo de estresse ocupacional durante o qual a pessoa consome-se fisica e emocional, resultando em uma exaustão e em um comportamento agressivo e irritadiço, desmotivado, frustrado. Observa-se essa síndrome relacionada ao mundo profissional.

As pessoas acometidas por esse mal, muitas vezes, deixam de lado sua vida pessoal e passam a viver apenas a profissional de modo extremo, até culminar em desgaste total, em fuga de conflitos, recolhimento; e sensações de indiferença, vazio etc.

Tratamento

O tratamento é variável, pois depende do estágio em que o doente se encontra. Pode-se indicar terapia medicamentosa, assim como comportamental, intervenções psicossociais, afastamento do trabalho, readaptações. Mostrar para a pessoa portadora desse transtorno que é possível melhorar a qualidade profissional sem afetar a a saúde psíquica e orgânica.

DEPRESSÃO

É um colapso completo da autoestima. A banalização do termo "depressão" leva à ideia de que é uma tristeza aparentemente normal. A depressão não pode ser confundida com preguiça, "frescura", nem com tristeza comum ou falta de força de vontade do doente. Ela não escolhe momento, raça, faxa etária ou condição socioeconômica para surgir.

É importante checar bem os sintomas para um diagnóstico correto e um bom tratamento.

Sintomas

As pessoas deprimidas perdem o interesse por atividades que faziam antes e que lhe traziam prazer, ficam mal-humoradas e irritadas. Também podem estar presentes ansiedade, desânimo, cansaço mental, dificuldade de concentração, esquecimento, tendência ao isolamento social e familiar, pessimismo, insegurança, falta de motivação, desinteresse, crença de que falta sentido em sua vida, medo, sensação de vazio, sentimento de culpa e ideias suicidas.

Acompanham ainda manifestações psicossomáticas, tais como cefaleia, sintomas gastrintestinais, alterações de apetites, redução da libido, alterações de sono.

Tratamento

A observação dos sintomas o mais rápido possível, por parte de terceiros é importante, pois normalmente são eles que identificam que o invíduo está doente, já que ele não percebe e nem vê as dificuldades que o cercam. Percebidos os sintomas, ajudar o doente a procurar um profissional da área possibilita a combinação de psicoterapia e medicamentos antidepressivos.

Posteriormente, pode ser recomendado um trabalho multidisciplinar combinando também atividades fisicas e lazer, beneficiando o doente com uma autoestima fortalecida.

ESQUIZOFRENIA

Doença psíquica severa, do grupo das psicoses. Caracteriza-se por sintomas tais como desagregação do pensamento, alucinações (visuais, sinestésicas e sobretudo auditivas), delírios, alterações no contato com a realidade, confusão mental, elaboração de frases sem sentidos, invenções de palavras, impulsos ou agressividades, isolamento social e indiferença emocional.

Os sinais não aparecem todos de uma vez, alguns são mais frequentes como o doente trocar a noite pelo dia, perder o interesse nas atividades agradáveis que fazia antes, descuidar-se da higiene pessoal, apresentar apatia, ter ideias bizarras.

Causas

Não há uma causa única para explicar este severo distúrbio psíquico. Hoje, pensa-se em causas multifatoriais, entre as quais genéticas (histórico familiar), neurobiológicas (alteração bioquimica e estrutural do cérebro); também ainda é admitida a possibilidade de que o uso de substâncias psicoativas e alterações metabólicas sejam responsáveis pelo desencadeamento de surtos e afloração de quadros psicóticos.

Tratamento

Feito o diagnóstico, é importante que a reabilitação do paciente seja contínua, proporcionando-lhe melhor qualidade de vida, autonomia e realização pessoal. Para tanto, o paciente deve ser manter uma rotina saúdavel (cuidados com a higiene e a alimentação, prática de atividades de lazer), frequentar centro de convivência, evitar o estresse, não consumir álcool e drogas, ajustar a medicação, preservar uma vida social, fazer sempre o acompanhamento com psiquiatras, psicólogos e/ou equipe de saúde mental.

CAPÍTULO 3 | **DOENÇAS PSICOLÓGICAS** **31**

A prática de esportes e de lazer age como uma interação e harmonização entre o paciente e a sociedade, pois, hoje, a esquizofrenia bem assistida permite que o doente seja produtivo em seu meio de convívio, seja familiar, profissional ou escolar. Ou seja, o doente não é mais simplesmente internado e confinado. Apenas em casos de surtos severos a internação se faz necessária.

PROGRAMAS DE EXERCÍCIOS

Não há dúvidas quanto à atividade física proporcionar enormes benefícios. A maioria dos problemas de saúde resulta da ausência de uma visão de longo prazo, ainda mais em um mundo concorrido e cada vez mais complicado.

Anteriormente, os indivíduos se envolviam corporalmente na realização de tarefas do dia a dia, mas o grande desenvolvimento da tecnologia vem facilitando muito a realização de algumas delas como locomoção e comunicação, entre outras. Isso provocou certos distúrbios psicológicos e outros problemas relacionados à saúde na medida em que levou ao sedentarismo e à exacerbação da ansiedade.

Contudo, nunca é tarde para se começar a prática de atividade física, mas é necessário que seja bem conduzida, evitando erros que possam colocar em risco a integridade física e mental.

De acordo com artigo publicado em janeiro/fevereiro de 2004 nos Cadernos de Saúde Pública, foi aplicado um questionário a 3.182 pessoas para identificar o conhecimento delas sobre os benefícios do exercício físico, os prejuízos do sedentarismo, as limitações e finalidades do exercício físico e, ainda, avaliar a percepção que tinham sobre o assunto.

Os pesquisadores observaram que a grande maioria da população reconhece a importância do exercício físico. Porém, menos de 20% considera-o indispensável nos processos de crescimento e envelhecimento saudáveis. Eles constataram também que homens e mulheres apresentam percepções diferentes do assunto.

Além disso, a equipe verificou que mais da metade da população reconheceu que realizar exercício físico por 30 minutos, três vezes por semana, é o mínimo necessário para que os benefícios sobre a saúde possam ser percebidos e que a caminhada é um excelente exercício para o emagrecimento. No entanto, são poucos os que se exercitam.

A atividade física é um comportamento adquirido que requer motivação para começar e persistência para manter a adesão a um programa.

Determinados estudos indicam que o nível de atividade física é positivamente associado com a boa saúde mental, quando a saúde mental é definida como bom humor, bem-estar geral e sintomas relativamente esporádicos de ansiedade e depressão.

Também em neuropsiquiatria, o hábito saudável da prática regular de exercícios contribui para a saúde psíquica.

A prática de exercícios faz bem porque a atividade neuromuscular exerce influência nas alterações psicoemocionais, ou seja, afeta o aspecto psicobiológico sobre o humor, ansiedade e outras dependências.

Além disso, os exercícios físicos são recomendados para o dispêndio calórico, associam-se à liberação de substâncias naturais que produzem sensação de prazer que não está na comida, quebrando o elemento compensatório da comida e, em consequência, a autoestima, tão alquebrada em todos os transtornos alimentares.

A eficácia do exercício sobre a depressão melhora na aptidão física e diminui os sintomas depressivos, principalmente se são aplicados programas prolongados e regulares porque eles interferirem nos níveis de serotonina.

EXERCÍCIOS FÍSICOS E SEUS BENEFÍCIOS NO TRATAMENTO DAS DOENÇAS

A prática sistematizada de exercícios está associada à menor ocorrência de sintomas depressivos ou de ansiedade.

O profissional de Educação Física deve estar atento aos efeitos colaterais dos medicamentos psicoativos, uma vez que, durante atividades com movimentos corporais, torna-se mais difícil o controle psicomotor, podendo ocasionar acidentes na sua execução.

Não basta acreditar que exercício físico "*é bom* para depressão, ansiedade, pânico e outros distúrbios", é também necessário determinar como e por quê ocorre a melhora dos transtornos de humor, estudar se esses exercícios devem ser aeróbicos ou de força, se a melhora é temporária e aguda ou é mais duradoura e depois de um programa de treinamento.

Durante a atividade física, acontecem algumas alterações fisiológicas na frequência cardíaca, pressão arterial e em outros parâmetros, que elevam temporariamente a temperatura do corpo e induzem ao relaxamento e à fadiga leve, fatores relacionados ao efeito tranquilizante do exercício.

Muitos estudiosos explicam que a atividade física ocupa a mente, ajudando a se lidar com a passagem do tempo em períodos difíceis; permite a substituição de maus hábitos pelos bons e fixações negativas pelas positivas; é uma forma de meditação que propicia os benefícios de outras abordagens associadas à melhoria da saúde e na aptidão; dá uma sensação de controle sobre a própria vida e o meio em que se vive.

Um programa de exercícios físicos para pessoas com algumas características de distúrbios psicológicos promove alegria, motivação e sociabilização, fatores importantes para maior integração social, ajustamento psicológico, interesse e participação do paciente na prática das atividades.

O doente deve sempre procurar orientação médica e realizar exercícios físicos com orientação de uma equipe multidisciplinar, sendo médicos, psicológicos, professores de Educação Física, entre outros, com objetivos de sanar ou minimizar esses distúrbios.

CONSIDERAÇÕES FINAIS

A partir da análise e da observação do fato de as doenças psicológicas invadirem cada vez mais os lares, trabalho, a sociedade, o mundo de hoje, conclui-se que é necessária a conscientização de que cabe a cada indivíduo a mudança para uma melhor qualidade de vida.

São muitos os fatores que afetam essa qualidade, pois elapassa pela transformação necessária de comportamento, pela vivência de valores, crescimento profissional e humano, disciplina e respeito, cuidado com o ambiente e pela atenção à saúde psíquica e orgânica.

Compreendendo que a qualidade de vida tem múltiplas facetas e que o fundamental é equilibrá-las, como conseguir isso?

Talvez querer seja o fundamental passo inicial; depois, tomar atitude e, assim, buscar auxílio de um bom trabalho terapêutico, mudanças de hábitos (comportamentais e alimentares), convívio harmonioso com familiares, amigos e vizinhos, lazer, prática de exercícios físicos e a vivência de uma espiritualidade, tudo isso somado torna-se uma ótima "injeção" de ânimo para aprimorar aquilo que está dentro de cada indivíduo.

Assim é possível almejar a tão sonhada felicidade que, com certeza, é algo de que todo ser humano é merecedor.

Vamos juntos buscar e acreditar, vale a pena!

Ninguém é dono do "saber", ninguém conhece os mistérios da vida ou seu significado definitivo, mas, para aqueles que estão preparados para acreditar em seus sonhos, em si mesmo e nas mudanças, a vida é um precioso presente em que tudo é possível.

BIBLIOGRAFIA CONSULTADA

Aranha, Maurício. *Exercício e saúde mental*. Disponível em: <http://www.icc-br.org>. Acessado em: 25 nov. 2009.

Ballone GJ. *Exercícios fazem bem...* Disponível em: <http://www.psiqueweb.med.br>. Acessado em: 10 jul. 2006.

Bleuler E. *Afectividad, sugestibilidad, paranoia*. Madrid: Morata; 1969.

Carvalho FA, Loureiro LL. *Os benefícios do exercício físico no estilo e qualidade de vida*. Disponível em: <http://www.guaiba.ultra.tche.br>. Acessado em: 25 ago. 2010.

Delmina A. Esquizofrenia. Sinais Vitais. 2000;28:46-7.

Fenichel O. Teoria psicanalítica das neuroses. Rio de Janeiro: Atheneu; 1981. p. 361-87.

Jaspers K. *Psicopatologia geral*. Rio de Janeiro: Atheneu; 1979.

Leite FF. *Educação física adaptada em saúde mental*. Disponível em: < http://www.webartigos.com>. Acessado em: 3 ago. 2008.

Lira MJ. *Neurose freudiana*. Disponível em: <http://neurose-freudiana.wordpress.com/>. Acessado em: 10 out. 2008.

Michaux L. *As fobias*. Rio de Janeiro: Civilização Brasileira; 1972.

Paim I. *Curso de psicopatologia*. 10. ed. Rev. e ampl. São Paulo: EPU; 1986. p. 92.

Seligman MEP. *Phobias and preparedness*. Behavior Therapy. 1971;2:307-20.

Strauss S. *Psicologia fenomenológica*. Buenos Aires: Paidós; 1971.

Vieira AAU. *Atividade física:* tudo o que você queria saber sobre qualidade de vida e promoção da saúde. São Paulo: Farol do Forte; 2009. 198 p. Disponível em: < http://www.faroldoforte.com.br>. Acessado em: 20 dez. 2009.

CAPÍTULO 4

Fibromialgia

HUMBERTO MORAIS GRACIANO

INTRODUÇÃO

A fibromialgia (FM) é considerada uma síndrome de amplificação da dor, caracterizada por dor musculoesquelética generalizada produzindo limitações das atividades ocupacionais, redução da atividade física, além de distúrbios psicológicos como depressão e ansiedade.

A maioria dos pacientes apresenta-se descondicionada aerobicamente, com pouca força muscular e com flexibilidade limitada. Nesse contexto, a atividade física abriu novas perspectivas para o tratamento da FM (Figura 4.1). Este capítulo abordará alguns métodos de exercícios físicos, sendo seguros e eficazes como recurso complementar no tratamento dessa epidemia de dor muscular, da fadiga crônica, dos distúrbios do sono e na associação com depressão, síndrome do pânico e ansiedade.

A FM, que pode ser definida como síndrome dolorosa reumática de etiologia desconhecida, atinge principalmente mulheres entre 30 e 60 anos e tem sido avaliada por alguns estudos que sugerem a possibilidade da relação entre a doença e as mudanças hormonais decorrentes do envelhecimento biológico (Konrad, 2005).

O desenvolvimento das pesquisas clínicas sobre essa doença só foi possível a partir do ano de 1972, quando Smythe forneceu os primeiros critérios para o diagnóstico da doença. Até então, a FM era conhecida como fibrosite, fibromiosite, miofascite e reumatismo muscular, preferindo-se, assim, o termo fibromialgia, pois a inflamação não é predominante nesta doença.

A FM foi classificada em 1990 pelo Colégio Americano de Reumatologia durante um simpósio médico internacional, ocasião em que foi idealizada a publicação de um protocolo para o diagnóstico dessa síndrome. Após essa data, vários critérios foram adotados mundialmente para o diagnóstico específico da doença.

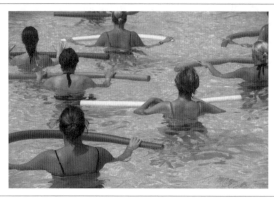
Figura 4.1 A prática de exercícios físicos como possível prevenção da fibromialgia.

Antes de sua identificação, as queixas de seus sintomas não eram diagnosticadas como as de uma doença física, mas ligada sobretudo a distúrbios de ordem psicológica. Uma vez que a FM e a depressão apresentam manifestações clínicas comuns, como a alteração do humor e de sono, bem como alterações dos níveis séricos e do líquido cerebrospinal (LCS) de neurotransmissores, sobretudo da serotonina, a impressão de que se trata da mesma doença acabou sendo frequente tanto entre profissionais da saúde como na população leiga (Croft, 1993; Heymann e colaboradores, 2010).

Dados da Organização Mundial da Saúde (OMS) demonstram que a dor crônica acomete uma grande parcela da humanidade, sendo uma das principais causas de incapacitação física para o trabalho, além de um fator limitante na qualidade de vida do homem moderno. Estudos mostram que 10% da população mundial, entre crianças e adultos, sofrem de dor crônica difusa, dos quais 3 a 5% correspondem a casos de FM.

Nos Estados Unidos, bilhões de dólares são gastos por ano em exames, tratamentos, dias de trabalho perdidos e causas judiciais. Esse resultado é consequência do emprego sucessivo de abordagens errôneas e ineficientes, que muitas vezes ignoram a sintomatologia e o sofrimento desses pacientes, contribuindo para a persistência da dor e suas comorbidades, resultando em exames desnecessários, horas de trabalho perdidas e aumento do sofrimento dos pacientes e familiares.

Embora seja uma doença reconhecida há muito tempo, a FM tem sido pesquisada somente há três décadas. Pouco ainda é conhecido sobre sua etiologia e patogênese e, até o momento, não existem tratamentos que sejam considerados muito eficazes. Contudo, existem estratégias de intervenção que minimizam o impacto da FM sobre a qualidade de vida desses pacientes (Heymann e colaboradores, 2010; Marques, 2002).

Segundo Adams e Julius (2005), a FM é uma doença real, com dores reais, sem apresentar apenas caráter psíquico (apesar de, por vezes, iniciar-se com um quadro de depressão ou vir a desenvolver tal quadro com a doença) e que, se não tratada adequadamente, pode causar uma significativa queda na qualidade de vida de seu portador.

A FM ainda não tem cura e, quando diagnosticada por exame clínico, o tratamento é normalmente farmacológico (antidepressivos, analgésicos etc.), bem como a adoção de um sono de qualidade e a realização de exercícios físicos. Os remédios têm o objetivo de amenizar os sintomas e promover o bem-estar dos pacientes, permitindo que realizem atividades físicas regulares que são fundamentais no tratamento da doença.

Adams e Julius (2005) explicam que, durante a solicitação de trabalho físico, é possível perceber que os portadores da doença têm músculos fracos e fadigam com facilidade, sendo indicados exercícios de alongamento, fortalecimento muscular e flexibilidade associados a exercícios aeróbicos, ambos iniciando gradativamente e, se possível, em uma intensidade que não provoque dor ou cause dor suportável, em que a intensidade do exercício é aumentada progressivamente com o passar da adaptação fisiológica ao treinamento, respeitando o limiar de dor da pessoa.

Goldenberg (2005) explica que, de fato, exercícios físicos podem trazer benefícios fantásticos, comprovados nas últimas três décadas, mas também oferecem riscos, se não forem muito bem orientados.

Todos os pacientes devem ser submetidos a um programa de recondicionamento físico, pois este oferece muitos benefícios, como: aumento do limiar de dor; melhora da flexibilidade e força; aumento da serotonina cerebral, o que provoca aumento do humor e produz sensação de bem estar; melhora da qualidade de sono, do humor e da autoestima; auxílio no controle do peso; diminuição da sensação de fadiga; e melhora a condição cardiovascular (Feldman, 1992).

Não existe uma melhor modalidade esportiva no caso de FM e, respeitando o princípio da individualidade biológica, caracterizando que cada portador é diferente de outro portador e que estes são também diferentes das pessoas não portadoras – a melhor modalidade de exercício é aquela na qual o indivíduo sente mais prazer durante e após sua realização, seja ela caminhada, corrida, natação ou outra (Adams e Julius, 2005).

CAUSAS

As causas da FM ainda são desconhecidas e podem envolver predisposição genética, alterações neuroendócrinas e do sono, incluindo outros fatores externos, como trauma, artrite periférica e possível microtrauma muscular por descondicionamento. Além disso, é observada a presença de outras variáveis que podem influenciar a sintomatologia, como alterações climáticas, grau de atividade física e estressores emocionais (Martinez, 1997; Knoplich, 2001).

Muhammad Yunus propôs um modelo para a patofisiologia da FM, no qual sugeriu que o defeito primário na síndrome é uma disfunção complexa neuro-hormonal, que leva a mecanismos centrais aberrantes de dor que, sozinhos, poderiam provocar o quadro em muitos pacientes.

Wolfe relata também a existência de um crescente número de pacientes que atribuem o início da FM a um evento específico de trauma ou acidente, mas identifica, na literatura, autores que admitem e outros que nunca estabeleceram tal relação. Pela falta de clareza e de acordo quanto aos aspectos diagnóstico e patogênico da FM, segundo o autor, não raro esses pacientes são recebidos com insatisfação pelos médicos, pois estes se veem envolvidos em aspectos legais referentes à doença com os quais ainda não sabem lidar adequadamente.

PRINCIPAIS CARACTERÍSTICAS

A FM é caracterizada por dor musculoesquelética difusa e crônica e pela presença de múltiplos pontos específicos sensíveis à pressão, chamados *tender point*. Faz-se importante ressaltar que esses "pontos dolorosos" (Quadro 4.1 e Figura 4.2) não são geralmente conhecidos pelos pacientes e, normalmente, não se situam na zona central de dor por eles referida em regiões anatomicamente determinadas. Com duração maior que 3 meses, tornou-se necessária a identificação de ao menos 11 pontos dolorosos à palpação de uma série possível de 18 localizações sobre a superfície corpórea para a determinação desse diagnóstico. Outras possíveis manifestações que podem acompanhá-la são fadiga crônica, distúrbios do sono, rigidez matinal de curta duração, sensação subjetiva de edema, parestesias, cefaleia, síndrome do cólon irritável, fenômeno de Raynaud, assim como associação com depressão, síndrome do pânico, ansiedade, distúrbios intestinais e funcionais (Martinez, 1998; Provenza e colaboradores, 1997; Yoshinari, 2000).

Estudos demonstraram que a FM afeta mais de 2% da população norte-americana e pode começar em qualquer idade, sendo pelo menos sete vezes mais comum em mulheres (Wolfe, 1994). No Brasil, ainda não existe um levantamento oficial, mas estima-se que pelo menos 5% da população seja portadora dessa síndrome (Castro, 2000).

Quadro 4.1 Localização dos 18 pontos dolorosos a avaliar segundo os critérios para a classificação da fibromialgia do Colégio Americano de Reumatologia (1990).

Localização dos pontos dolorosos:
- **Cervical inferior:** bilateral, na face anterior dos espaços intertransversários de C5 a C7.
- **Segunda costela:** bilateral, imediatamente para fora da junção costocondral da segunda costela e na face superior.
- **Epicôndilo:** bilateral, 2 cm externamente ao epicôndilo.
- **Joelho:** bilateral, na almofada adiposa interna, acima da interlinha articular.
- **Occipital:** bilateral, nas inserções do músculo suboccipital.
- **Trapézio:** bilateral, no ponto médio do bordo superior do músculo.
- **Supraespinhoso:** bilateral, na origem do músculo acima da espinha da omoplata junto ao bordo interno.
- **Glúteo:** bilateral, no quadrante superior-externo da nádega no folheto anterior do músculo.
- **Grande trocânter:** bilateral, posterior à proeminência trocantérica.

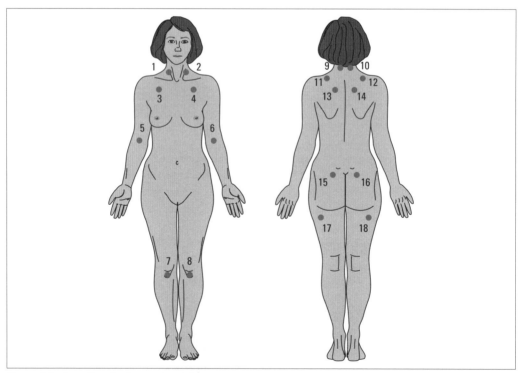

Figura 4.2 Localização dos pontos dolorosos.

Essa síndrome pode variar desde sintomas leves até casos em que causa um nível elevado de limitação funcional – muitos pacientes referem que os seus sintomas têm um impacto grave na sua capacidade de trabalho, vida familiar e participação social, traduzindo-se de uma forma significativamente negativa em termos de qualidade de vida. Os distúrbios psiquiátricos podem também afetar a intensidade dos seus sintomas (Rooks, 2002; Konrad, 2005).

PROGRAMA DE EXERCÍCIOS

Atualmente, o tratamento medicamentoso isolado não tem sido suficiente no controle da sintomatologia da FM e na melhora dos aspectos envolvidos na qualidade de vida. Muitos métodos de tratamento apresentaram bons resultados, como a terapia manual, os tratamentos nutricionais e fitoterápicos, a reeducação respiratória e postural, o treinamento cardiovascular, a hidroterapia, a homeopatia, o *biofeedback* e os exercícios físicos, entre outros. Todos esses métodos revelaram ser úteis em promover a recuperação e contribuir para o tratamento da FM (Sabbag, 2007; Valim, 2006; Chaitow, 2002).

Como visto, a FM causa um impacto negativo na qualidade de vida e necessita de um tratamento mais amplo e multidisciplinar, já que a sintomatologia dessa síndrome é complexa e não envolve somente aspectos físicos, mas também sociais e emocionais. Outro fator frequentemente presente em pacientes fibromiálgicos é a diminuição dos níveis de aminoácidos no sangue e anormalidades estruturais musculares, responsáveis pela reparação muscular normal. Esse desequilíbrio pode atrasar o processo de cicatrização de um microtrauma induzido pelo exercício, causando sintomas dolorosos nos músculos (Hanson, 1998). A inatividade física e um estilo de vida sedentário estão relacionados a fatores de risco para o desenvolvimento ou o agravamento de certas condições médicas, como doença coronariana ou outras alterações cardiovasculares e metabólicas. Estudos realizados nos Estados Unidos afirmam que a prática sistemática do exercício físico está associada à ausência ou a poucos sintomas depressivos ou de ansiedade (Boscolo, 2005).

De acordo com Jones e colaboradores (2002) *apud* Valim (2006), "embora por décadas é conhecido que o exercício é um componente-chave no tratamento da FM, a maioria dos pacientes permanece sedentária". Algumas pesquisas têm explorado meios alternativos para o tratamento da FM (Goldenberg, 2005) Pereira e Esteves, 2002; Richards e Scott, 2002;). O exercício físico é um dos métodos que, ao longo de anos de pesquisas, vêm apresentando bons resultados no controle da doença (Valim, 2001). Indiscutivelmente, sabe-se que a atividade física tem um papel fundamental no que diz respeito à qualidade de vida, propiciando bem-estar físico e mental por meio da liberação de vários hormônios, aumentando a expectativa de vida e/ou servindo como válvula de escape para as tensões diárias (Nahas, 2003).

Além desses benefícios, o exercício pode ser usado como um meio preventivo de distúrbios orgânicos (Nieman, 1999).

Chaitow (2002) observou que os exercícios aumentaram a liberação de hormônios como endorfinas endógenas, a autoestima e o encorajamento psicológico, que, somados ao aumento do condicionamento, oferecem um alívio da dor e melhoram tanto o bem-estar como o condicionamento físico.

A atividade física apresenta um efeito analgésico; por estimular a liberação de endorfinas, funciona como antidepressivo e proporciona uma sensação de bem-estar global e de autocontrole (Jones e colaboradores, 2002).

A dor muscular parece estar mais relacionada à intensidade do exercício do que à duração. Os microtraumas aos músculos também aparentemente resultam de exercícios que não são executados normalmente, sobretudo contrações excêntricas.

CAPÍTULO 4 | **FIBROMIALGIA** | **39**

A força e o desempenho musculares desses pacientes são comparáveis aos das pessoas normais. Existe, porém, uma diminuição da contração voluntária (provavelmente pela falta de esforço voluntário) e, em alguns casos, da capacidade de relaxamento durante os intervalos de contração muscular dinâmica (Martinez, 2006).

Martinez e colaboradores a*pud* Bressan e colaboradores (2008) sugerem que os alongamentos musculares podem provocar impacto positivo na FM, promovendo melhora do sono e rigidez matinal.

Segundo Bressan e colaboradores, observou-se melhora significativa da capacidade funcional, da dor, da qualidade de vida e de bem-estar quando foram realizados exercícios aeróbicos. Outro estudo, de Martin e colaboradores (1996), verificou uma diminuição significativa no número de *tender points* no escore miálgico no grupo de pacientes que realizaram exercícios aeróbicos.

É interessante observar que os aspectos emocionais e psicológicos foram modificados pelo exercício aeróbico, mas não pelo alongamento. Quando os componentes físicos e psicológicos foram agrupados, ficou claro que o condicionamento aeróbico é superior ao alongamento (Valim, 2001).

A caminhada tem aparecido com destaque entre os exercícios aeróbicos recomendados para pessoas com FM em virtude da praticidade de implementação, dos custos reduzidos e da baixa complexidade de execução. É quase consenso entre os pesquisadores que esse tipo de exercício é o que traz mais benefícios aos portadores de FM. Além da melhora da condição cardiorrespiratória, há evidências que apontam para a melhora de variáveis de qualidade de vida diretamente ligadas à condição fibromiálgica. Há relatos de melhora dos sintomas em geral (Buckhardt e colaboradores, 1994 a*pud* Konrad, 2005).

Estudos mostram que exercícios físicos mais indicados para esses pacientes são os aeróbicos, de baixo impacto e baixa intensidade, alongamentos e relaxamentos, pois, se forem praticados exercícios físicos com intensidade mais elevada, os níveis de fadiga e esforço também se elevarão, causando, assim, mais dores ao paciente (Bruce, 2005; Goldenberg, 2005; Martinez, 1998; Sabbag e colaboradores, 2007; Richards e Scott (2002) a*pud* Bressan e colaboradores, 2008).

Durante os últimos anos, um número crescente de estudos também tem demonstrado que a prática de ioga pode promover efeitos positivos, como melhoria de flexibilidade, força e resistência muscular, controle de variáveis fisiológicas (p. ex.: dor, pressão arterial, respiração e frequência cardíaca), melhora do condicionamento físico, controle da ansiedade, depressão, estresse, fadiga e estados de humor, além de efeitos sociais, como mudança no estilo de vida. Correlacionada à FM, a prática de ioga promove aumento da flexibilidade, o que favorece a diminuição de encurtamentos musculares, da rigidez e, consequentemente, da dor (Elert e colaboradores, 2001; Raub, 2002; Ray e colaboradores, 2001).

Silva e Lage (2005), em um estudo realizado com pacientes fibromiálgicos, constataram analgesia significativa após 3 meses de prática de ioga, bem como imediatamente após cada sessão, o que demonstra que o ioga pode ser um recurso importante para reduzir a intensidade da dor nessa síndrome dolorosa crônica, promovendo diminuição do principal sintoma da FM.

O treinamento de força surge como mais uma estratégia de intervenção ou opção de terapia no sentido de intervir positivamente no tratamento da FM. Segundo Hakkinen e colaboradoes 2001; Balsamo e colaboradores (2005), entre outros pesquisadores, a partir da comparação da força de mulheres com FM e mulheres saudáveis, verificou-se que, em ambas, o sistema neuromuscular tem a mesma capacidade de se exercitar, minimizando o quadro miálgico, bem como aumentando a qualidade de vida dos indivíduos afetados pela síndrome.

Segundo Balsamo e colaboradores (2005), um programa progressivo de treinamento de força pode ser seguro, bem tolerado e efetivo nos incrementos da força muscular, da resistência cardiovascular e na condição física e funcional de pacientes com FM, sem exacerbar os sintomas, e também contribuir

EXERCÍCIOS FÍSICOS E SEUS BENEFÍCIOS NO TRATAMENTO DAS DOENÇAS

na redução da gravidade dos diversos sintomas da FM, o que pode ajudar a melhorar a qualidade de vida dos indivíduos por ela acometidos (Figura 4.5). O treinamento de força pode melhorar o desempenho motor, provocar mudanças na composição corporal e na força muscular. Para que essas modificações sejam otimizadas, é necessário manter-se fiel a alguns princípios básicos: individualidade; especificidade; progressão; e sobrecarga (Balsamo e colaboradores, 2005).

Bates e Hanson (1998) explicam que exercícios em piscina aquecida são, talvez, as atividades mais benéficas para fibromiálgicos, pois há uma falta de força concêntrica e os movimentos são mais lentos por serem executados na água, reduzindo as chances de microtraumas. A realização do exercício em grupo, com a presença de outros pacientes, pode ajudar na disciplina para o exercício aquático regular e a manutenção a longo prazo, já que os sintomas da doença exigem este compromisso com o tratamento em um longo período (Campion, 2000).

Assis e colaboradores (2003) *apud* Valim (2006) recentemente demonstraram que o *deep running* é um pouco superior ao condicionamento aeróbico em solo na melhora dos escores do *Fibromyalgia Impact Questionnaire* (FIQ) e aspectos psicológicos da qualidade de vida. Resultados favoráveis também foram encontrados em programas de exercícios físicos realizados em água aquecida. Gowans e colaboradores (1999) *apud* Konrad (2005) encontraram melhoras na capacidade aeróbica, na fadiga e na percepção da dor, que persistiram após 3 meses.

Os experimentos realizados apresentam uma série de variações. As intervenções têm sido conduzidas com frequência de 1 até 3 vezes na semana, com duração de 25 a 90 minutos em cada sessão, realizando exercícios físicos de leve a alta intensidade dependendo do grau de condicionamento (Konrad, 2005).

Assim como a prescrição de medicamentos deve conter dose, duração e intervalo, a prescrição do exercício deve detalhar orientações sobre a intensidade inicial do treino e como aumentar progressivamente a carga. Para a adequada prescrição individual, é importante considerar as preferências do paciente, as comorbidades, o uso de medicamentos, a capacidade funcional e, se possível, a avaliação ergométrica (Valim, 2006).

O programa de exercícios deve ter início em um nível logo abaixo da capacidade aeróbica do paciente e progredir em frequência, duração ou intensidade assim que seu nível de condicionamento e força aumentarem. A progressão dos exercícios deve ser lenta e gradual (Heymann e colaboradores, 2010).

Outro aspecto fundamental no tratamento da FM é a prática de atividade aeróbica regular: os efeitos desse tipo de intervenção incluem o ganho de capacidade aeróbica, de força muscular e redução da dor, o que implica maior capacidade para realizar as atividades do dia a dia (Assis, 2006; Bush e colaboradores, 2007). Como as atividades de condicionamento aeróbico supervisionado em geral são feitas em ambientes coletivos e no contexto de atividades em grupo, um aspecto a ser destacado na ação do exercício aeróbico é o favorecimento da socialização.

Em se tratando de grupos específicos de pacientes com dor crônica, generalizada ou não, a própria troca de experiências entre os membros do grupo tem caráter terapêutico, uma vez que permite o suporte de uns membros do grupo a outros e estimula a troca de soluções e o compartilhamento de estratégias de enfrentamento da dor.

Bennett e colaboradores (1996) avaliaram o impacto de um programa de terapia em grupo de pacientes com FM. As sessões consistiam em modificações comportamentais, técnicas de redução do estresse, programa de exercícios físicos enfatizando a melhora da flexibilidade, além de sessões de assistência aos familiares. Os autores relataram resultados promissores obtidos a curto e longo prazos.

Os programas propostos geralmente empregam o uso de técnicas de alongamento ou relaxamento como forma de potencializar os efeitos desejados e minimizar os indesejados. Essa associação mostra-se positiva e complementar, pois reduz o número de lesões e aumenta a sensação de bem-estar, assim como os outros componentes indicadores de qualidade de vida. Todavia, o uso isolado de exercícios de flexibilidade, de relaxamento ou técnicas alternativas de alívio de dor (banhos quentes, compressas) mostra-se insuficiente para promover impacto suficiente a ponto de serem recomendados como única forma de combate aos sintomas da síndrome (Konrad, 2005).

Goldenberg (2005) expõe outros benefícios encontrados quando da prática da atividade física:

1. Melhora na resistência física, de forma geral, e na capacidade cardiovascular, em particular.
2. O coração e o pulmão trabalham de maneira mais eficaz.
3. Quebra do ciclo dor-descondicionamento-dor. É preciso lembrar que o descondicionamento agrava a dor na FM e esta limita ainda mais a atividade física.
4. Fortalecimento da musculatura; exercícios físicos intensificam o fluxo de sangue para os músculos, colaborando com a mobilidade de grupos musculares em contração prolongada, e, ainda, favorecem o alongamento dos tendões. Tudo isso beneficia o sistema musculoesquelético.
5. Melhora da coordenação motora para as atividades diárias;
6. Sono de melhor qualidade. A prática regular estimula a produção do hormônio do crescimento, que aumenta o sono profundo – justamente o que falta aos fibromiálgicos. Para isso, os exercícios devem ser realizados até 6 horas antes do horário de deitar.
7. Ossos mais fortes e resistentes às fraturas.
8. Auxílio no controle de peso.
9. Redução da depressão, alívio das instabilidades de humor e melhora da autoestima. A pessoa sente que tem mais energia e disposição. Melhor ainda se o treinamento físico incluir um trabalho específico para fortalecer a musculatura. Durante anos, os exercícios de força foram considerados dispensáveis para portadores de FM.

Antes de iniciar um programa de exercícios, é importante fazer uma anamnese, que deve conter informações da história pregressa de hábito de atividade física, avaliação cardiovascular e funcional para identificar condições que possam interferir no desempenho e limitar o treinamento (Nieman, 1999).

Atenção especial deve ser dada à revisão dos medicamentos em uso, pois muitos deles interferem na resposta hemodinâmica. Essas informações ajudam a individualizar a prescrição e aumentar a adesão. Vale também reforçar o quanto o exercício é importante no controle da dor e de vários sintomas relacionados.

É importante informar que, embora deva ser praticado indefinidamente, o benefício do exercício se dá, segundo estudos, apenas entre 8 e 10 semanas após o início do programa e continua aumentando até a 20ª semana, mas alguns indivíduos podem sentir-se pior e com mais dor inicialmente (Valim, 2006).

Como já dito no início deste tópico, a FM provoca um impacto negativo na qualidade de vida, e sua sintomatologia é complexa e não envolve somente aspectos físicos, mas também sociais e emocionais (Valim, 2001). De forma geral, os estudos revelam que os exercícios físicos podem compor os recursos utilizados para promover a melhora da função física a longo prazo nessa síndrome (Bressan, 2008; Nahas, 2003).

Assim, qualquer tipo de exercício físico, com intensidade, frequência e duração indefinidas, poderia ser eficaz para pessoas com FM (Konrad, 2005). Porém, sabe-se que devem ser respeitados os limites de dor e esforço e ser alcançada a aderência mínima aos programas de exercícios físicos para que os benefícios ocorram. Logo, conhecer os efeitos produzidos por exercícios físicos a curto prazo pode ser determinante no sucesso do tratamento das pessoas com FM (Castro, 2000; Provenza, 1997; Konrad, 2005).

De acordo com o Consenso Brasileiro do Tratamento da Fibromialgia, outras terapias, como pilates, RPG (reeducação postural global) e o tratamento homeopático, não foram recomendadas para o tratamento da FM. Não existem evidências científicas de que terapias alternativas, como chás, terapias ortomoleculares, cristais, cromoterapia e forais de Bach, entre outras, sejam eficazes. Não há, também, evidências científicas de que infiltrações de pontos dolorosos da fibromialgia sejam eficazes (Heymann e colaboradores, 2010).

CONSIDERAÇÕES FINAIS

As diversas opções de exercícios físicos (alongamento, condicionamento aeróbico, relaxamento, ioga, treinamento de força, entre outras) apresentam bons resultados no controle da FM e promovem melhora do sono, da rigidez matinal, da capacidade funcional, da dor, da qualidade de vida e do bem-estar. Assim, qualquer tipo de exercício físico, com intensidade, frequência e duração indefinidas, pode ser eficaz ao se respeitar sempre a individualidade e os limites de dor e esforço. A constante relação com a equipe multidisciplinar também é um aspecto importante para que qualquer tratamento traga bons frutos. Nesse sentido, é importante ressaltar que um bom programa de treinamento deve ser elaborado e analisado por um educador físico.

BIBLIOGRAFIA CONSULTADA

Adams N, Julius S. Rehabilitation approaches in fibromyalgia. *Disability and rehabilitation,* 2005 jun.; 27(12):711-23.

Assis MR, Silva LE, Alves A, Pessanha AP, Feldman D, Barros Neto TL, Natour J. Deep water running – an aquatic exercise to treat fibromyalgia: a randomized, controlled study. *Arthritis Rheum.* 2003.

Atra E, Pollack DF, Martinez JE. Fibromialgia: etiopatogenia e terapêutica. *Revista Brasileira de Reumatologia.* 1993 mar/abr.;33:65-71.

Balsamo S, Simão R, et al. Treinamento de força para osteoporose, fibromialgia, diabetes tipo 2, artrite reumatoide e envelhecimento. In: *Treinamento de força e fibromialgia.* São Paulo: Phorte; 2005.

Bates A, Hanson B. Síndrome da fibromialgia e exercício aquático. In: Hanson B. *Exercícios aquáticos terapêuticos.* São Paulo: Manole; 1998. p. 285-300.

Bennett RM, Burckhardt CS, Clark SR, O'Reilly CA, Wiens AN, Campbel SM. Group treatment of fibromyalgia: a 6 month outpatient program. *Journal of Rheumatology.* 1996;23(3):521-8.

Boscolo RA, Esteves AM, Mello MT, Tufik S. Exercício físico e os aspectos psicobiológicos. *Rev Bras Med Esporte.* 2005;11(3):203-7.

Branco JC. Fibromialgia. In: Cardoso A, Branco JC, Silva J, Cruz M, Costa MM (eds.). *Regras de ouro em reumatologia.* Lisboa: DGS; 2005. p. 37-46.

Bressan LR, et al. Efeitos do alongamento muscular e condicionamento físico no tratamento fisioterápico de pacientes com fibromialgia. *Rev Bras Fisioter.* São Carlos 2008;12(2).

Bruce B, Fries JF. The Health Assessment Questionnaire (HAQ). *Clin Exp Rheumatol.* 2005;

Burckhardt Carol S, Anders B. Os programas de educação para pacientes com fibromialgia: descrição e avaliação. *Reumatologia clínica de Bailliere* 8.4;1994.

Busch AJ, Barber KAR, Overebd TJ, Peloso PMJ, Schachter CL. Exercise for treating fibromyalgia syndrome (Cochrane Review). In: *Fibromyalgia syndrome* (Cochrane Review). In: *The Cochrane Library.* Library, Issue 3, 2007. Oxford: Update software.

Campion, MR. *Hidroterapia:* princípios e prática. São Paulo: Manole, 2000.

Castro AI. O caminho para a solução: caminhar ajuda a diminuir as dores de quem sofre de uma doença reumática que atinge 5% da população. *Jornal da Paulista.* 2000 nov.; 14(149).

Chaitow L. *Síndrome da fibromialgia:* um guia para o tratamento. São Paulo: Manole; 2002.

Croft P, Rigby AS, Boswell R, Schollum J, Silman AT. The prevalence of chronic widespread pain in the general population. *J Rheumatol.* 1993;20(4):710-3.

Debra F. Fibromialgia: diagnóstico e tratamento. *Vida e Saúde.* 2003 mar.; 65(3):12-6.

Elert J, Kendall SA, Larsson B, et al. Chronic pain and difficulty in relaxing postural muscles in patients with fibromyalgia and chronic whiplash associated disorders. *J Rheumatol*. 2001.

Feldman D. *Síndrome da fibromialgia:* Definição – Classificação – Epidemiologia. I Congresso Paulista de Geriatria e Gerontologia – Consenso de Dor – 1992

Goldenberg E. *O coração sente, o corpo dói:* como conhecer e tratar a fibromialgia. 3. ed. Rio de Janeiro: Atheneu; 2005. 116 p.

Häkkinen A, Häkkinen K, Hannonen P, Alen M. Strength training induced adaptations in neuromuscular function of premenopausal women with fibromyalgia: comparison with healthy women. *Annals of the rheumatic diseases*. 2001.

Helfenstein M, Heymann R, et al. *Diretrizes de Fibromialgia da Sociedade Brasileira de Reumatologia;* 2004.

Heymann R. Consenso Brasileiro do Tratamento da Fibromialgia. *Rev Bras Reumatol*. 2010;50(1):56-66.

Jones KD, Clark SR, Bennett RM. Prescribing exercise for people with fibromyalgia. *AACN Clin Issues*. 2002;13: 277-93.

Knoplich J. *Fibromialgia:* dor e fadiga. São Paulo: ROBE; 2001.

Konrad LM. *Efeito agudo do exercício físico sobre a qualidade de vida de mulheres com síndrome da fibromialgia.* [Dissertação de Mestrado em Educação Física.] Florianópolis: Universidade Federal de Santa Catarina; 2005.

Marques AP, Matsutani LA, Ferreira F EAG, Mendonça LLF. A fisioterapia no tratamento de pacientes com fibromialgia: uma revisão da literatura. *Rev Bras Reumatol*. 2002;42(1):42-8.

Marques AP, Mendonça LLF, Cossermeli W. Alongamento muscular em pacientes com fibromialgia a partir de um trabalho de reeducação postural global (RPG). *Revistas Brasileiras de Reumatologia*. 1994;(34):232-4.

Martin, L., Nutting, A. & Macintosh, B. R. An exercise program in the treatment of fibromyalgia. *Journal of Rheumathology*; 1996.

Martinez JE. Fibromialgia: o que é, como diagnosticar e como acompanhar. *Acta Fisiátrica*. 1997;4(2):99-102.

Martinez JE. Fibromialgia: um desafio clínico. *Revista da Faculdade de Ciências Médicas de Sorocaba*. 2006;8(3).

Martinez JE. Histórico e aspectos gerais. In: *Fibromialgia, uma introdução:* aspectos gerais, clínica e tratamento. São Paulo: Educ; 1998. p. 9-12.

Nahas MV. *Atividade física, saúde e qualidade de vida:* conceitos e sugestões para um estilo de vida ativo. 3. ed. Londrina: Midiograf; 2003.

Nieman DC. *Exercício e saúde:* como se prevenir de doenças usando o exercício como seu medicamento. São Paulo: Manole; 1999.

Norm A, Hanson B. *Exercícios aquáticos terapêuticos.* São Paulo: Manole; 1998.

Pereira GRM, Esteves TC. A intervenção da fisioterapia no tratamento do paciente portador de fibromialgia. *Revista Lato & Sensu*. Belém; 2002 nov;4(6):98-102.

Provenza JR, Pollakp DF, Martineiz JE, Paiva ES, Roizenblatt S, Hilário MOE, Goldenberg J, Tufik S. Fibromialgia juvenil. *Rev Bras Reumatol*. 1997;37(5):271-3.

Raub JA. Psychophysiologic effects of Hatha yoga on musculoskeletal and cardiopulmonary function: a literature review. *Journal of Alternative and Complementary Medicine*. 2002;

Ray US, Mukhopadhyaya S, Purkayastha SS, Asnani V, et al. Effect of yogic exercises on physical and mental health of young fellowship course trainees. *Indian Journal of Physiology and Pharmacology*. 2001;45:37-53.

Richards SC, Scott DL. Prescribed exercise in people with fibromyalgia: parallel group randomized controlled trial. *British Medical Journal*, n. 325, p. 185-186, july, 2002.

Rooks DS, Silverman CB, Kantrowitz FG. The effects of progressive strength training and aerobic exercise on muscle strength and cardiovascular fitness in women with fibromyalgia: a pilot study. *Arthritis Care & Research*. 2002;47:22-8.

Sabbag LM dos S, et al. Efeitos do condicionamento físico sobre pacientes com fibromialgia. *Rev Bras Med Esporte*. Niteroi 2007;13(1).

Silva GD, Lage LV. Effects of stretching and relaxing yoga exercises versus stretching and relaxing yoga exercises induced trough touch in fibromyalgia patients. *Annals of European Congress of Rheumatology*. 2005. v. 347.

Skare TL. *Reumatologia:* princípios e prática. Rio de Janeiro: Guanabara Koogan; 1999.

Vaisberg MW, Bicudo LF, Mello MT. O exercício como terapia na prática médica. In: O *exercício na terapia da osteoartrose, artrite reumatoide e fibromialgia*. São Paulo: Artes Médicas; 2005. p. 151-8.

Valim V. Benefícios dos exercícios físicos na fibromialgia. *Revista Brasileira de Reumatologia*. 2006 jan/fev;46(1): 49-55.

Valim V. *Estudos dos efeitos do condicionamento aeróbio e do alongamento na fibromialgia.* [Tese de Doutorado em Reumatologia.] São Paulo: Escola Paulista de Medicina/Universidade Federal de São Paulo; 2001.

Wolfe F. Post-traumatic fibromyalgia: a case report narrated by the patient. *Arthritis Care and Research*. 1994;7(3):161-5.

Yoshinari NH, Bonfá ESDO. *Reumatologia para o clínico.* São Paulo: Roca; 2000.

Yunus MB. Towards a model of pathophysiology of fibromyalgia: aberrant central pain mechanisms with peripheral modulation. *The Journal of Rheumatology*. 1992;19(6):846-50.

CAPÍTULO

5

Distúrbios do sono
efeitos do exercício físico no sono

DANIEL ALVES CAVAGNOLLI
ALEXANDRE PAULINO DE FARIA
VLADIMIR BONILHA MODOLO

INTRODUÇÃO E PRINCIPAIS CARACTERÍSTICAS

O sono pode ser definido como um estado comportamental complexo caracterizado por imobilidade corporal prontamente reversível por estímulos externos, que envolve funções cerebrais e do organismo, em geral, influenciadas pela alternância do ciclo vigília-sono (Velluti, 1996; Alóe e colaboradores, 2010).

A partir dos estudos de Aserinsky e Kleitman (1953), Dement e Kleitman (1957) e Rechstchaffen e Kales (1968), o sono foi caracterizado em não REM (NREM) – formado pelos estágios 1, 2, 3 e 4 – e REM (*rapid eyes movements*). Essa divisão do sono é passível de realização de acordo com os padrões bioelétricos observados durante os registros do eletrencefalograma (EEG), do eletro-oculograma (EOG) e eletromiograma (EMG) da região submentoniana (Silva, 1996), ou seja, por meio da realização da polissonografia (PSG) (exame do sono).

Assim, a vigília relaxada, que ocorre no momento em que se deita na cama com o intuito de dormir, é caracterizada por um período de atividade elétrica alfa (8 a 13 Hz) de baixa voltagem, apresentando uma frequência mista no EEG acompanhada por alta atividade do EMG e frequentes movimentos oculares voluntários (Carskadon e Rechstchaffen, 2005).

- **Estágio 1 do sono NREM:** é caracterizado pelo EEG de baixa amplitude com frequência mista entre a faixa alfa e teta (4 a 7,5 Hz). A atividade muscular é mais alta do que nos outros estágios do sono e menor que a vigília, e o EOG mostra, ocasionalmente, movimentos oculares lentos. Esse estágio do sono representa até 5% do tempo total de sono (TTS) (Rechstchaffen & Kales, 1968).
- **Estágio 2 do sono NREM:** é reconhecido pela atividade teta de fundo e episódios de fusos do sono e complexos K. Os fusos do sono são ondas de curta duração (12 a 14 Hz) que aumentam e diminuem em amplitude, e o complexo K é uma onda com componente negativo de alta amplitude seguido imediatamente por componente positivo mais lento. Esses dois tipos de

grafoelementos parecem estar associados a despertares breves e/ou à consolidação do sono (Colrain, 2005; Halász, 2005), ou seja, ocorrem em uma tentativa de manter o sono. O estágio 2 normalmente constitui a maior proporção do sono, ocupando de 45 a 55% do TTS em adultos (Rechtschaffen e Kales, 1968).

- **Estágio 3 do sono NREM:** é caracterizado no momento em que ocorrem ondas lentas ou deltas no EEG (≤ 4 Hz) com alta amplitude (geralmente maiores que 75 µV) aparecendo em 20 a 50% à época do registro. Nesse estágio, normalmente o EMG apresenta uma baixa atividade e os movimentos oculares estão ausentes (Rechtschaffen e Kales, 1968).
- **Estágio 4 do sono NREM:** apresenta resultados EEG, EMG e EOG semelhantes aos do estágio 3, no entanto caracteriza-se pela presença de ondas delta em mais de 50% á época (Rechtschaffen e Kales, 1968). Os estágios 3 e 4 do sono NREM, juntos, são denominados "sono de ondas lentas" ou "sono delta" (Baker, 1985).
- **Sono REM:** é caracterizado por EEG de frequência mista e baixa voltagem, semelhante ao estágio 1 do sono NREM. É acompanhado por uma série de alterações fisiológicas, como os níveis baixos de atividade muscular. Constitui cerca de 20 a 25% do TTS nos adultos (Baker, 1985) e tem eventos fásicos evidenciados por um alto grau de ativação autonômica, incluindo frequências cardíaca e a respiratória elevadas e irregulares e elevação da pressão arterial (Rechtschaffen e Kales, 1968). Além disso, são observados os maiores valores em relação ao fluxo sanguíneo cerebral, aumento da temperatura cerebral e maior consumo de oxigênio. Quando acordado durante o sono REM, o indivíduo pode ser capaz de recordar seu sonho em mais de 70% das vezes. Outra característica fisiológica desse estágio é que ocorrem tumescência peniana e clitoriana em indivíduos dos gêneros masculino e feminino, respectivamente (Schmidt e Schimidt, 2004).

Na Figura 5.1, há um resumo do padrão do EEG nos diversos estágios do sono.

Cada ciclo de sono NREM-REM dura entre 70 e 120 minutos e ocorre de 4 a 6 vezes por noite, em que os estágios 3 e 4 tendem a predominar na primeira metade da noite, ao passo que o sono REM predomina na metade final (Carskadon e Dement, 2005) (Figura 5.2).

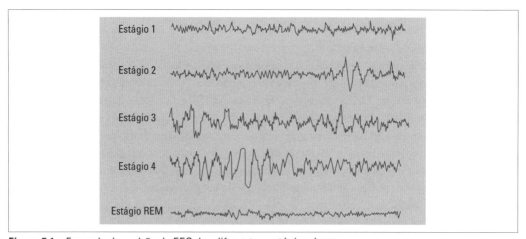

Figura 5.1 Exemplo do padrão do EEG dos diferentes estágios do sono.

Fonte: Adaptada de Brown & Benchmark Introductory Psychology Electronic Image Bank Copyright © 1995 Times Mirror Higher Education Group, Inc.

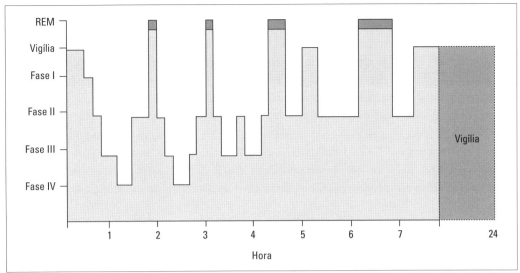

Figura 5.2 Hipnograma do sono noturno. Os estágios 3 e 4 predominam na primeira metade do sono, enquanto o sono REM na segunda metade.

Fonte: Adaptada de Ministério da Saúde/Instituto Nacional do Câncer/Coordenação Nacional de Controle de Tabagismo, 1996.

Do ponto de vista ontogênico, é interessante observar que a arquitetura de uma noite de sono é variável quanto à idade. A incidência do sono REM em um recém-nascido, que dorme a maior parte das 24 horas do dia, chega a 80% do TTS. No decorrer dos anos, não apenas há redução do TTS, como também, e proporcionalmente, do sono REM no adulto sadio (Davis e colaboradores, 1999).

O ser humano segue um ritmo circadiano no ciclo sono-vigília de aproximadamente 8 horas de sono durante a noite, alternado com 16 horas de vigília durante o dia (Del Giglio, 1988).

As diferenças individuais na população humana quanto à preferência pelos horários de vigília e de sono podem ser identificadas pelo questionário elaborado por Horne e Ostberg (1976), em que há a classificação em três cronótipos básicos: os matutinos; os vespertinos; e os indiferentes.

Os matutinos, que constituem de 10 a 12% da população, são aqueles indivíduos com ritmos endógenos adiantados em relação aos da população em geral. São pessoas que acordam cedo espontaneamente, aptos a desempenhar qualquer atividade e que preferem dormir mais cedo.

Os picos máximos dos ritmos dos vespertinos – que constituem 8 a 10% da população – são atrasados em relação aos da população em geral. São pessoas que tendem a acordar e a dormir tarde, principalmente nas férias e nos fins de semana, dando preferência a desempenhar suas atividades à tarde ou à noite.

Os indiferentes não têm horários preferenciais para dormir ou acordar. As fases de seus ritmos endógenos são intermediárias às dos matutinos e dos vespertinos (Benedito-Silva e colaboradores, 1990), e eles podem se adaptar a qualquer uma das situações anteriormente citadas.

Além da matutinidade e da vespertinidade, deve-se levar em consideração as diferenças individuais quanto à duração do sono. Existem os curto-dormidores (indivíduos que precisam de no máximo 6 horas e meia de sono) e os longo-dormidores (que necessitam de no mínimo 8 horas e meia de sono). Os dois tipos podem combinar-se de diversas maneiras com os cronótipos. Há curto-dormidores matutinos, curto-dormidores vespertinos e grandes dormidores indiferentes (Webb, 1970).

EXERCÍCIO FÍSICO E SONO

O exercício físico é comumente aceito como um importante aliado na promoção do sono (Horne, 1981; Youngstedt, 2005). Estudos epidemiológicos geralmente mostram associações positivas entre exercício físico e sono (Vuori e colaboradores, 1988; Sherrill e colaboradores, 1998; de Mello e colaboradores, 2000), sendo o exercício físico considerado pela American Sleep Disorders Association (1991) uma intervenção não farmacológica para a melhora da qualidade do sono.

Nas últimas décadas, uma grande variedade de estudos envolvendo diferentes tipos de populações e o exercício físico foi realizada na tentativa de avaliar os efeitos desse tipo de intervenção na quantidade e qualidade do sono. Entretanto, ainda não existe um consenso na literatura sobre quais os efeitos da prática do exercício físico nos parâmetros do sono (Driver e Taylor, 2000; Youngstedt, 2005).

Em alguns estudos, os principais resultados são melhora na percepção subjetiva do sono, aumento do TTS, diminuição da latência para o início do sono (tempo entre o momento em que o indivíduo se propõe a dormir e o tempo em que ele realmente inicia o sono), aumento da latência para o início do sono REM (tempo entre o momento em que iniciou o sono e o primeiro episódio de sono REM), aumento do sono de ondas lentas (SOL) e diminuição no sono REM (Shapiro e colaboradores,1975; Shapiro e colaboradores, 1981; Horne e colaboradores, 1985; Driver e colaboradores, 1994; King e colaboradores, 1997; Taylor e colaboradores, 1997; Youngstedt e colaboradores, 1997; Youngstedt e colaboradores, 2000; Hague e colaboradores, 2003).

Em contraste, Montgomery e colaboradores (1988) e Oda (2001) não encontraram diferenças significativas no sono depois da realização do exercício físico. Esses resultados podem ter sido diferentes em virtude da diferença do tipo de exercício físico (aeróbico *versus* resistido), das diferenças das características das amostras dos estudos (atletas ou indivíduos fisicamente ativos *versus* sedentários) e das diferenças no volume e na intensidade das sessões de exercício físico.

De acordo com revisão feita por Driver e Taylor (2000), alguns dos modelos teóricos que explicariam a influência do exercício físico no sono seriam a teoria termorregulatória e a teoria da restauração corporal e conservação de energia:

- **Teoria termorregulatória**: um aumento acentuado da temperatura corporal central antes do horário de dormir pode ativar os mecanismos de perda de calor, que, por sua vez, estão relacionados à indução do sono. O exercício físico pode ser considerado um dos fatores que proporcionam aumentos na temperatura corporal ativando, dessa maneira, esses mecanismos termorregulatórios.

- **Teorias da restauração corporal e conservação de energia**: o sono, por reduzir o requerimento metabólico, pode ter a função de conservação de energia e/ou restauração tecidual. A duração do sono e a quantidade de SOL podem aumentar em razão do aumento da energia despendida e das microlesões teciduais ocorridas durante o dia. As contrações musculares exigidas no exercício físico são estímulos capazes de promover depleção dos estoques de energia e microlesões, ou seja, uma alta atividade catabólica durante a vigília pode favorecer a atividade anabólica durante o sono, sobretudo durante o SOL, em que ocorre a maior liberação de hormônio do crescimento (GH) durante as 24 horas de um dia.

O exercício físico aeróbico com indivíduos treinados foi alvo de estudo de Torsvall e colaboradores, 1984, no qual foram avaliados os padrões do sono (1) após uma sessão de treinamento de corrida de 15 a 20 km com intensidade moderada, (2) após uma sessão de treinamento de corrida de 30 a 40 km realizado até a exaustão voluntária e (3) da noite seguinte à realização dessa sessão de treinamento até a exaustão. O horário de realização das sessões de treinamento ocorria sempre entre as 12 horas e 19 horas, terminando até 4 horas antes do horário habitual do início do sono de cada atleta.

Em relação às outras noites de sono, a latência para o sono REM aumentou e o sono REM diminuiu na noite de sono da sessão de exercício físico até a exaustão. Não ocorreram alterações significativas na duração do SOL em qualquer condição, entretanto houve aumentos significativos na densidade (tamanho da onda delta) do EEG durante o SOL na noite de realização da sessão de exercício até a exaustão.

Alterações na densidade do EEG durante o SOL também foram encontradas no estudo de Hague e colaboradores (2003), em que, nos primeiros 10% da noite de sono, a densidade do EEG dos estágios 3 e 4 estavam aumentados em relação à noite-controle (sem treinamento físico).

Poucos são os trabalhos que avaliaram o efeito do exercício físico resistido no padrão do sono de seres humanos. Alguns deles avaliaram apenas o efeito crônico desse tipo de intervenção na percepção subjetiva do sono de idosos sem avaliação objetiva por PSG (Singh e colaboradores, 1997; Ferris e colaboradores, 2005).

Montgomery e colaboradores (1988) avaliaram o efeito do treinamento de força realizado no período da tarde no sono de atletas de levantamento de peso. Apesar de serem atletas que treinavam em alta intensidade por no mínimo 2 horas por dia, cinco vezes por semana, e que estavam no programa de treinamento há mais de 12 meses, não foram encontradas alterações significativas nos parâmetros do sono do dia de realização da sessão de treinamento quando comparados aos parâmetros do sono do dia de descanso.

Essas diferenças de resultados podem ser em decorrência da menor intensidade do exercício resistido em relação ao exercício aeróbico (Montgomery e colaboradores, 1988), o que sustenta a hipótese da conservação de energia e da restauração corporal (Driver e Taylor, 2000).

Quanto ao horário de realização do exercício físico e sua interferência no sono, parece que os maiores efeitos são observados quando essa atividade é praticada entre 4 e 8 horas antes do horário de dormir (Youngstedt, 1997). Nesse caso, o exercício realizado nesse período pode promover um avanço de fase da melatonina e aumentar a propensão ao sono (Buxton e colaboradores, 2003). Isso está ligado a um rápido declínio da temperatura corporal que ocorre pouco tempo após o término da sessão de exercício físico (O'Connor e colaboradores, 1998) e sustentaria a hipótese termorreguladora.

Contudo, exercícios físicos de alta intensidade, longa duração e com um período inadequado de recuperação podem predispor o praticante ao *overtraining*, que se manifesta, além de outros parâmetros fisiológicos, em uma baixa qualidade do sono (Budgett, 1990).

O sono de boa qualidade é fundamental para a restauração física e mental. No caso do exercício físico, existe uma relação em forma de "U" invertido (Figura 5.3) entre a fadiga induzida pelo exercício físico e a qualidade de sono (Hobson, 1968).

PROGRAMA DE EXERCÍCIOS E DISTÚRBIOS DO SONO

Existem diversos fatores que podem interferir na qualidade e na quantidade do sono, entre eles os distúrbios do sono.

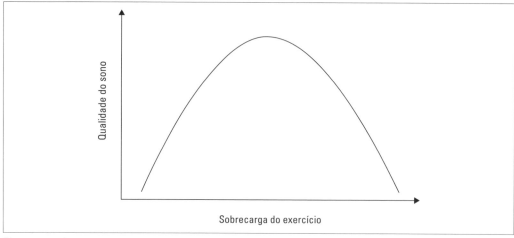

Figura 5.3 Relação entre a sobrecarga do exercício físico e a qualidade do sono.

Fonte: Adaptada de Martins e colaboradores, 2001.

Como todas as doenças, os distúrbios do sono também podem ser agrupados de acordo com suas características ou sintomas. Assim, na Classificação Internacional dos Distúrbios do Sono de 2005 (AASM, 2005), foram definidos oito grupos: insônia; distúrbios respiratórios relacionados ao sono; hipersonias de origem central não causadas pelo distúrbio dos ritmos; distúrbios do ritmo circadiano do sono; parasonias; distúrbios do movimento relacionado ao sono; e sintomas isolados, variantes aparentemente normais e de importância não resolvida e outros distúrbios do sono.

Pouco se sabe sobre os efeitos do exercício físico nos distúrbios do sono, ainda que a comunidade científica esteja começando a direcionar mais estudos para essa área. Entre os distúrbios do sono, a síndrome das pernas inquietas (SPI), o movimento periódico das pernas (MPP), a síndrome da apneia obstrutiva do sono (SAOS) e a insônia são os que apresentam, com a prática do exercício físico, importantes resultados em seus sintomas.

Os pacientes que apresentam SPI, que apresenta como características sintomas sensoriais e motores, relatam uma grande dificuldade para dormir: descrevem um desejo incontrolável de movimentar os membros inferiores acompanhado de sensações de "arrastamento" e "comichões" das pernas que normalmente pioram ao relaxar ou ao iniciar a noite (Montplaisir e colaboradores, 1994).

Já o distúrbio do MPP se caracteriza por uma extensão rítmica dos membros inferiores seguida de uma dorsiflexão do tornozelo, ocasionando uma flexão dos joelhos e uma ativação motora generalizada nos membros inferiores. Os movimentos duram de 0,5 a 5 segundos e ocorrem com uma frequência de 1 a cada 20 a 40 segundos, e cada episódio pode durar de alguns minutos a horas (ASDA, 1993).

A presença do distúrbio SPI e do MPP tem demonstrado uma redução na qualidade de vida do paciente em virtude de uma diminuição da qualidade e da eficiência do sono, acompanhadas de sonolência diurna.

De Mello e colaboradores (1996, 1999, 2002, 2004) avaliaram, por meio da PSG, que, em atletas com lesão medular, os exercícios físicos agudos (teste de esforço máximo) e crônico (treinamento por 44 dias no limiar ventilatório 1) reduziram significativamente o MPP. O efeito do exercício físico não foi significativamente diferente dos resultados obtidos quando esses atletas foram tratados com L-Dopa (levodopa), ou seja, o tratamento preconizado para o distúrbio SPI-MPP. Esses estudos demonstraram que, para os pacientes paraplégicos, o exercício físico pode ser visto como uma forma de abordagem não farmacológica para o tratamento do MPP, e somente nos casos que não respondem a essa primeira abordagem deve-se empregar o tratamento farmacológico.

Outro estudo realizado por Esteves e colaboradores (2009) verificou melhora no padrão do sono e redução no índice de MPP depois da prática de exercício físico agudo e crônico. Foi observada também uma correlação negativa entre a liberação da β-endorfina e os índices de MPP, ou seja, os voluntários que apresentaram maiores níveis de β-endorfina plasmática foram os que exibiram maior redução nos índices de MPP com a prática do exercício físico agudo.

Na classe dos distúrbios respiratórios relacionados ao sono, a SAOS é a que tem chamado mais a atenção dos pesquisadores nos últimos anos.

A SAOS pode ser definida como episódios de parada (apneia) ou redução (hipopneia) do fluxo das vias respiratórias superiores durante o sono, com duração maior que 10 segundos e consequente aumento do esforço respiratório (Young e colaboradores, 1993; AASM, 1999). Ela é considerada uma doença crônica, evolutiva, com alta taxa de morbidade e mortalidade (He, 1988), e apresenta repercussões cardiovasculares, neurológicas e comportamentais (Mancini e colaboradores, 2000).

A SAOS é considerada um problema de saúde pública (Guilleminault, 1981), gerando elevados custos econômicos para a sociedade (Mancini e colaboradores, 2000). Pode chegar a atingir cerca de 4% dos homens e 2% das mulheres de meia-idade da população em geral (Young e colaboradores, 1993).

O gênero masculino é mais afetado em virtude das diferenças anatômicas das vias respiratórias superiores, do perfil hormonal e do maior acúmulo de gordura central (tronco e pescoço) em relação ao gênero feminino (Mancini e colaboradores, 2000).

Cerca de 70% dos indivíduos acometidos por SAOS apresentam algum grau de obesidade (Malhotra e White, 2002), o que aumenta a gravidade desse distúrbio do sono, já que o índice de apneia/hipopneia (IAH) é proporcional à medida do índice de massa corporal.

Hoje, o tratamento mais preconizado para o controle da SAOS é o uso do *continuous positive airway pressure* (CPAP) durante a noite de sono. O CPAP é um aparelho que, por meio de uma máscara similar à do analisador de gases, envia ao paciente um fluxo de ar contínuo durante a noite de sono, impedindo a redução ou o bloqueio das vias respiratórias.

O papel do exercício físico no controle da SAOS ainda não está muito claro e poucos são os estudos que avaliaram a eficácia de um programa de treinamento físico na redução dos sinais e sintomas da síndrome. Nos poucos trabalhos realizados, ocorreram melhoras significativas no IAH (índice que avalia a gravidade da SAOS), no sono, no nível de aptidão física (reduções na massa corporal total e no índice de massa corpórea e aumento da capacidade cardiorrespiratória) e no estado de humor do paciente (Netzer e colaboradores, 1997; Norman e colaboradores, 2000; Giebelhaus e colaboradores, 2000; Ackel-D'Elia, 2008). No entanto, todos os trabalhos utilizaram a associação entre o exercício físico e o tratamento com CPAP, o que torna difícil afirmar qual intervenção foi mais eficiente no controle da SAOS.

Um estudo epidemiológico que avaliou a associação entre o exercício físico e os distúrbios respiratórios do sono em adultos demonstrou que 82% da amostra apresentou algum nível de distúrbio respiratório do sono. Nesse estudo, o IAH foi correlacionado negativamente à prática do exercício físico. Assim, o IAH foi de 5,3 para os indivíduos que não praticavam exercício físico, de 3,9 para aqueles que se exercitavam de 1 a 2 horas por semana, de 3,2 para os que se exercitavam de 3 a 6 horas e 2,8 para aqueles com mais de 7 horas semanais (Peppard e Young, 2004). Assim, verificou-se que, independentemente das medidas de hábitos diários, do gênero (masculino ou feminino) e da idade (jovem ou idoso), a ausência da prática do exercício físico pode estar intimamente associada à gravidade dos distúrbios respiratórios e apenas 1 a 2 horas semanais de prática de exercício físico podem reduzir a razão de chance para SAOS em até 34% (Peppard e Young, 2004).

Outro distúrbio que vem sendo explorado pela comunidade científica é a insônia, ou seja, a dificuldade de iniciar ou manter o sono. A insônia apresenta uma característica heterogênea, que pode ocorrer isoladamente ou em associação a outro distúrbio do sono.

Os tipos de insônia geralmente são diagnosticados de acordo com os sintomas que o paciente apresenta. Portanto, se o indivíduo relata dificuldade para iniciar o sono, tem insônia inicial; se não consegue manter o sono por acordar diversas vezes durante a noite, tem insônia de manutenção; e se acorda muito cedo e não consegue dormir, apresenta insônia terminal (Pinto Júnior, 2008). Esses sintomas de insônia podem ocorrer isoladamente ou em conjunto, podendo apresentar-se de forma aguda ou crônica. No caso da insônia, em especial, a PSG não é o exame mais indicado e é realizado apenas para descartar outro distúrbio do sono existente.

Guilleminault e colaboradores (1981) avaliaram o efeito do exercício físico para a melhora da qualidade do sono de pacientes com insônia. O protocolo associou a prática de exercício físico aeróbico em intensidade moderada à terapia de higiene do sono. Depois de 4 semanas de intervenção, foi observada uma tendência não significativa de aumento no TTS e de redução na latência para o início do sono e no tempo acordado após o início do sono dos insones avaliados por diário do sono (questionário de medida subjetiva da quantidade de sono) e pela actigrafia (aparelho que mensura o nível de movimentação de uma pessoa durante o sono).

O primeiro estudo que investigou o efeito do exercício físico agudo na qualidade do sono por meio de PSG em pacientes com insônia crônica foi realizado por Passos (2008). O protocolo utilizado foi o exercício físico aeróbico na intensidade de limiar ventilatório 1 durante 50 minutos contínuos em indivíduos sedentários. Os resultados do estudo apontaram para aumentos no TTS e na eficiência de sono e na redução da latência para o início do sono. Esses resultados podem decorrer de reduções dos níveis de ansiedade desses pacientes, uma vez que já está bem estabelecido que, a curto prazo (efeito agudo), o exercício físico agudo é capaz de promovê-las (O'Connor e colaboradores, 2000; Youngstedt, 2005).

Assim, uma alternativa para o tratamento da insônia crônica primária seria o exercício físico, por apresentar um baixo custo e ser de fácil acesso.

Portanto, é possível dizer que o exercício físico em demasia, assim como um sono de má qualidade, pode prejudicar a qualidade de vida. Dessa forma, conhecer melhor o padrão de sono podem ser uma referência importante para se alcançar um melhor desempenho na realização do exercício físico.

BIBLIOGRAFIA CONSULTADA

Ackel-D'Elia C. *Efeito do exercício crônico associado ao CPAP no tratamento da síndrome da apneia obstrutiva do sono.* [Tese de Doutorado] São Paulo: Universidade Federal de São Paulo; 2008.

Alóe F, Azevedo AP de, Hasan R. Mecanismos do ciclo sono-vigília. *Rev Bras Psiquiatr.* 2005;27(Supl I):33-9.

Alóe F, Alves RC, Araújo JF, et al. Diretrizes brasileiras para o tratamento da narcolepsia. Rev Bras Psiquiatr. 2010;32:305-14.

American Academy of Sleep Medicine. Sleep-related breathing disorders in adults: recommendations for syndrome definition and measurement techniques in clinical research – AASM Task Force. *Sleep.* 1999;22(5):667-89.

American Academy of Sleep Medicine. *The international classification of sleep disorders* (diagnostic and coding manual). 2. ed. Westchester; 2005.

American Sleep Disorders Association. *The international classification of sleep disorders* (diagnostic and coding manual). Kansas: DCSC; 1991.

American Sleep Disorders Association. Recording and scoring leg movements. The Atlas Task Force. *Sleep.* 1993;16(8):749-59.

Aserinsky E, Kleitman N. Regulary occurring periods of eye motility and concomitant phenomena during sleep. *Science*. 1953;118:273-4.

Baker TL. Sleep apnea disorders. Introduction to sleep and sleep disorders. *Med Clin North Am*. 1985;69(6):1123-52.

Benedito-Silva AA, Menna-Barreto L, Marques N, Tenreiro S. A self-assessment questionnaire for the determination of morningness-eveningness types in Brazil. In: Hayes DK, Cauly JE, Reiter RJ (eds.). *Cronobiology: its role in clinical medicine. General Biology and Agriculture*; 1990. p. 89-98.

Budgett R. Overtraining syndrome. *Br J Sports Med*. 1990;24:231-6.

Buxton OM, Lee CW, L'Hermite-Baleriaux M, Turek FW, Van Cauter E. Exercise elicits phase shifts and acute alterations of melatonin that vary with circadian phase. *Am J Physiol Regul Integr Comp Physiol*. 2003;284:R714-24.

Carskadon MA, Dement WC. Normal human sleep: an overview. In: Kryger MH, Roth T, Dement WC (eds.). *Principles and practice of sleep medicine*. 4. ed. Philadelphia: Elsevier Saunders; 2005. p. 13-23.

Carskadon MA, Rechtschaffen A. Monitoring and staging human sleep. In: Kryger MH, Roth T, Dement WC, editors. *Principles and practice of sleep medicine*. 4. ed. Philadelphia: Elsevier Saunders; 2005. p. 1359-77.

Colrain IM. *The K-complex*: a 7-decade history. Sleep. 2005;28(2):255-73.

Davis FC, Frank MG, Heller HC, et al. Ontogeny of sleep and circadian rhythms. In.: Turek FW, Zee PC. *Regulation of sleep and circadian rhythms*. New York: Marcel Deckker, Inc.; 1999.

Del Giglio SB. *Estudo da ocorrência de queixas de insônia, de sonolência excessiva diurna e das relativas às parassonias na população adulta da cidade de São Paulo*. São Paulo [Tese de Doutorado.] Universidade Federal de São Paulo; 1988.

De Mello MT, Lauro FA, Silva AC, Tufik S. Incidence of periodic leg movements and of the restless legs syndrome during sleep following acute physical activity in spinal cord injury subjects. *Spinal Cord*. 1996;34: 294-6.

De Mello MT, Poyares DL, Tufik S. Treatment of periodic leg movements with a dopaminergic agonist in subjects with total spinal cord lesion. *Spinal Cord*. 1999;37:634-7.

De Mello MT, Silva AC, Esteves AM, Tufik S. Reduction of periodic leg movement in individuals with paraplegia following aerobic physical exercise. *Spinal Cord*. 2002;40(12):646-9.

De Mello MT, Silva AC, Esteves AM, Tufik S. Comparison between dopaminergic agents and physical exercise as treatment for periodic limb movements in patients with spinal cord injury. *Spinal Cord*. 2004;42(4):218-21.

De Mello MT, Fernandez AC, Tufik S. Levantamento epidemiológico da prática de atividade física na cidade de São Paulo. *Rev Bras Med Esp*. 2000:6(4);119-24.

Dement WC, Kleitman N. Cyclic variations in EEG during sleep and their relation to eye movements, body motility, and dreaming. *Electroencephalogr Clin Neurophysiol*. 1957;9;673-90.

Driver HS, Rogers GG, Mitchell D, Borrow SJ, Allen M, Luus HG, et al. Prolonged endurance exercise and sleep disruption. *Med Sci Sports Exerc*. 1994;26(7):903-7.

Driver HS, Taylor SR. Exercise and sleep. *Sleep Med Rev*. 2000;4(4):387-402.

Esteves AM, De Mello MT, Pradella, Hallinan M, Tufik S. Effect of acute and cronic physical exercise on patients with periodic leg movements. *Med Sci in Sports Exerc*. 2009 Jan; 41(1):237-42.

Ferris LT, Williams JS, Shen CL, O'Keefe KA, Hale KB. Resistance training improves sleep quality in older adults – a pilot study. *J Sports Sci Med*. 2005;4:354-60.

Giebelhaus V, Strohl KP, Lormes W, Lehmann M, Netzer N. Physical exercise as an adjunct therapy in sleep apnea-an open trial. *Sleep Breath*. 2000;4(4):173-6.

Guilleminault C, Simmons FB, Motta J, Cummiskey J, Rosekind M, Schroeder JS, et al. Obstructive sleep apnea syndrome and tracheostomy: long-term follow-up experience. *Arch Intern Med*. 1981;141(8):985-8.

Hague JFE, Gilbert SS, Burgess HJ, Ferguson SA, Dawson D. A sedentary day effects on subsequent sleep and body temperatures in trained athletes. *Physiol Behav*. 2003;78:261-7.

Halász P. K-complex, a reactive EEG graphoelement of NREM sleep: an old chap in a new garment. *Sleep Med Rev*. 2005;9(5):391-412.

He J, Kryger MH, Zorick FJ, Conway W, Roth T. *Mortality and apnea index in obstructive sleep apnea*: experience in 385 male patients. Chest. 1988;94(1):9-14.

Hobson JA. Sleep after exercise. *Science*. 1968;163:1503-8.

Horne JA, Ostberg O. A self-assessment questionnaire to determine morningness/eveningness in human circadian rhythms. *Int J Chronobiol*. 1976; 4:97-110.

Horne JA. The effects of exercise upon sleep: a critical review. *Biol Psychol*. 1981; 12 (4):241-90.

Horne JA, Moore VJ. Sleep EEG effects of exercise with and without additional body cooling. *Electroencephalogr Clin Neurophysiol*. 1985; 60(1):33-8.

King AC, Oman RF, Brassington GS, Bliwise DL, Haskell WL. Moderate-intensity exercise and self-rated quality of sleep in older adults. A randomized controlled trial. *JAMA*. 1997;277(1):32-7.

Malhotra A, White DP. *Obstructive sleep apnea*. Lancet. 2002;360(9328):237-45.

Mancini MC, Aloe F, Tavares S. Apneia do sono em obesos. *Arq Bras Endocrinol Metab*. 2000;44(1):81-90.

Martins, P. J. F.; Mello, M. T.; Tufik, S. Exercício e sono. *Revista Brasileira de Medicina do Esporte*, v.7, p. 28-36, 2001.

Montplaisir J, Goudbout R, Pelletier G, Warnes H. Restless syndrome and periodic limb movements during sleep. In: Kryger Mh, Roth T, Dement Wc (eds.). *Principles and practice of sleep medicine.* 2. ed. Philadelphia: W. B. Saunders Company; 1994.

Montgomery I, Trinder J, Paxton S, Harris D, Fraser G, Colrain I. Physical exercise and sleep: the effect of the age and sex of the subjects and type of exercise. *Acta Physiol Scand.* 1988;133 (Suppl 574):36-40.

Netzer N, Lormes W, Giebelhaus V, Halle M, Keul J, Matthys H, Lehmann M. Physical training of patients with sleep apnea. *Pneumologie.* 1997;51(Suppl 3):779-82.

Norman JF, Von Essen SG, Fuchs RH, McElligott M. Exercise training effect on obstructive apnea syndrome. *Sleep Res Online.* 2000;3 (3):121-9.

O'Connor PJ, Breus MJ, Youngstedt SD. Exercise-induced increase in core temperature does not disrupt a behavioral measure of sleep. *Physiol Behav.* 1998;64(3):213-7.

O'Connor PJ. Physical activity, anxiety and anxiety disorders. *Int J Sport Psychol.* 2000; 31:136-55.

Oda S. The effects of recreational underwater exercise in early evening on sleep for physically untrained male subjects. *Psychiatry Clin Neurosci.* 2001;55(3):179-81.

Passos GS. *Efeito do exercício físico no sono de pacientes com insônia crônica primária.* [Dissertação de Mestrado em Ciências] São Paulo: Universidade Federal de São Paulo; 2008.

Peppard PE, Young T. Exercise and sleep-disordered breathing: an association independent of body habitus. *Sleep.* 2004;27(3):480-4.

Pinto Júnior LR. Insônia. In: Tufik S (ed.). *Medicina e biologia do sono.* Barueri: Manole; 2008. p. 206-17.

Rechtschaffen A, Kales A. *A manual of standardized terminology, techniques, and scoring system for sleep stages of human subjects.* Los Angeles: Brain Information Service/Brain Research Institute/UCLA; 1968. 57 p.

Schmidt MH, Schmidt HS. Sleep-related erections: neural mechanisms and clinical significance. *Curr Neurol Neurosci Rep.* 2004;4(2):170-8.

Shapiro CM, Griesel RD, Bartel PR, Jooste PL. Sleep patterns after graded exercise. *J Appl Physiol.* 1975; 39(2):187-90.

Shapiro CM, Bortz R, Mitchell D, Bartel P, Jooste P. Slow-wave sleep: a recovery period after exercise. *Science.* 1981; 214:1253-4.

Sherrill DL, Koutchou K, Quan SF. Association of physical activity and human sleep disorders. *Arch Intern Med.* 1998; 158:1894-8.

Silva RS. Introdução ao estagiamento do sono humano. *Brazilian Journal of Epilepsy and Clinical Neurophysiology.* 1996; 2(3):187-99.

Singh NA, Clements KM, Fiatarone MA. A randomized controlled trial of the effect of exercise on sleep. *Sleep.* 1997; 20(2):95-101.

Taylor SR, Rogers GG, Driver HS. Effects of training volume on sleep, psychological, and selected physiological profiles of elite female swimmers. *Med Sci Sports Exerc.* 1997;29(5):688-93.

Torsvall L, Akerstedt T, Lindbeck G. Effects on sleep stages and power density of different degrees of exercise in fit subjects. *Electroencephalogr Clin Neurophysiol.* 1984;57:347-53.

Vellutti RA. Fisiologia do sono. In: Reimão R. *Sono:* estudos abrangentes. 2. ed. Rio de Janeiro: Atheneu; 1996.

VellutI, R. A. Fisiologia do Sono. In: Reimão, R. Sono: estudo abrangente. 2 ed., Rio de Janeiro: Atheneu, 1996.

Vuori I, Urponen H, Hasan J, Partinen M. Epidemiology of exercise effects on sleep. *Acta Physiol Scand.* 1988; 133(Suppl 574):3-7.

Webb WB. Sleep stages characteristics of long and short sleepers. *Science.* 1970;168:146-7.

Young T, Palta M, Dempsey J, Weber S, Badr S. The occurrence of sleep-disordered breathing among middle-aged adults. *N Engl J Med.* 1993;328(17):1230-5.

Youngstedt SD, O'Connor PJ, Dishman RK. The effects of acute exercise on sleep: a quantitative synthesis. *Sleep.* 1997;20(3):203-14.

Youngstedt SD. The influence of acute exercise on sleep following high caffeine intake. *Physiol Behav.* 2000;68(4):563-70.

Youngstedt SD. Effects of exercise on sleep. *Clin Sports Med.* 2005;24:355-65.

CAPÍTULO 6

Transtornos alimentares
bulimia, anorexia e vigorexia

IZAARA CARVALHO ALVARENGA
ALEXANDRE ARANTE UBILLA VIEIRA

INTRODUÇÃO

Os transtornos alimentares (TA) têm etiologia multifatorial, portanto decorrem de uma série de fatores que interagem entre si de maneira complexa e responsáveis por desencadear e, muitas vezes, perpetuar a patologia.

Podem ser descritos como distúrbios psicológicos e considerados efetivamente patologias, e apresentam relação direta com a mídia e a modernidade, cenário em que o culto ao corpo fica cada vez mais aparente e surreal.

A industrialização e suas consequências nas formas de alimentação associadas ao apoio dos meios de comunicação colaboram para o desenvolvimento e o aumento do aparecimento de tais transtornos, que, por sua vez, levam a consequências graves tanto na saúde física quanto na mental.

Aos TA estão associadas complicações clínicas relacionadas ao comprometimento do estado nutricional e às práticas compensatórias inadequadas para o controle do peso, como vômitos, uso de diuréticos e laxativos. O atraso quanto ao diagnóstico correto e início do tratamento também atua no desenvolvimento desta e de outras complicações clínicas.

Em virtude de os portadores de TA esconderem os sintomas por grandes períodos e se recusarem a realizar o tratamento, as taxas de morbidade e mortalidade relacionadas a esses casos são elevadas: somente a anorexia nervosa é responsável pela maior taxa de mortalidade entre os distúrbios psiquiátricos, representando cerca de 0,56% de mortes ao ano, ou seja, valor cerca de 12 vezes maior que a mortalidade das mulheres jovens na população em geral (Assumpção e Cabral, 2002).

Entre os transtornos alimentares mais comuns, estão a anorexia nervosa – a recusa em manter um peso corporal mínimo e a busca constante pela perda de peso, mesmo já existindo o quadro de magreza – e a bulimia nervosa – caracterizada por episódios compulsivos seguidos dos compensatórios, como comer e provocar o vômito.

Segundo a American Psychiatric Association (APA), embora tenha sido a anorexia nervosa o primeiro transtorno alimentar a ser reconhecido a partir dos relatórios de Gull e Laségue no século 19, as demais síndromes, como a bulimia nervosa, o transtorno de compulsão alimentar periódica e o transtorno alimentar sem outra especificação (TASOE), foram descritas somente cerca de um século depois.

Os estudos epidemiológicos analíticos aplicam métodos de pesquisa de área populacional a estudos sobre a etiologia dos transtornos, como aqueles sobre fatores de risco e epidemiologia genética, carga social e econômica, utilização do sistema de saúde e pesquisas sobre história natural e desfecho, bem como os de classificação (Hay, 2002).

Os dados atuais a respeito dos TA são assustadores – cada vez mais mortes acontecem, em sua maioria de adolescentes, que cultuam o corpo de forma inadequada, ação que leva a um estado de doença em que o organismo, em determinado momento, não consegue nem mesmo desempenhar suas funções básicas.

Outro transtorno relacionado ao culto ao corpo, e não menos importante, é a vigorexia, também conhecida como *over training*, que pode ser definida como transtorno dismórfico corporal no qual há uma dependência do exercício físico. Nesse transtorno, o indivíduo realiza, de forma contínua e exaustiva, exercícios físicos a ponto de exigir constantemente respostas de seu próprio corpo, sem a preocupação com eventuais consequências e contraindicações.

A abordagem multiprofissional diante dessas patologias é essencial para o sucesso dos tratamentos, visto que são quadros relacionados não só ao medo de ganhar peso em forma de gordura, mas também ao estado mental e psíquico de cada indivíduo portador. Como esse tema vem sendo, na atualidade, foco de muitas abordagens e gerador de inúmeras dúvidas, aqui buscar-se-á discuti-lo para seu correto conhecimento.

CAUSAS

Uma das causas principais do desenvolvimento dos TA é a insatisfação quanto à imagem corporal – o olhar-se no espelho e reproduzir internamente de maneira emocionalmente inadequada uma imagem oposta ao que se vê. Em outras palavras, distorcer a realidade, ter um corpo com peso na faixa normal, mas em mente que está muito acima do peso ou, no caso da vigorexia, estar com o corpo musculoso e, ainda assim, se considerar fraco e magro.

A imagem corporal propriamente dita é a figura que se tem do próprio corpo e os sentimentos em relação ao seu tamanho, formas e partes constituintes (Slade, 1988).

É na puberdade que ocorrem as maiores mudanças corporais; no sexo feminino, por exemplo, há um maior acúmulo de gordura corporal, o que pode causar o desenvolvimento da insatisfação com a imagem corporal. Associados a essa realidade estão a mídia, os amigos, os pais e a sociedade como um todo, que cada vez mais impõem um padrão de beleza essencialmente magro.

De acordo com Cooper (1995), classicamente os fatores predisponentes dos TA distinguem-se em precipitantes e mantenedores.

Os fatores precipitantes são aqueles que aumentam a chance de aparecimento dos TA e seus respectivos sintomas, mas não tornam a patologia inevitável, ao passo que os mantenedores são os que determinam se o transtorno será ou não perpetuado.

Os fatores de risco para desenvolvimento dos TA do ponto de vista psiquiátrico são as próprias patologias psiquiátricas, o histórico de TA na família, abusos sexuais ou físicos e adversidades na infância. Como fatores mais específicos, estão os traços de personalidade, o risco para desenvolvimento da obesidade e a realização de uma dieta calórica restritiva. Portanto, os fatores predisponentes para TA podem ser classificados em três grupos (Quadro 6.1): individual; familiar/hereditário; e sociocultural.

Quanto às características individuais de personalidade, é possível citar, para a anorexia nervosa, traços como obsessividade, perfeccionismo, passividade e introversão, e, para a bulimia nervosa, sociabilidade, comportamentos de risco e impulsividade.

Na origem do transtorno alimentar, de cunho psiquiátrico e dos riscos a ele associados, estão a depressão, que está diretamente relacionada à bulimia; e a dependência química e a ansiedade que, por sua vez, se relacionam com a anorexia.

É interessante citar que crianças obesas que apresentam episódios de compulsão alimentar têm maiores índices de ansiedade e depressão quando comparadas àquelas obesas sem perda de controle alimentar (Morgan, 2002).

Com a obesidade, também ocorrem as brincadeiras relacionadas ao peso e, consequentemente, o aumento da pressão social para emagrecer, surgindo, a partir daí inúmeros efeitos relacionados à baixa autoestima.

Spoont (1992) lembra como possíveis causas dos TA, não menos relevantes que as anteriores citadas, as alterações em vias noradrenérgicas e da serotonina, que podem exercer seu papel predisponente por meio de ações, a princípio, no humor, no controle do impulso, na obsessividade e na regulação de fome e saciedade. Contudo, não existe consenso sobre as alterações encontradas nos valores de noradrenalina e seus metabólitos, por exemplo, na anorexia, indicarem aumento ou diminuição da atividade da noradrenalina nessa doença. A mesma indefinição existe para a serotonina e seus metabólitos (Gross, 1979; van Binsbergen, 1991).

Os fatores socioculturais também merecem menção: há um valor de "beleza ideal" disseminado, do qual as mulheres são as principais partes integrantes, já que são incentivadas a se importar mais com sua aparência em comparação aos homens e, em sua maioria, buscam a magreza, o que dá início, assim, à formação de uma psicopatologia.

Quadro 6.1 Fatores predisponentes para os transtornos alimentares

Individuais	Traços de personalidade	Baixa autoestima
		Traços obsessivos e perfeccionistas (AN)
		Impulsividade e instabilidade afetiva (BN)
	Histórico de transtornos psiquiátricos	Depressão
		Transtornos da ansiedade (AN)
		Dependência de substâncias (BN)
	Tendência à obesidade	
	Alterações da neurotransmissão	Vias noradrenérgicas
		Vias serotoninérgicas
	Eventos adversos	Abuso sexual
Familiares	Agregação familiar	
	Hereditariedade	
	Padrões de interação familiar	Rigidez, intrusividade e evitação de conflitos (AN)
		Desorganização
	Socioculturais	Ideal cultural de magreza

Fonte: Adaptado de Morgan e colaboradores, 2002.

Em algumas culturas, como é o caso da ocidental, o corpo magro remete às ideias de competência, sucesso e autocontrole, sendo também uma forma de atração sexual.

Ainda nesse âmbito, encontram-se as dietas alimentares muito restritivas – amplamente difundidas em todos os meios de comunicação – e as cirurgias plásticas que modificam o corpo, fatores que ajudam a disseminar a ideia de que ser magro deve ser o desejo de todas as pessoas por ser este o ideal de beleza a ser alcançado.

Contudo, o "querer" ser magro para muitos é inversamente proporcional a sua característica biológica para sê-lo.

O contexto sociocultural e a maneira como as ideias que ajuda a difundir impacta em cada indivíduo fazem parte da gênese dos TA.

Uma vez que o padrão de beleza é coordenado pela mídia e pela sociedade, que idolatram corpos magros, cada vez mais pessoas, sobretudo mulheres, buscam a dita perfeição.

O papel da família, principalmente dos pais, na formação da opinião das crianças/adolescentes é de extrema importância, abordando em suas conversas temas como aparência, peso e forma corporal. Pais que já foram (ou são) portadores de TA, ou que vivenciaram como é ser obeso, problematizam nos filhos, por exemplo, suas próprias patologias emocionais. Já pacientes com TA são filhas de mães que tendem a ser mais críticas e preocupadas em relação ao peso daquelas, incentivando-as a fazer dieta mais do que as mães de filhas sem os transtornos.

Merecem atenção aqueles indivíduos que apresentam predisposição para o desenvolvimento dos transtornos e que iniciam um plano alimentar rigoroso, podendo estar a um passo de adquirir a patologia. A restrição alimentar, em algumas pessoas, aumenta a ideia de distorção da imagem que, com o aumento do medo de engordar e a vontade de emagrecer, pode provocar até mesmo um quadro de desnutrição.

Em relação aos fatores estressores, ou seja, aqueles responsáveis por, de certa forma, desorganiza-ra vida ou que representam ameaça à integridade física, é possível destacar doenças, gravidez, abuso sexual e físico. Eles representam papel desencadeador do transtorno por reforçar sentimentos de insegurança e inadequação. Assim, pacientes com anorexia nervosa tendem a ter uma atitude de evitação diante de uma crise, enquanto aqueles com bulimia nervosa apresentam mais ruminações cognitivas (Morgan e colaboradores, 2002).

Muitas vezes, os fatores que mantêm o problema alimentar – denominados mantenedores (Quadro 6.2) – são diferentes daqueles que foram responsáveis por seu desenvolvimento inicial. Sabe-se que a privação alimentar leva a alterações físicas e psicológicas, sendo muitas características dos pacientes com transtorno alimentar resultados, e não a causa, do ciclo vicioso desencadeado pela desnutrição. A restrição alimentar atua no desencadeamento de episódios de compulsão alimentar e, ainda, de pensamentos obsessivos sobre comida, que reforçam a necessidade inicial de controle do que se come.

Quadro 6.2 Fatores mantenedores do problema alimentar

Fisiológicos	Privação alimentar favorece episódios de compulsão alimentar.
	Episódios de compulsão alimentar interferem no metabolismo da glicose e insulina.
Psicológicos	Privação alimentar desencadeia pensamentos obsessivos sobre comida e maior necessidade de controle.
Culturais	Magreza vista como símbolo de sucesso.

Fonte: Adaptado de Morgan e colaboradores, 2002.

No caso da vigorexia, podem ser citadas as seguintes causas: a pressão da sociedade (hoje, consumista e competitiva), em que a imagem vale mais que qualquer outra coisa; a insegurança social advinda de determinados complexos; a influência dos modelos culturais; e a baixa autoestima. Esses comportamentos são produtos da busca obsessiva pelo corpo perfeito, forte e musculoso e da perda da noção da própria imagem. Também há, em grande número, alimentação exagerada em proteínas acompanhada de suplementos vitamínicos e de esteroides.

PRINCIPAIS CARACTERÍSTICAS

Vigorexia
Breve histórico

A denominação síndrome de Adônis faz referência ao mito grego de grande beleza física. É um transtorno dismórfico muscular que, associado a um quadro psicologicamente patológico, pode ser um problema de autoimagem distorcida. A síndrome é também conhecida como vigorexia, assim denominada pelo psiquiatra norte-americano Harrison G. Pope, da Faculdade de Medicina de Harvard (Massachusetts, Estados Unidos). Seus estudos foram publicados na revista *Psychosomatic Medicine* com a observação de que cerca de 1 milhão de norte-americanos entre os 9 milhões de adeptos à musculação possam ter essa patologia emocional. Tanto a anorexia quanto a vigorexia foram consideradas por Pope doenças ligadas à perda de controle de impulsos narcisistas.

Características

A vigorexia (Figura 6.1) nasce em meio a uma sociedade competitiva, em que a imagem corporal torna-se mais importante que a própria saúde, e é tida como uma das mais recentes patologias emocionais estimulada pela cultura em si. Mais comum no sexo masculino, de forma geral, caracteriza-se por uma preocupação excessiva em ter o corpo "malhado" a qualquer custo. Os portadores desse transtorno, em sua maioria, são musculosos e passam horas na academia malhando, mas, ainda assim, consideram-se fracos e franzinos.

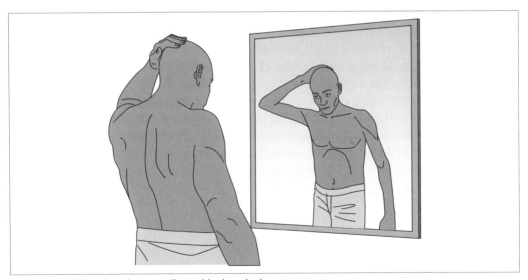

Figura 6.1 Vigorexia: a imagem distorcida do próprio corpo.

Fonte: Adaptada de Google.com.

As características desse transtorno são permeadas por consequência sérias e de âmbito social, como insônia, falta de apetite, irritabilidade, desinteresse sexual, cansaço constante, agressividade, dificuldades de concentração, problemas ósseos e articulares, falta de agilidade, aumento da probabilidade de doenças cardiovasculares, lesões hepáticas, de disfunções sexuais e cancro da próstata (decorrente do elevado consumo de esteroides anabolizantes) e possível abandono das atividades sociais.

Anorexia nervosa
Breve histórico

Em 1986, Jürgen Habermas descreveu um caso pioneiro altamente sugestivo de anorexia nervosa em uma serva que viveu no ano de 895. A jovem Friderada, depois de se recuperar de uma doença não reconhecível, passou a apresentar um apetite voraz e descontrolado.

Para tentar diminuí-lo, buscou refúgio em um convento e, nele, com o tempo, foi restringindo sua dieta até passar a efetuar longos jejuns. Embora inicialmente ainda conseguisse manter suas obrigações conventuais, rapidamente seu quadro foi se deteriorando até a sua morte, por desnutrição.

No século XIII, encontram-se em grande profusão descrições de mulheres que se auto impunham jejum como uma forma de se aproximar espiritualmente de Deus; eram as chamadas "santas anoréxicas". O quadro era acompanhado de perfeccionismo, auto insuficiência, rigidez no comportamento, insatisfação consigo própria e distorções cognitivas, tal qual as anoréxicas hoje.

Um dos casos mais conhecidos do transtorno é o de Catarina Benincasa, mais tarde Santa Catarina de Siena, que, aos 16 anos, recusou o plano de casamento imposto por seus pais, jurando manter-se virgem e entrando para o convento. Alimentava-se de pão e alguns vegetais, autoflagelava-se e, eventualmente, provocava vômitos com ingestão de plantas.

No ano de 1694, Richard Morton, autor do primeiro relato médico de anorexia nervosa, descreveu o tratamento de uma jovem mulher com recusa em alimentar-se e ausência de ciclos menstruais, que rejeitou qualquer ajuda oferecida e morreu de inanição. O autor mostrou-se profundamente intrigado pela indiferença que a paciente demonstrava em relação ao seu estado crítico e pela preservação de suas faculdades mentais básicas.

Características

A anorexia nervosa, por sua vez, caracteriza-se pela condição de jejum voluntário e emagrecimento, manifestada por corpo caquético e pré-pubescente, cianose nas extremidades, pele seca e amarelada, bradicardia, complicações cardiovasculares e no trato gastrintestinal, osteopenia e alterações no crescimento e desenvolvimento.

A anorexia nervosa (Figura 6.2), por ser um TA, pode também ser descrita como uma preocupação excessiva em relação à forma e ao peso corporal, o que leva, principalmente os adolescentes, a adotar comportamentos inadequados dirigidos à perda de peso, como consequência do desenvolvimento de inanição auto imposta.

Diagnóstico

Alguns critérios são estabelecidos para o diagnóstico da doença anorexia: recusa em manter o peso corporal nos limites aceitáveis, sendo o peso corporal em 85% ou menos do valor considerado normal; medo exagerado de tornar-se obeso, mesmo já sendo muito magro; subjetividade nos padrões de comparação para situar seu peso corporal; e, ainda, no caso das mulheres, amenorreia, a ausência de no mínimo três ciclos menstruais sucessivos. No Quadro 6.3, são apresentados os critérios diagnósticos para anorexia nervosa segundo o *Diagnosticand Statistical Manual of Mental Disorders* (IV) e a Classificação Internacional de Doenças.

EXERCÍCIOS FÍSICOS E SEUS BENEFÍCIOS NO TRATAMENTO DAS DOENÇAS

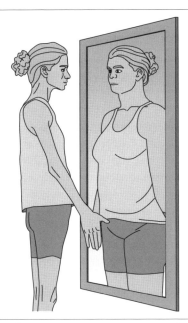

Figura 6.2 Anorexia: o transtorno alimentar e seus comportamentos inadequados.

Fonte: Adaptada de Google.com.

Quadro 6.3 Critérios diagnósticos para anorexia nervosa segundo o DSM-IV e a CID-10

DSM-IV	CID-10
1. Recusa em manter o peso dentro ou acima do mínimo normal adequado à idade e à altura; por exemplo, perda de peso, levando à manutenção do peso corporal abaixo de 85% do esperado, ou fracasso em ter o peso esperado durante o período de crescimento, levando a um peso corporal menor que 85% do esperado. 2. Medo intenso do ganho de peso ou de se tornar gordo, mesmo com peso inferior ao ideal. 3. Perturbação no modo de vivenciar o peso, tamanho ou forma corporais; excessiva influência do peso ou forma corporais na maneira de se autoavaliar; negação da gravidade do baixo peso. 4. No que diz respeito especificamente às mulheres, a ausência de pelo menos três ciclos menstruais consecutivos, quando o é esperado ocorrer o contrário (amenorreia primária ou secundária). Considera-se que uma mulher tem amenorreia se os seus períodos menstruais ocorrem somente após o uso de hormônios; por exemplo, estrógeno administrado. - Tipos: – **Restritivo:** não há episódio de comer compulsivamente ou prática purgativa (vômito autoinduzido, uso de laxantes, diuréticos, enemas) – **Purgativo:** existe episódio de comer compulsivamente e/ou purgação.	a. Há perda de peso ou, em crianças, falta de ganho de peso, e peso corporal é mantido em pelo menos 15% abaixo do esperado. b. A perda de peso é autoinduzida pela evitação de "alimentos que engordam". c. Há uma distorção na imagem corporal de uma psicopatologia específica de um pavor de engordar. d. Um transtorno endócrino generalizado envolvendo o eixo hipotalâmico-hipofisário-gonadal é manifestado, em mulheres, como amenorreia, e, em homens, como perda de interesse e potência sexuais (uma exceção aparente é a persistência de sangramentos vaginais em mulheres anoréxicas que estão recebendo terapia de reposição hormonal, mais comumente por meio de pílula contraceptiva). - **Comentários:** Se o início é pré-puberal, a sequência de eventos da puberdade é demorada ou mesmo detida (o crescimento cessa; nas garotas, as mamas não se desenvolvem e há uma amenorreia primária; nos garotos, os genitais permanecem juvenis). Com a recuperação, a puberdade é com frequência completada normalmente, porém a menarca é tardia; os seguintes aspectos corroboram o diagnóstico, mas não são elementos essenciais: vômitos autoinduzidos, purgação autoinduzida, exercícios excessivos e uso de anorexígenos e/ou diuréticos.

Fonte: Adaptado de Cordás, 2004.

Bulimia

Breve histórico

O termo *boulimos* já era usado séculos antes de Cristo. Hipócrates o empregava para designar uma fome doentia, diferente da fome fisiológica. Em 1743, James usa a expressão *trueboulimus* para descrever os episódios de grande ingestão e preocupação intensa com os alimentos, seguidos de desmaios e uma variante chamada *caninusappetites*, com vômitos depois desses episódios.

A descrição de bulimia nervosa, tal como é conhecida hoje, nasce com Gerald Russell (1979) em Londres, a partir da descrição de pacientes com peso normal, pavor de engordar, que tinham episódios bulímicos e vômitos autoinduzidos. Como alguns desses pacientes haviam apresentado anorexia nervosa no passado, considerou-se, em um primeiro momento, que a bulimia seria uma sequela daquela, o que foi contestado tempos depois.

Características

A bulimia nervosa (Figura 6.3) pode ser caracterizada por episódios recorrentes de excessivo consumo de alimentos seguidos por uma ou mais atitudes compensatórias de prevenção do ganho de peso, como vômitos autoinduzidos, jejum, uso de laxantes, diuréticos e inibidores de apetite, dietas, abuso de cafeína e/ou excesso de exercícios físicos. Em sua maioria, portadores de bulimia apresentam peso adequado ou pouco acima do normal. Ainda, pode-se dizer que esse transtorno ocorre por meio da grande ingestão de alimentos de uma maneira muito rápida e com a sensação de perda de controle, ao que se denomina episódios bulímicos.

A compulsão alimentar própria desse transtorno é procedida de sentimentos como angústia, sensação de falta de controle e ausência de comportamentos regulares (ou seja, recomendados pelos médicos) voltados para a eliminação do excesso alimentar. Alguns estudos epidemiológicos apontam que a bulimia nervosa ocorre em cerca de 1% das mulheres jovens ocidentais. A maioria dos pacientes com o transtorno é obesa. Sua incidência população, em geral, é em torno de 2%.

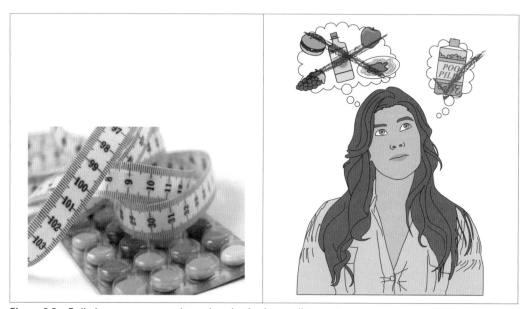

Figura 6.3 Bulimia: pouco peso e abuso de substâncias medicamentosas.

Fonte: Adaptada de Google.com.

Diagnóstico

Quando se fala de bulimia, são constituintes do critério diagnóstico: recorrentes episódios compulsivos, ou seja, a ingestão de uma quantidade de alimento extremamente maior do que seria aceitável, com sensação de perda do controle; recorrentes atitudes compensatórias para prevenir o ganho de peso, como vômitos, uso de laxantes, diuréticos, exercícios excessivos ou jejum; ocorrência de episódios compulsivos pelo menos duas vezes por semana, durante 3 meses; e, ainda, critérios fisiológicos, como calo na mão, esofagite, queda dos dentes e acidose metabólica por excesso de laxantes. No Quadro 6.4, são apresentados os critérios diagnósticos para bulimia nervosa segundo o Diagnostic and Statistical Manual of Mental Disorders (IV) e a Classificação Internacional de Doenças.

COMPLICAÇÕES CLÍNICAS

Com o objetivo de simplificar o entendimento, as complicações clínicas resultadas da anorexia e da bulimia nervosas serão descritas no Quadro 6.5.

Quadro 6.4   Critérios diagnósticos para bulimia nervosa segundo o DSM-IV e a CID-10

DSM-IV	CID-10
1. Episódios recorrentes de consumo alimentar compulsivo – episódios bulímicos – com as seguintes características: a. Ingestão em pequeno intervalo de tempo (isto é, aproximadamente em 2 horas) uma quantidade de comida claramente maior do que a maioria das pessoas comeria no mesmo tempo e nas mesmas circunstâncias. b. Sensação de perda de controle sobre o comportamento alimentar durante os episódios (isto é, a sensação de não conseguir parar de comer ou controlar o quê e quanto come).	1. O paciente sucumbe a episódios de hiperfagia, nos quais grandes quantidades de alimento são consumidas em curtos períodos de tempo (pelo menos duas vezes por semana durante um período de 3 meses).
2. Comportamentos compensatórios inapropriados para prevenir ganho de peso, como vômito autoinduzido, abuso de laxantes, diuréticos ou outras drogas, dieta restrita ou jejum ou, ainda, exercícios vigorosos.	2. Preocupação persistente com o comer e um forte desejo ou um sentimento de compulsão a comer.
3. Os episódios bulímicos e os comportamentos compensatórios ocorrem, em média, duas vezes por semana, por pelo menos 3 meses.	3. O paciente tenta neutralizar os efeitos "de engordar" dos alimentos por meio de um ou mais do que segue: vômitos autoinduzidos, purgação autoinduzida, períodos de alternação de inanição, uso de drogas como anorexígenos, preparados tireoidianos ou diuréticos. Quando a bulimia ocorre em pacientes diabéticos, eles podem negligenciar seu tratamento insulínico.
4. A autoavaliação é indevidamente influenciada pela forma e pelo peso corporais. O distúrbio não ocorre exclusivamente durante episódios de anorexia nervosa. Tipos: a. **Purgativo:** autoindução de vômitos, uso indevido de laxantes e diuréticos, enemas. b. **Sem purgação:** sem práticas purgativas, prática de exercícios excessivos ou jejuns.	4. Há uma autopercepção de estar muito gordo, com pavor intenso de engordar e com uso de exercícios excessivos ou jejuns.

Fonte: Adaptado de Cordás, 2004.

CAPÍTULO 6 | **TRANSTORNOS ALIMENTARES** 63

Quadro 6.5 Complicações clínicas na anorexia nervosa e na bulimia nervosa

METABÓLICAS E HIDRELETROLÍTICAS

- Hipocalemia, hiponatremia, hipernatremia, hipomanesemia, hiperfosfatemia
- Hipoglicemia, hipercolesterolemia
- Alcalose metabólica, acidose metabólica

NEUROLÓGICAS

- Alargamentos dos sulcos cerebrais
- Dilatação dos ventrículos
- Atrofia cerebral (reversível)

OFTALMOLÓGICAS

- Catarata
- Atrofia do nervo óptico
- Degeneração da retina
- Diminuição da acuidade visual

ENDÓCRINAS

- Síndrome do eutireoidiano doente
- Pseudocushing
- Amenorreia, oligomenorreia
- Diminuição da libido
- Infertilidade
- Atraso ou retardo do desenvolvimento puberal
- Osteopenia ou osteoporose

GASTROINTESTINAIS

- Esofagite, hematêmese (síndrome de Mallory-Weiss)
- Retardo do esvaziamento gástrico, redução da motilidade intestinal
- Constipação
- Prolapso retal
- Dilatação gástrica
- Alteração da função hepática
- Hiperamilasemia
- Hipertrofia das glândulas parótidas e submandibulares

RENAIS

- Cálculo renal
- Azotemia pré-renal
- Insuficiência renal

BUCOMAXILARES E FÂNEROS

- Cáries dentárias
- Queilose
- Ressecamento cutâneo, pele fria e pálida
- Hipercarotenemia
- Calosidade nos dedos ou no dorso das mãos (sinal de Russel)
- Acrocianose

PULMONARES

- Taquipneia, bradipneia
- Edema pulmonar
- Pneumomediastino

HEMATOLÓGICAS

- Anemia, leucopenia, trombocitopenia, neutropenia

Fonte: Adaptado de Assumpção e Cabral, 2002.

TRATAMENTO

Anorexia e bulimia nervosas
Tratamento nutricional

Divide-se em duas etapas: educacional e experimental. Deve-se conduzir uma detalhada anamnese acerca dos hábitos alimentares do paciente e histórico da doença. É importante avaliar medidas de peso e altura, restrições alimentares, crenças nutricionais e a relação do paciente com os alimentos. A educação nutricional abrange conceitos de alimentação saudável, tipos, funções e fontes dos nutrientes, recomendações nutricionais, consequências da restrição alimentar e das purgações. Na fase experimental, trabalha-se mais intensamente a relação que o paciente tem com os alimentos e o seu corpo, ajudando-o a identificar os significados que o corpo e a alimentação representam (ADA, 1994).

Um dos princípios do tratamento nutricional dos transtornos alimentares é o uso do diário alimentar, sendo um instrumento de automonitoração, no qual o paciente registra quais alimentos foram consumidos e a quantidade, os horários e locais das refeições, a ocorrência de compulsões e purgações, sua companhia durante as refeições, os sentimentos associados e uma "nota" para o quanto de fome estava sentindo antes de se alimentar e o quanto de saciedade ele obteve com aquela ingestão. Esse registro faz o paciente adquirir maior consciência sobre diversos aspectos da sua doença e constantemente exercer disciplina e controle (Story, 1986).

No caso específico da anorexia, a atenção volta-se para a realimentação, que deve ser realizada, nos casos mais graves, de maneira cautelosa e gradual ao considerar as alterações fisiológicas e psicológicas causadas durante a patologia; dessa maneira, progressivamente, o alimento será bem digerido e desejado (Quadro 6.6).

A orientação nutricional para bulimia deve favorecer o controle na quantidade de alimento consumido em cada refeição (Quadro 6.7).

Tratamento farmacológico

Conforme Cordás (2004), nenhum psicofármaco foi claramente mais eficaz do que o placebo em melhorar os sintomas exclusivos da anorexia nervosa. Ainda segundo o mesmo autor, no artigo em destaque, estudos com sulpirida, carbonato de lítio, pimozida, tetra-hidrocanabinol, clonidina e cisaprida não apresentaram resultados favoráveis.

Quadro 6.6 Aconselhamento nutricional indicado para portadores de anorexia

PREFERIR	EVITAR
Alimentos liquefeitos enriquecidos, evoluindo para preparações pastosas, e assim por diante.	Preparações gordurosas: feijoada, lasanha e estrogonofe.
Alimentos frios e/ou gelados.	Frituras em geral e salgadinhos.
Cereais integrais e leguminosas.	Tortas salgadas e salgados em geral.
Doces, bolos e sorvetes.	Doces em excesso.
Verduras cozidas e fracionadas.	Refeições servidas em pratos pequenos.
Refeições fracionadas com volume reduzido, com intervalos de 2 a 3 horas.	Refeições com temperatura extremamente elevada.
Refeições servidas em pratos grandes observando o colorido das preparações, a textura, a variação do cardápio, o local da alimentação e uso de condimentos.	Alimentos que causem desconforto, como dor ou distensão abdominal.

Fonte: Adaptado de Leão, 2008.

Quadro 6.7 Aconselhamento nutricional indicado para portadores de bulimia

PREFERIR	EVITAR
Calorias para manutenção do peso, evitando sensação de fome.	Excesso de fibras, como farelos – trigo, arroz, aveia – adicionados às refeições que já apresentam esse nutriente.
Cumprir na refeição ao menos 50% de carboidratos, considerando que quantidades inferiores favorecem a compulsão.	Longos períodos entre refeições.
Proteínas entre 15 e 20% para garantir a saciedade entre as refeições.	Bebidas que provocam a desidratação, como refrigerante à base de cola, guaraná líquido ou em pó, café, mate ou chá preto.
Lipídeos entre 25 e 30% para fornecer vitaminas lipossolúveis, ácidos graxos essenciais e colaborar com a saciedade.	Excesso de laxativos e diuréticos.
Fracionar o plano alimentar em 3 grandes refeições – desjejum, almoço e jantar – e em 2 pequenas refeições – colação e lanche.	Excesso de doces e também de gorduras em geral.
Realizar refeições em pratos pequenos.	
Incentivar a ingestão de 8 a 10 copos de água/dia, alternando com sucos naturais de frutas e até mesmo água de coco.	
Pela tendência à constipação, optar por alimentos laxativos.	
Pela preferência por doces, preferir os de frutas.	

Fonte: Adaptado de Leão, 2007.

O uso de amitriptilina e de ciproeptadina favoreceu o ganho de peso para pacientes com anorexia nervosa, enquanto a ação da fluoxetina mostrou resultados contraditórios. Um estudo controlado comparou o uso de placebo e fluoxetina (doses entre 20 e 60 mg/dia) em 35 pacientes com anorexia nervosa durante 1 ano.

Os resultados apontaram ganho de peso e melhora na psicopatologia da patologia, no humor disfórico e nos pensamentos obsessivos somente para pacientes que utilizaram fluoxetina, sugerindo o uso da droga na prevenção de recaídas. O uso da olanzapina, ainda incipiente, tem apresentado melhora na ansiedade, na recusa alimentar e no ganho de peso em estudos abertos.

Quando se trata da bulimia nervosa, o uso de antidepressivos, principalmente os tricíclicos e os inibidores seletivos de recaptura da serotonina (ISRS), tem auxiliado no tratamento, com redução da frequência de episódios bulímicos e vômitos, além de atuar em sintomas ansiosos e depressivos, quando presentes.

Os inibidores da monoaminoxidase (IMAO) também são úteis, porém o risco de ingestão de algum alimento desaconselhado, paralelamente ao seu uso, durante um possível episódio faz a cautela anteceder sua indicação.

Em uma metanálise com 16 estudos controlados e um total de 1.300 pacientes com bulimia nervosa, observaram maior remissão dos episódios bulímicos em pacientes medicados com antidepressivos do que com placebo (19,2% contra 8%). Em ambos os grupos, porém, as taxas de abandono foram consideradas altas (34,6% para o grupo que usou antidepressivo e 31,4% para o placebo), sem diferenças estatisticamente significativas entre eles.

Vigorexia

Para a vigorexia, não existe consenso tampouco estabelecimento de um tratamento; muitas vezes, o que se vê é a utilização dos critérios terapêuticos adotados nos demais transtornos abordados, como anorexia e bulimia nervosa. No entanto, portadores de vigorexia dificilmente procuram tratamento e ajuda, seja por medo de perder a massa muscular já adquirida como pela negação em suspender o uso dos esteroides anabolizantes.

No tratamento psicológico desses pacientes, incluem-se a identificação de padrões distorcidos de percepção da imagem corporal e de aspectos positivos da aparência física, com a abordagem e o encorajamento para tomar atitudes mais sadias e enfrentar a aversão de expor o corpo. Contudo, na maioria das vezes, o resultado esperado a partir desse tratamento não acontece, visto que o vigoréxico desenvolve um grande bloqueio e, assim, não aceita a opinião do profissional que o está tratando. Contribui para essa negativa a ideia cada vez mais disseminada, pela mídia, pelo meio esportivo e pela sociedade em geral, de que corpos perfeitos são sinônimos de beleza e sucesso, o leva homens e mulheres a desenvolver transtornos alimentares e mentais – ou seja, ao extremo para alcançar tais resultados.

Percepção familiar

Vêm ganhando campo nos estudos atuais as análises a respeito da família no cenário de problemas médicos, inclusive os TA.

Para Eisler e colaboradores (2000), a família faz parte de um sistema de saúde para os pacientes ao fornecer um modelo explicativo de saúde-doença. É um conjunto de valores, crenças, conhecimentos e práticas que as ações da família geram na promoção da saúde de seus membros na prevenção e no tratamento de suas doenças.

Esse sistema inclui, ainda, um modelo de cuidado no qual a família supervisiona o estado de saúde dos seus membros, toma decisões sobre caminhos que deve seguir, acompanha e avalia constantemente a saúde e a doença de seus integrantes.

De acordo com a Organização Mundial da Saúde (2006), as famílias estão sendo cada vez mais solicitadas pelos sistemas de saúde a desempenharem o papel de prestadora de cuidados.

PROGRAMA DE EXERCÍCIOS E TRANSTORNOS ALIMENTARES

No caso dos TA, o exercício físico, a despeito de contribuir para o tratamento, pode ser um fator importante para o seu diagnóstico, sobretudo na vigorexia. Parece não existir consenso sobre qual seria o melhor instrumento para mensurar o nível de atividade física em pacientes com TA. Contudo, na Tabela 6.1, são descritos os estudos que tiveram como objetivo mensurar a atividade física, o número da amostra, o tipo de transtorno alimentar, a média e o desvio-padrão da idade e do índice de massa corporal (IMC) e o instrumento utilizado para essa avaliação.

Levando-se em consideração a perturbação alimentar, vê-se que 70% das pessoas utilizam o exercício físico, com ou sem padrão excessivo, para perder peso, não havendo diferenças significativas entre aqueles que sofrem de bulimia, anorexia ou vigorexia.

A utilização da atividade física como método de controle de peso pode tornar esses indivíduos mais "adaptados" aos padrões, fazendo-os abandonar ou reduzir outros métodos mais agressivos, como a indução do vômito.

No caso de pacientes com diagnóstico de TA, poucos estudos foram realizados para verificar os benefícios da atividade física durante o tratamento.

No entanto, de acordo com o Colégio Americano de Medicina do Esporte, é recomendada a prática regular de uma atividade física estruturada para garantir uma vida saudável.

Haskell e colaboradores (2007) explicam que o indivíduo sem contraindicação médica para a prática de atividades físicas deve combinar exercícios de intensidade moderada (todos os dias da semana por pelo menos 30 minutos por dia) e vigorosa (por no mínimo 20 minutos por dia em 3 vezes na semana).

Tabela 6.1 Características da amostra e instrumentos utilizados pelos principais estudos que avaliaram a prática de exercícios físicos e a relação com transtornos alimentares

ESTUDO	N.	PACIENTES	GÊNERO	IDADE (ANOS)	IMC (KG/M²)	INSTRUMENTO PARA MENSURAR A ATIVIDADE FÍSICA
Hubbar e colaboradores	49	Sem diagnóstico	Feminino	19,6 ± 2,6	22,0 ± 2,2	OEQ – *The ObligatoryExerciseQuestionnaire* *ExerciseDemographicsQuestionnaire*(feito para o estudo)
Pinkston e colaboradores	11	AN	Feminino	20,0 ± 1,6	19,0 ± 1,2	CES – *CommitmentExerciseScale* PAR – *Seven-day Physical Activity Recall*
Rodgers e colaboradores	243	Sem diagnóstico	Masculino e feminino	30,0 ± 11,5	Não apresenta	EIQ – *Exercise Imagery Questionnaire* OEQ – *The Obligatory Exercise Questionnaire*
Smith e colaboradores	94	Sem diagnóstico	Feminino	36,6 ± 12,0	23,8 ± 2,7	OEQ – *The Obligatory Exercise Questionnaire* EIQ – *ExerciseInvolvementQuestionnaire* (elaborado pelos autores) MOCI – *MaudsleyObsessive-CompulsiveInventory*
Assunção e colaboradores	47	AN e BN	Feminino	24,3 ± 5,3	21,5 ± 4,1	CES – *CommitmentExerciseScale*
Hausenblas e Dows	266	Sem diagnóstico	Masculino e feminino	21,7 ± 2,8	–	EDS – *Exercise Dependence Scale* LTEQ – *Leisure-Time Exercise Questionnaire* *Self-efficacy Questionnaire* EDQ – *The Exercise Dependence Questionnaire*
Peñas-Lledó e colaboradores	124	AN e BN	Feminino	20,2 ± 5,0	19,2 ± 1,9	Autorrelato (prática de AF por pelo menos 5 vezes na semana, por pelo menos 1 hora ininterrupta, com o objetivo de gastar calorias, era considerada exercício excessivo)
Mond e colaboradores	169	Sem diagnóstico	Feminino	33,4 ± 9,1	24,3 ± 4,9	Autorrelato da frequência e da duração da prática de AF das últimas 4 semanas (considerando exercício de qualquer tipo realizado pelo menos 1 vez por semana) CES – *CommitmentExerciseScale* REI – *Reasons for Exercising Inventory*
Adkins e Keel	265	Sem diagnóstico	Masculino e feminino	19,7 ± 1,5	22,7 ± 3,0	EDI – *Eating Disorder Inventory* OEQ – *The Obligatory Exercise Questionnaire*
Mond e colaboradores	3.472	Sem diagnóstico	Feminino	29,9 ± 7,2	24,2	Autorrelato da frequência e da duração da prática de AF das últimas 4 semanas (considerando exercício de qualquer tipo realizado pelo menos 1 vez por semana) CES – *CommitmentExerciseScale* Autorrelato sobre a motivação para o exercício
Davis e Kaptein	50	AN	Feminino	25,4 ± 9,1	14,3 ± 1,8	*Face-to-face protocol* *MaudsleyObsessive-CompulsiveInventory* (MOCI)
Klein e colaboradores	36	AN	Feminino	26,3 ± 5,9	15,8 ± 1,8	Autorrelato do histórico da prática de AF dos últimos três meses CES – *CommitmentExerciseScale* Uso do acelerômetro durante 48 horas consecutivas

N: número de amostras avaliadas; IMC: índice de massa corpórea; AN: anorexia nervosa; BN: bulimia nervosa; AF: atividade física.

Fonte: Adaptada de Teixeira e colaboradores, 2009.

Um estilo de vida saudável, o que incluiu a prática regular de exercícios físicos, pode proporcionar a qualquer pessoa benefícios fisiológicos, psicológicos e sociais, como também ajudar na prevenção de doenças cardiovasculares, hipertensão, diabetes do tipo 2, osteoporose, obesidade e depressão.

Exercícios resistidos, conhecidos como exercícios de força, são os mais escolhidos, uma vez que integram reabilitação física e geram benefícios fisiológicos e psicológicos. Poehlman e colaboradores (2002) relatam que o treinamento resistido, quando comparado ao exercício aeróbico, apresenta gasto energético moderado, ao mesmo tempo em que contribui para o aumento da força muscular e, consequentemente, o da massa magra, além de auxiliar na preservação da perda de massa óssea, o que ajuda na prevenção de doenças como osteoporose.

No entanto, a decisão a respeito do melhor tipo de exercício físico a ser praticado dependerá do tipo de patologia. Por exemplo, o exercício aeróbico não é a melhor opção em alguns casos, pois, apesar de provocar alto gasto energético e ajudar na redução da gordura corporal, não traz tantos benefícios ao sistema muscular e à massa óssea quanto os exercícios de força.

CONSIDERAÇÕES FINAIS

Uma vez que os TA e as distorções da imagem corporal constituem um problema grave de aspectos multifatoriais, a atenção de cada indivíduo deve estar voltada para a qualidade de vida e a manutenção da saúde. O papel da família, nesse sentido, é de suma importância, principalmente nos casos que envolvem adolescentes.

Que cada pessoa consiga entender que a saúde é mais importante que a pura aparência, e que seja feliz como é.

Para que os tratamentos sejam bem-sucedidos, é necessário primeiro que o portador da patologia perceba e tome consciência do problema que está vivenciando, e, assim, peça ajuda.

A escolha de estilo de vida advinda de hábitos alimentares saudáveis associada à prática de atividade física não dá espaço a pensamentos negativos, muito menos a patologias de fundo emocional.

BIBLIOGRAFIA CONSULTADA

American Dietetic Association (ADA). Position of the American Dietetic Association: nutritional intervention in the treatment of anorexia nervosa, bulimia nervosa and binge eating. *J Am Diet Assoc.* 1994;94: 902-7.

American Psychiatric Association (APA). *Diagnostic and statistical manual of mental disorders.* 4. ed. Washington (DC): American Psychiatric Association; 1994.

Assumpção CL, Cabral MD. Complicações clínicas da anorexia nervosa e bulimia nervosa. *Rev Bras Psiquiatr.* 2002;24(Supl III):29-33.

Cooper Z. The development and maintenance of eating disorders. In: Brownell KD, Fairburn CG (eds.). *Eating disorders and obesity:* a comprehensive handbook. New York: The Guilford Press; 1995. p. 199-206.

Cordás TA. Claudino, A. de M. Transtornos alimentares: fundamentos históricos. *Rev Bras Psiquiatr.* 2002;24 (Supl III):3-6

Cordás TA. Transtornos alimentares: classificação e diagnóstico. *Rev Psiq Clin.* 2004;31(4):154-7.

Eisler I, Dare C, Hodes M, Russell G, Dodge E, Le Grange D. Family therapy for adolescent anorexia nervosa: the results of a controlled comparison of two family interventions. *J Child Psychol Psychiatry.* 2000;41(6): 727-36.

Espíndola CR, Blay SL. Bulimia e transtorno da compulsão alimentar periódica: revisão sistemática e metassíntese. *Rev Psiquiatr-RS.* 2006 set/dez;28(3):265-75.

Espíndola CR, Blay SL. Percepção de familiares sobre a anorexia e bulimia: revisão sistemática. *Rev Saúde Pública.* 2009;43(4):707-16.

Gross HA, et al. Catecholamine metabolism in primary anorexia nervosa. *J Clin Endocrinol Metab.* 1979;49(6): 805-9.

Kruse MHL, Niemeyer F. Constituindo sujeitos anoréxicos: discursos da *Revista Capricho. Texto Contexto Enferm.* Florianópolis 2008 Jul-Set;17(3):457-65.

Latterza AR, Dunker KLL, Scagliusi FB,Kemen E. Tratamento nutricional dos transtornos alimentares. *Rev Psiq Clin.* 2004;31(4):173-176.

Leão LSC de S, Gomes M do CR. *Manual de nutrição clínica:* para atendimento ambulatorial do adulto. 8. ed. Petrópolis: Vozes; 2008.

Martins CR, Pelegrini A, Metheus SC, Petroski EL. Insatisfação com a imagem corporal e relação com estado nutricional, adiposidade corporal e sintomas de anorexia e bulimia em adolescentes. *Rev Psiquiatr-RS.* 2010;32(1):19-23.

Morgan CM, Vecchiatti IR, Negrão AB. Etiologia dos transtornos alimentares: aspectos biológicos, psicológicos e socioculturais. *Rev Bras Psiquiatr.* 2002;24(Supl III):18-23.

Morgan CM, Yanovski SZ, Nguyen TT, Mcduffie J, Sebring NG, Jorge MR, et al. Loss of control over eating, adiposity, and psychopathology in overweight children. *Int J Eat Disord.* 2002;31(4):430-41.

Organização Mundial da Saúde. *Prevenção do suicídio:* um recurso para conselheiros. Genebra; 2006.

Poehlman ET, Denino WF, Beckett T, Kinaman KA, Dionne IJ, Dvorak R, et al. Effects of endurance and resistance training on total daily energy expenditure in young women: a controlled randomized trial. *J Clin Endocrinol Metab.* 2002.

Russell GFM. Bulimia nervosa: an ominous variant of anorexia nervosa. *Psychol Med.* 1979;9:429-48.

Salzano FT, Cordás TA. Tratamento farmacológico de transtornos alimentares. *Rev. Psiq. Clin.* 2004;31(4):188-194.

Slade PD. Body Image in anorexia nervosa. *Br J Psychiatry Suppl.* 1988;(2):20-2.

Spoont MR. Modulatory role of serotonin in neural information processing: implications for human psychopathology. *Psychol Bull.* 1992;112(2):330-50.

Story M. Nutrition management and dietary treatment of bulimia. *J Am Diet Assoc.* 1986;86:517-9.

Teixeira PC, Costa RF, Matsudo SMM, Cordás TA. A prática de exercícios físicos em pacientes com transtornos alimentares. *Rev Psiq Clín.* 2009;36(4):145-52.

Tirapegui J. *Nutrição:* fundamentos e aspectos atuais. 2. ed. Rio de Janeiro: Atheneu; 2006.

Van Binsbergen CJ, Odink J, van der Beek EJ, Westenberg HM, Bennink HJ. Biogenic amines in anorexia nervosa: circadian rhythm in urinary excretion and influence of posture and physical task load on plasma catecholamines. *Psychosom Med.* 1991;53(4):440-52.

CAPÍTULO 7

Obesidade

IZAARA CARVALHO ALVARENGA
ALEXANDRE ARANTE UBILLA VIEIRA

INTRODUÇÃO

Como uma epidemia assustadora, a obesidade assola muitas vidas, independentemente de sexo, etnia, idade, cultura e mesmo condição financeira, e tem crescente incidência mundial. Até mesmo a desnutrição, outro problema de saúde pública, preocupante há anos, vem cedendo lugar à obesidade que, por sua vez, invade de maneira ofensiva a vida de toda a população.

A obesidade não deve ser vista, em princípio, como um problema de saúde que remete a mudanças na autoestima e na estrutura corporal, mas sim, primordialmente, trabalhada e evitada tendo em vista que traz consigo os mais diversificados problemas de saúde associados, ou seja, um problema que dá início a inúmeros outros.

A longevidade, por exemplo, muito buscada atualmente por indivíduos que se sentem em condições de ter uma vida longa e saudável, é um dos lados mais afetados pela repressão da obesidade, bem como outros fatores – ou seja, com essa condição clínica, outras comorbidades atuam "sem dó nem piedade".

Outra grave consequência derivada dessa situação está nos altos gastos com os tratamentos médicos, com algumas estimativas apontando para gastos diretos de 2 a 7% do valor total destinado à saúde somente com a obesidade em diversos países. Outro grande custo, resultado desse cenário, a também ser pago pelo próprio portador da doença, refere-se a aspectos sociais, pois indivíduos obesos e com as possíveis comorbidades associadas apresentam redução efetiva na sua produtividade de trabalho, e, em sua maioria, tornam-se sedentários, o que dá origem a muitos prejuízos – financeiros, sociais e psicológicos.

Não é correto deixar de citar os casos, mesmo que em minoria, dos indivíduos obesos que têm uma vida ativa e uma alimentação saudável, e não fazem da patologia uma barreira em busca de saúde. Em muitos deles, estão envolvidos problemas endócrinos, genéticos e metabólicos.

A obesidade foi vista de diversas formas no decorrer da história. De acordo com algumas civilizações da Antiguidade, aquele com maior peso era considerado uma pessoa de sucesso; em outras, como no Japão medieval, estar acima do peso era sinal de deslize moral; enquanto, na Europa, a obesidade era considerada e fundamentada, pela Igreja Católica, no pecado conhecido até hoje como gula.

Dessa forma, a obesidade carrega consigo um grande estigma adotado pela sociedade e, na atualidade, a tendência ao preconceito contra ela é mais forte, com exceção de alguns países, em que a imagem de indivíduos obesos ainda remete à saúde, ao domínio sobre os demais e a sinal de fertilidade.

Sabendo-se dos perigos gerados pela obesidade, deve-se conhecê-la melhor, bem como suas causas e características, o que será discutido a seguir.

CAUSAS

Para abordar as causas da obesidade, é importante salientar as modificações que a relação com os alimentos sofreu ao longo dos anos, tanto em sua quantidade como na qualidade.

Em tempos passados, o acesso aos alimentos não era fácil como hoje, bem como as pessoas não eram tão sedentárias. Atualmente, vive-se em um mundo globalizado e cheio de facilidades, *fast-foods* por todos os lados, alimentos industrializados e ricos em novos ingredientes não benéficos à saúde e, é possível dizer, acessíveis a todas as classes sociais.

Na maioria dos casos, o acúmulo excessivo de gordura corporal é desencadeado por fatores socioambientais. Visto que a principal descrição e definição de ganho de peso correspondem ao balanço energético positivo, ou seja, a ingestão de calorias em quantidade maior do que aquelas gastas, dois fatores o influenciam: as mudanças no consumo alimentar, com o aumento do fornecimento de energia pela dieta, e a redução da atividade física, configurando o que poderia ser denominado estilo de vida ocidental contemporâneo – fica claro, a partir daí o papel dos aspectos socioculturais nessa situação clínica.

A obesidade é uma condição complexa de dimensões sociais, biológicas e psicossociais consideráveis, que pode afetar qualquer indivíduo.

Questão ambiental

Ao se tratar do ambiente no contexto da obesidade, este pode receber a denominação obesogênico, pois seduz e induz, por meios diversificados, a adoção de comportamentos não saudáveis. Portanto, a obesidade ocorre nos indivíduos como reflexos da interação entre fatores ambientais e a predisposição genética.

A teoria de que o estilo de vida e os hábitos alimentares são os principais motivadores da prevalência da obesidade em diferentes grupos populacionais é reforçada com base nas poucas evidências deque algumas populações são mais suscetíveis à obesidade.

Swinburge colaboradores, em 1999, definiram o ambiente obesogênico como "*an environment which is defined here as the sum of influences that the surroundings, opportunities, or conditions of life have on promoting obesity in individuals or populations*"*. Em outras palavras, este ambiente diz respeito à influência que oportunidades e condições ambientais têm nas escolhas, por parte dos indivíduos, de

---

* Tradução livre: "definido como a soma de influências que o ambiente, as oportunidades e as condições de vida têm na promoção da obesidade em indivíduos ou nas populações".

hábitos de vida que promovam o desenvolvimento da obesidade. Ainda, segundo os mesmos autores, o que se oporia a tal ambiente é o ambiente leptogênico, responsável por promover escolhas saudáveis de estilo de vida, no que diz respeito à alimentação e também às práticas de atividades físicas.

De maneira direta ou indireta, o ambiente pode facilitar ou dificultar a adoção de práticas de vida que favoreçam a instalação ou a manutenção da obesidade. O fenômeno da globalização e seu cenário socioeconômico também apresentam papel importante na tomada de decisão nos quesitos alimentação e atividades físicas e de lazer.

Famosos hábitos alimentares

A má alimentação é uma das causas da obesidade, talvez a mais discutida. Contudo, ela o é de maneira errônea, pois não pode atuar como protagonista, e sim como coadjuvante nesse processo: o ato de comer, de se alimentar, é maior do que se pensa; nele, refletem-se o estado emocional e o efeito da gula. Além disso, o ganho de peso é influenciado de forma significativa, entre outros, pelos sistemas hormonal e metabólico.

Para começar, de fato, a abordar a relação entre obesidade e alimentação, não é correto nem viável deixar de lado a ilustríssima pirâmide alimentar, que desde sempre auxilia no bom entendimento do assunto. A princípio, a pirâmide retratava os alimentos como: aqueles cuja ingestão poderia e deveria ser maior se encaixavam na base larga da pirâmide; além disso, suas divisões e seus respectivos tamanhos mostravam as possíveis quantidades a serem ingeridas de determinados alimentos – ingestão grande ou pequena, da base ao topo, respectivamente. Hoje, essa famosa figura "pirâmide" sofreu algumas transformações, quando passou a ficar mais bem discriminados os alimentos mais (complexos vitamínicos) ou menos saudáveis (álcool). A pirâmides pode ser visualizada a seguir (Figura 7.1).

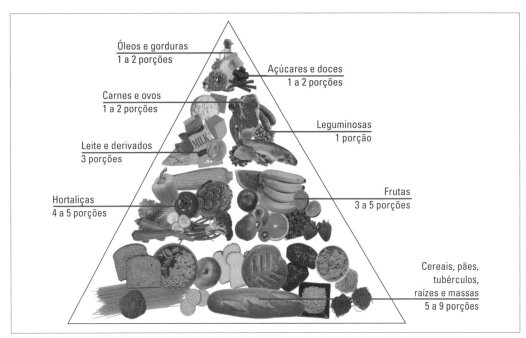

Figura 7.1 Pirâmide alimentar e os micros e macronutrientes.

Fonte: Adaptada de dicasdenutrição.com.

Uma vez que os hábitos alimentares integram a cultura e a história das sociedades, têm, por esse motivo, a condição de serem construídos por meio da disponibilidade local, da busca e da aquisição em quantidade e qualidade dos alimentos.

A alimentação pode ser descrita, de forma conceitual, como a ingestão de alimentos visando a suprir as necessidades individuais de energia para o bom funcionamento metabólico corporal. Contudo, pode ser considerada meio de prazer, fazendo parte de momentos de união familiar, conversas e reuniões – ou seja, o alimento retrata, e muito, o ser humano.

Assim, as escolhas relacionadas à alimentação devem ser realizadas de modo a nutrir tanto o corpo como os desejos dos indivíduos, mas de forma saudável, com os objetivos de saciar a fome, nutrir o corpo e atuar nas demandas energéticas, metabólicas e funcionais; em resumo, precisa manter o indivíduo sadio.

Quando o assunto é obesidade, subentende-se, de maneira simplificada, que seu portador ingeriu mais calorias do que gastou; contudo, esse indivíduo pode ter desenvolvido um grave sedentarismo e até mesmo ser portador de patologias relacionadas a ganho de peso.

Pode-se ainda abordar aqui a questão do aumento dos *fast-foods*, que também contribui para a elevação da obesidade. Na Figura 7.2, é possível observar a tendência de crescimento no número de restaurantes McDonald's, um dos mais conhecidos no cenário dos *fast-foods*, desde sua instalação no Brasil.

Em outras palavras, a produção de alimentos industrializados se dá concomitantemente à elevação das taxas de patologias – a oferta, no caso do *fast-food* mostrado na Figura 7.2, supera até mesmo a procura. Portanto, é possível dizer que uma alimentação desequilibrada e rica em alimentos pouco ou nada saudáveis é um risco alto para o ganho de peso, mas também para o desenvolvimento de diversas patologias.

Como mencionado, de forma genérica, a obesidade deriva de um aporte calórico excessivo e crônico de substratos comestíveis presentes nos alimentos e bebidas em relação ao gasto energético, o que dá origem à denominação "balanço energético negativo". São muitos os fatores que podem causá-la, como os hábitos alimentares e o estilo de vida, os fatores sociológicos e os desequilíbrios metabólicos, decorrentes de fatores genéticos, endócrinos e/ou fármacos.

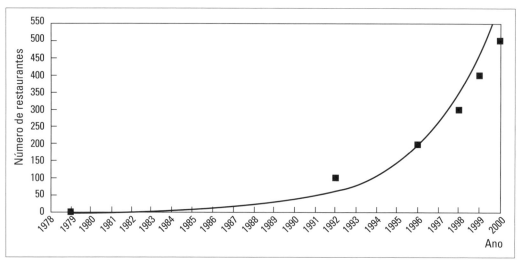

Figura 7.2 Tendência do crescimento no número de restaurantes McDonald's desde sua instalação no país.
Fonte: Mendonça CP, Anjos LA, 2004.

Anteriormente, relatou-se a respeito dos hábitos alimentares e do ambiente e como ambos incidem no desenvolvimento da obesidade. Contudo, como a questão metabólica é relevante e de extrema importância para um melhor entendimento do assunto, ela será abordada a seguir.

Fator metabólico

Muitos são os estudos que abordam o tema da participação do componente genético na incidência da obesidade. Estima-se que entre 40 e 70% da variação no fenótipo associado à obesidade tem caráter hereditário, e a influência genética manifesta-se na alteração de apetite ou no gasto energético. As pesquisas nesse campo se utilizam de diferentes métodos: modelos animais e extrapolação a regiões homólogas do genoma humano; associação e ligamento de genes de transmissão mendeliana com manifestações de obesidade; além da análise inespecífica de genoma de indivíduos obesos em relação a controles.

Estudos mais recentes abordam o hormônio leptina, secretado principalmente pelas células do tecido adiposo, com ação em uma gama de tecidos, inclusive no hipotálamo. Sua concentração é regulada conforme a quantidade de gordura armazenada nos adipócitos; portanto, quanto maior o grau de obesidade, maior será a concentração desse hormônio na circulação.

Além disso, a leptina é considerada um hormônio metabólico e neuroendócrino, que desempenha uma série de efeitos sistêmicos, como controle da massa corporal, reprodução, angiogênese, imunidade, estrutura óssea e função cardiovascular.

A leptina é um componente integral do complexo sistema fisiológico que regula o armazenamento, o equilíbrio e o uso de energia pelo organismo. Além desse papel, atua sinalizando e modulando o estado nutricional do organismo para outros sistemas fisiológicos. Outro papel da leptina que vai além da sua atividade na regulação do peso corporal é a possibilidade de representar o sinal bioquímico que informa o cérebro que as reservas energéticas são suficientes para sustentar o início da puberdade e a reprodução. Os afeitos da leptina sobre o apetite e o gasto energético sugerem que exista um defeito na atividade do hormônio em pacientes obesos.

A quantidade de leptina é controlada por diversas substâncias, como insulina, glicocorticoides e as citocinas pró-inflamatórias; os estados infecciosos e as endotoxinas também podem elevar a concentração plasmática do hormônio.

A exposição ao frio, as catecolaminas redutoras da síntese de leptina e as situações de estresse impostas ao corpo, como jejum prolongado e exercícios físicos intensos, provocam a diminuição dos níveis do hormônio, comprovando, dessa maneira, a atuação do sistema nervoso central na inibição da liberação de leptina pelos adipócitos.

Entretanto, a concentração sérica de leptina não depende somente do tamanho do tecido adiposo, uma vez que a redução de 10% do peso corporal provoca diminuição de cerca de 50% de leptina plasmática, sugerindo que outros fatores, além da adiposidade tecidual, estão envolvidos na regulação de sua produção. No Quadro 7.1, são apresentados fatores orgânicos e ambientais que influenciam os níveis de leptina.

Indivíduos obesos apresentam elevados índices plasmáticos de leptina, cerca de cinco vezes mais quando comparados aos eutróficos (que apresentam desenvolvimento normal), e as mulheres apresentam maior quantidade do que os homens. Tais contrastes indicam que os mecanismos que controlam o metabolismo e o peso corporal em humanos são muito complexos, por isso mais investigações devem ser feitas.

A hiperleptinemia, encontrada em pessoas obesas, é atribuída a alterações no receptor de leptina ou a uma deficiência em seu sistema de transporte na barreira hematocefálica, fenômeno denominado "resistência à leptina" semelhante ao que ocorre no diabetes melito.

Quadro 7.1 Influência de fatores orgânicos e ambientais nos níveis de leptina

SITUAÇÕES	NÍVEIS DE LEPTINA
Ganho de peso	Aumentados
Insulina	Aumentados
Glicorticosteroides	Aumentados
Infecções agudas	Aumentados
Citoquinas inflamatórias	Aumentados
Perda de peso	Diminuídos
Jejum	Diminuídos
Estimulação adrenérgica	Diminuídos
Hormônio do crescimento (GH)	Diminuídos
Hormônios tireoidianos	Diminuídos
Melatonina	Diminuídos
Fumo	Diminuídos

Fonte: Adaptado de Friedmann JM e Halaas JL, 1998.

Na Figura 7.3, é exibido um esquema da gênese da obesidade em humanos relacionada à leptina.

Compreender as variações metabólicas e o modo como atuam será sempre benéfico para alcançar a saúde plena e combater disfunções orgânicas.

As alterações endócrinas devem ser consideradas na obesidade, visto que se relacionam aos excessos ou à escassez de hormônios endócrinos – representando 4 a 5% das enfermidades nos órgãos citados a seguir:

- **Glândula suprarrenal:** localizada acima do rim, tem como função estimular a conversão de proteínas e gorduras em glicose e, ao mesmo tempo, diminuir a captação de glicose pelas células, aumentando a utilização de gorduras. Atua também na síntese e na liberação de hormônios corticosteroides e catecolaminas, como o cortisol e a adrenalina. Seu mau funcionamento pode causar o hipercortisolismo e, por consequência, acúmulo de gordura (principalmente, na região abdominal), cansaço, fraqueza, nervosismo e insônia.
- **Pâncreas:** glândula do aparelho digestivo, localizada na parte superior do abdome e atrás do estômago. É responsável pela produção de enzimas, que atuam na digestão dos alimentos, e da insulina, hormônio responsável pela diminuição do nível de glicose no sangue. Funcionando mal, pode causar a hiperinsulinemia – excesso de insulina na circulação –, o que faz aumentar a conversão da glicose em gordura e respectiva obesidade.

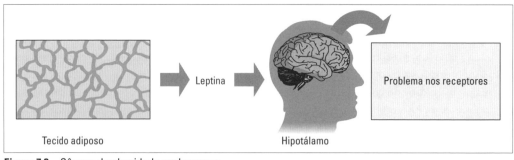

Figura 7.3 Gênese da obesidade em humanos.

Fonte: Adaptada de Friedmann JM e Halaas JL, 1998.

- **Tireoide:** glândula localizada na parte anterior do pescoço, produz os hormônios T3 (ti-iodo-tironina) e T4 (tiroxina), que atuam em todo o organismo, regulando o crescimento, a digestão e o metabolismo. Seu funcionamento desregulado pode gerar o hipotireoidismo, que causa queda na produção dos hormônios T3 e T4, com possibilidade de ocorrência de fadiga, aumento de peso, colesterol, ressecamento de pele e depressão.

Fármacos

É comum que indivíduos eutróficos, quando começam a fazer uso de alguns tipos de medicamentos, ganhem peso. Entre os vários fármacos responsáveis por isso, estão os corticosteroides, os antidepressivos e também a maioria dos outros medicamentos utilizados no tratamento de distúrbios psiquiátricos.

Pode-se dizer que esse ganho de peso via medicamentosa se deve à retenção de líquidos e também ao desequilíbrio metabólico.

Um dos fármacos mais comentados é o corticosteroide, que estimula o aumento do tecido adiposo e a redução da massa muscular, contudo são necessários estudos a respeito.

Alguns medicamentos administrados com o objetivo de controlar os sintomas da menopausa também favorecem o ganho de peso. A substância tibolona, por exemplo, aumenta a retenção de líquido e o apetite. As pílulas anticoncepcionais, por sua vez, favorecem a retenção de líquido.

Os antidepressivos, como demonstrado por inúmeros estudos a respeito de sua evolução no cenário medicamentoso, agem diretamente no aumento do apetite do paciente. O ganho de peso pode ser controlado com uma dieta regrada e exercícios físicos regulares. Contudo, é preciso ter em mente que, ainda que atuem na redução do apetite e da compulsão, os efeitos colaterais dos antidepressivos, assim como de outros medicamentos, variam de indivíduo para indivíduo.

Os antipsicóticos (principalmente aqueles usados no tratamento da esquizofrenia), os antiepiléticos e a cinarizina (indicada para casos de labirintite) também podem aumentar o apetite.

PRINCIPAIS CARACTERÍSTICAS

Para entender melhor a obesidade, é preciso diferenciar os termos "sobrepeso" e "obesidade". Ambos podem ser considerados sinônimos, sendo o primeiro definido como um aumento exclusivo de peso e o segundo, o aumento da adiposidade corpórea. Tem-se, então, a obesidade como um excesso de gordura corporal acumulada no tecido adiposo, com implicações na saúde, ou seja, uma enfermidade crônica que compromete a saúde.

O índice de massa corporal (IMC) é um dos métodos mais antigos e utilizados para detectar se o indivíduo está em seu peso ideal, acima dele ou com baixo peso.

O IMC é obtido por meio da divisão do peso, em quilogramas (kg), pela estatura, em metros (m) elevados ao quadrado. Na Figura 7.4, estão a fórmula para seu cálculo e sua classificação.

É importante citar que o IMC deve ser utilizado, mas com cautela: um fisiculturista, por exemplo, pode apresentar IMC acima de 30 e índice de gordura muito baixo, ou seja, não significa que é obeso, e sim que tem alto índice de massa magra. O ideal é uma avaliação completa do paciente, com aferições de gordura, entre outros métodos.

O percentual de gordura corporal do paciente pode ser aferido por meio da medida das pregas cutâneas, muito prática e útil, mas cuja validade depende da precisão da técnica de aferição. É tida como um parâmetro de pouca especificidade quando aplicada a indivíduos obesos, visto que o adipômetro (usado para essa mensuração) não mede além de 50 mm, não devendo, assim, ser o único método utilizado nesses indivíduos.

IMC	CLASSIFICAÇÕES
Menor do que 18,5	Abaixo do peso normal
18,5 a 24,9	Peso normal
25,0 a 29,9	Excesso de peso
30,0 a 34,9	Obesidade classe I
35,0 a 39,9	Obesidade classe II
Maior ou igual a 40,0	Obesidade classe III

$$IMC = \frac{Peso\ (kg)}{Altura^2\ (m^2)}$$

Figura 7.4 Classificação de peso segundo a Organização Mundial da Saúde a partir do IMC.

Além do excesso de gordura corpórea, deve-se considerar sua distribuição por área corporal, que pode ser dividida em três. O excesso de gordura localizado na região abdominal, mais conhecido como obesidade central, androide ou tipo maçã, é motivo de preocupação, pois representa um fator de risco para desenvolvimento de doenças cardíacas, diabetes e hipertensão. Se a gordura estiver concentrada nos quadris e nas coxas, o que remete à figura de uma pera, situação também conhecida como obesidade ginoide, perder peso ainda é necessário, pois essa condição aumenta os problemas articulares, as varizes e a celulite.

A obesidade androide é mais comum nos homens, enquanto a ginoide tem maior prevalência nas mulheres. Ambos os tipos podem ser visualizados na Figura 7.5.

O índice cintura/quadril é mais um dos parâmetros utilizados para avaliar se os valores de ambas as circunferências se encontram dentro dos limites aceitáveis – com uma fita métrica, medem-se a cintura (circunferência que passa sobre o umbigo) e a circunferência do quadril; depois, divide-se o valor de uma pelo outro. Na Tabela 7.1, é apresentada a predição do risco de complicações metabólicas a partir da medida da circunferência abdominal

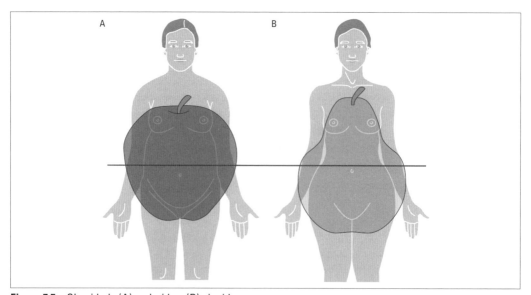

Figura 7.5 Obesidade (A) androide e (B) ginoide.

Tabela 7.1 Predição do risco de complicações metabólicas a partir da medida da circunferência abdominal

SEXO	RELAÇÃO IDEAL	RISCO AUMENTADO	RISCO AUMENTADO SUBSTANCIALMENTE
♀	< 80 cm	≥ 80 cm	≥ 88 cm
♂	< 94 cm	≥ 94 cm	≥ 102 cm

A partir dos dados apresentados, fica mais claro que a patologia da obesidade não deve ser analisada somente pelo ponto de vista estético, pois muitas são as comorbidades que resultam e estão associadas a ela, como as doenças cardiovasculares, as dislipidemias, o diabetes, a hipertensão arterial, a síndrome metabólica, o infarto, o aumento nos níveis de cortisol, o câncer e a apneia do sono.

TRATAMENTO NUTRICIONAL

A questão da nutrição está diretamente relacionada aos tópicos mencionados anteriormente. Uma vez que a alimentação é essencial para a vida de todos os indivíduos, como fonte de energia ou de prazer, independentemente da história de cada um, ela deve ser harmoniosa.

A chamada atenção nutricional envolve a avaliação do estado nutricional com o primeiro propósito de determinar o diagnóstico e as necessidades nutricionais, o que levará ao desenvolvimento de um plano alimentar com ação dietoterápica, ou seja, objetivando o restabelecimento tanto da perda de peso quanto da saúde como um todo, o que engloba também a educação nutricional e as sucessivas avaliações de eficiência e a intervenção de um profissional.

Muitos são os fatores que colaboram para o desenvolvimento da obesidade no plano da alimentação, como o elevado consumo de doces, refrigerantes, alimentos industrializados, sal, açúcar, gorduras, entre outros, em associação ao decréscimo no consumo dos alimentos ditos saudáveis, como frutas, verduras, alimentos integrais, pró e pré-bióticos.

Os indivíduos acima do peso e os designados obesos devem primeiro compreender que necessitam de auxílio e apoio de profissionais especializados nessa área, o que somente acontece quando esses pacientes se interessam em ingressar no processo de restabelecimento da saúde e, em consequência, da perda de peso.

Nesse sentido, são dicas práticas que auxiliam a alcançar esses objetivos:

- Programas de modificações do comportamento alimentar.
- Mudança na escolha e na compra dos alimentos.
- Escolha de local e horário adequados para o momento da refeição.
- Redução da velocidade de ingestão e aumento na quantidade de mastigações.
- Programação adequada da alimentação em ocasiões especiais e datas festivas.
- Escolha de um prato de tamanho menor.

Essas modificações são ainda mais efetivas quando associadas a planos alimentares hipocalóricos e programas de atividade física.

Deve-se ter atenção às dietas milagrosas e extremamente restritas, pois seus resultados são exitosos a curto prazo, mas, a longo prazo, podem ser desastrosos.

O tratamento nutricional e as mudanças nos hábitos alimentares concomitantemente à prática de atividade física devem fazer parte do primeiro passo do indivíduo obeso rumo a uma vida mais saudável.

Contudo, em determinados casos, a partir disso, não se consegue atingir as metas, momento em que os medicamentos entram em cena. A partir daí o resultado dependerá da forma como o metabolismo de cada indivíduo reagirá a tais medicamentos. Em último caso, é indicada a cirurgia bariátrica, que será tratada a seguir.

CIRURGIAS BARIÁTRICAS

Procedimento que vem ganhando campo nos últimos tempos e tema de vários debates e questionamentos, a cirurgia bariátrica pode ser definida como um método que tem por objetivo proporcionar e manter uma perda importante de peso, ou seja, vislumbra a cura da obesidade mórbida e de suas consequências. Normalmente, os pacientes submetidos à cirurgia bariátrica já passaram por vários tipos de dieta ou por outros meios que objetivam a perda de peso.

Contudo, quando se alcançam índices de peso que definem obesidade mórbida, com ou sem comorbidades, a indicação cirúrgica torna-se incontestável para minimizar os riscos de mortalidade precoce.

Quanto ao diagnóstico, utiliza-se o IMC para avaliar a estratificação da composição corporal, além do percentual de gordura corporal – um forte indicativo para tal cirurgia.

Como em qualquer tipo de procedimento cirúrgico, há riscos provenientes dessa cirurgia e é fundamental buscar tratamento e acompanhamento de uma equipe multiprofissional que dê segurança e demonstre confiança.

Como a reeducação alimentar é fator imprescindível para a perda de peso, bem como para a manutenção dessa perda, é possível dizer que, independentemente da causa ou do tipo de obesidade, ela deve começar a ser incorporada no período pré-operatório: por meio de alterações simples e práticas, o paciente gradativamente conscientiza-se e prepara-se para as mudanças que seus hábitos alimentares sofrerão depois da cirurgia.

Os objetivos principais desse processo são treinar o paciente a comer devagar, mastigando bem os alimentos, com "garfadas" pequenas e espaçadas e estar motivado a uma escolha dos alimentos com qualidade. Isso facilitará o pós-operatório, evitando desconfortos e favorecendo a perda de peso saudável, principalmente de massa corporal adiposa.

Em todos os tipos de cirurgias bariátricas, o indivíduo deve reaprender a comer e, para ter os resultados esperados, ingerir menos calorias do que gasta.

A seguir, são apresentadas diferentes técnicas de cirurgias bariátricas.

Bypass gástrico

Feito por via laparoscópica, nessa prática introduzem-se pinças especiais no abdome por pequenas incisões ou por meio de incisão abdominal sob anestesia. É realizado um corte em uma pequena parte do estômago, a mais alta, na qual se cria uma pequena bolsa – o novo estômago, que ficará, assim, com tamanho (volume) de aproximadamente 50 mL.

Posteriormente, é feito um desvio de cerca de 2 m de intestino delgado que é ligado ao novo estômago, fazendo, assim, uma "passagem direta" dos alimentos para o meio do intestino. Dessa forma, passa-se a comer menos (em quantidade), mas obriga-se a um comportamento alimentar de mastigar bem o alimento, comer lentamente e ingerir pequenas porções de cada vez, apresentando assim um melhor resultado de perda de peso. É a cirurgia bariátrica mais realizada (70% dos casos). Esse procedimento leva à saciedade precoce e diminui a fome, por meio da ação restritiva leve e hormonal; contudo, esta é reversível e, como consequência, gera má absorção dos alimentos e uma diminuição na absorção de ferro, cálcio e algumas vitaminas.

Balão intragástrico

Para a realização desse procedimento, leva-se em consideração se o paciente é participativo no tocante à reeducação alimentar, física e psicológica. Pode ser descrito como um método endoscópico no qual uma bexiga de silicone é introduzida no estômago por endoscopia. Introduz-se essa bexiga murcha e, dentro do estômago, injetam-se de 400 a 700 mL de soro azul, enchendo a bexiga, que assumirá, então, o aspecto de uma bola pequena, causando saciedade e redução da ingesta alimentar e, por consequência, o emagrecimento.

Cirurgia de Fobi-Capella

Técnica que pode ser restritiva, disabsortiva ou mista, sendo a última a predominante, é a operação mais utilizada para a obesidade mórbida. A cirurgia de Fobi-Capella resulta em excelente e prolongada perda de peso, com baixos índices de complicações e raros distúrbios metabólicos graves no pós-operatório.

A desvantagem dessa técnica é o reduzido volume da bolsa gástrica, que impede a ingestão de grandes volumes de alimento, obrigando o paciente a uma mudança de hábito alimentar muito drástica. Além disso, a ingestão de alimentos muito adocicados pode provocar a chamada síndrome de Dumping, caracterizada por suores frios, palpitação, palidez e sensação de desmaios.

Banda gástrica ajustável

cirurgia minimamente invasiva, feita por videolaparoscopia: é colocada uma prótese de silicone na entrada do estômago conectada a um portal implantado abaixo da pele do abdome.

A banda, ao ser insuflada com soro fisiológico, exercerá uma constrição externa no estômago restringindo o seu enchimento e gerando uma saciedade precoce e prolongada no paciente. É uma cirurgia restritiva e que impede a ingestão de grandes volumes de alimento. Tecnicamente simples, menos agressiva, não modifica a anatomia gastrointestinal nem a fisiologia da digestão. Além disso, há menos possibilidades de complicações graves quando de sua realização.

PROGRAMA DE EXERCÍCIOS E OBESIDADE

O excesso de peso vem aumentando no mundo todo, principalmente no Brasil. Sabendo que a meta no tratamento da obesidade é perder peso e que a atividade física é uma parte essencial em qualquer programa de perda de peso, esta deve tornar-se permanente no estilo de vida desses pacientes.

Atividade física é qualquer movimento corporal que resulte em determinado gasto de energia (p. ex.: subir um lance de escadas). Já o exercício físico é uma atividade física que envolve a realização de movimentos repetitivos e intencionais, de determinados grupos musculares (p. ex.: caminhar em uma esteira ergométrica por 30 minutos).

Com a atividade física, a perda de peso se classifica como de melhor qualidade, pois é favorável na manutenção de massa corporal magra e na perda de tecido adiposo, em relação às dietas com restrições alimentares graves, sem associação a atividades físicas.

O sobrepeso e a obesidade são apontados como a segunda causa evitável de câncer, atrás do tabagismo. Estão associados ao aumento do risco de câncer de mama (em mulheres na pós-menopausa), cólon, endométrio, entre outros. A atividade física reduz o risco de câncer de cólon, mama e pulmão, diminuindo, de maneira significativa, o impacto da atividade física no peso do indivíduo. Contudo, para isso, é preciso que haja um profissional de saúde conscientizado da importância da prevenção e do tratamento de sobrepeso e obesidade no curso da vida da população.

Nas atividades de promoção de saúde, deve-se sempre incentivar a adoção da alimentação saudável e a prática de atividade física regular. Os fatores comportamentais e ambientais contribuem de forma significativa para o sobrepeso e a obesidade e propiciam, ao mesmo tempo, boas oportunidades para ações e intervenções voltadas para prevenção e tratamento desse problema de saúde pública.

Os benefícios da atividade física podem incluir:

- Queima de calorias e perda de peso.
- Manutenção da tonificação dos músculos.
- Aumento da taxa de metabolismo (a quantidade de calorias que o seu organismo queima 24 horas por dia).
- Melhoria na circulação.
- Melhoria nas funções cardíacas e pulmonares.
- Aumento do autocontrole alimentar.
- Redução do estresse.
- Aumento da habilidade de concentração.
- Melhoria na aparência.
- Redução da depressão.
- Diminuição do apetite.
- Melhoria na qualidade do sono.
- Prevenção de diabetes e pressão arterial e colesterol altos.

Ainda que muitas pessoas percam peso por si próprias, é fundamental que procurem a ajuda de um médico que checará sua pressão arterial e seus batimentos cardíacos, assim como pedirá exames laboratoriais, se necessário.

A atividade física bem orientada por profissionais de educação física representa uma importante arma para melhoria da qualidade de vida de obesos e na ajuda da perda de gordura corporal.

Resultados de pesquisas indicam que a atividade física melhora tanto a capacidade muscular como a resistência, o equilíbrio, a mobilidade articular, a agilidade, a velocidade do andar e a coordenação geral.

Normalmente, os desportos mais recomendáveis são os aeróbicos ou de resistência, como as caminhadas, a natação ou o ciclismo. Todavia, é fundamental que os exercícios sejam realizados de forma regular, progressiva e moderada, de modo a evitar os esforços bruscos, muito intensos ou demasiadamente prolongados.

A seguir, estão algumas dicas de exercícios, porém toda e qualquer atividade deve ser acompanhada por um profissional de saúde e a partir de liberação médica:

- Caminhar todos os dias, considerando calçados adequados e roupas leves.
- Encontrar uma atividade física que seja confortável ao seu estilo de vida.
- Realizar as atividades junto a um amigo, colega de trabalho ou familiar para acompanhá-lo durante os exercícios.
- De preferência, realizar os exercícios no mesmo horário todos os dias.
- Escolher uma modalidade de atividade física agradável.
- Evitar ter grandes expectativas relacionadas a perda de peso imediata.
- Usar escadas fixas em vez dos elevadores.

- Evitar lesões por um longo processo de exercícios em virtude da atividade por conta própria, algo que jamais deve ser realizado.
- Atividades físicas devem ser realizadas por toda a vida, por questões não somente físicas, mas pelo bem-estar mental.

A combinação de exercício físico com restrição calórica representa um meio flexível e efetivo de conseguir uma redução ponderal. O exercício melhora a mobilização e o catabolismo de gorduras, acelerando a perda de gordura corporal.

Como ninguém ganha gordura corporal do dia para a noite, o emagrecimento deve ser gradual e saudável, com mudança do estilo de vida e adoção de dieta e exercícios, como anteriormente citado.

A prática regular de exercícios físicos pode contribuir também para a redução do peso corporal mediante o aumento da taxa metabólica de repouso posterior a sua utilização. Oliveira (2005) comenta que as alterações na taxa metabólica de repouso podem persistir por até 12 horas após o término da atividade física.

Crianças com gordura corporal excessiva submetidas a um período de treinamento de 4 meses, com sessões diárias de 40 minutos de exercícios aeróbicos, 5 dias por semana, sem qualquer restrição alimentar, acumularam menos tecido adiposo visceral do que aquelas que não se exercitavam (McArdle 2003).

McArdle (2003) considera que o número de sessões semanais de exercício varia de 3 a 4 vezes. Exercitar-se apenas duas vezes por semana não modifica significativamente o peso e a gordura corporal.

Exercitar-se está intimamente ligado também ao aumento do bem-estar e da melhora do humor. Essas alterações alteram positivamente quadros de depressão e ansiedade. Sinais afetivos negativos com frequência disparam a alimentação excessiva ou o comer compulsivamente.

A imagem corporal positiva é outra variável psicológica capaz de ser intensificada pela atividade física, influenciando as atitudes de controle de peso e os comportamentos. Uma melhor imagem corporal atribuída ao exercício pode ser estimulante e levar à aderência a sua prática em longo prazo, além de alterar no indivíduo a confiança em realizar alterações positivas em relação ao seu corpo e ao peso corporal (Bouchard, 2003;Katzer, 2007).

A obesidade se apresenta mundialmente como precursora de doenças cardiovasculares, diabetes e baixa autoestima. Com os índices alarmantes de obesidade, os governos devem adotar políticas de prática de exercícios físicos e adoção de estilo de vida mais saudável como formas não farmacológicas do tratamento da obesidade.

O exercício físico pode contribuir decisivamente para a redução do peso corporal, para a melhoria da condição física e para a prevenção e o tratamento dos problemas de saúde que favorecem a obesidade. Contudo, para que esses benefícios sejam reais e evidentes, é necessário ter em conta que embora o exercício físico contribua para a regularização dos hábitos alimentares e aumente o consumo de calorias, deve ser acompanhado por uma dieta baixa em calorias, a fim de que haja uma perda significativa de peso.

A procura de saúde física e/ou mental jamais deve ser realizada por conta própria, mas a partir da consulta comum profissional de educação física qualificado e competente.

CONSIDERAÇÕES FINAIS

A epidemia da obesidade traz consigo índices assustadores de morbidades e mortalidades, e não só deve ser tratada, como, primordialmente, prevenida. Os bons hábitos alimentares devem ser adotados desde a infância e o cuidado com a saúde deve ter lugar especial na consciência de cada família e de seus integrantes.

A saúde é um bem que todos merecem, mas com a qual muitos não se importam.

A iniciação em qualquer tratamento, mesmo relacionada à mudança nos comportamentos pessoais em relação aos alimentos e que visem qualidade de vida e emagrecimento, no caso da obesidade, deve surgir pela própria motivação do indivíduo.

A qualidade de vida precisa ser vista como um exercício alegre e motivador, e deve incluir a prática de bons hábitos alimentares e físicos, alimentar-se com prazer, de maneira tranquila e compartilhada.

BIBLIOGRAFIA CONSULTADA

Cuppari L. *Guia de nutrição:* nutrição clínica no adulto. 2. ed. São Paulo: Manole; 2005.

Friedmann JM, Halaas JL. *Leptin and the regulation of body weight in animals. Nature.* 1998; 395(22):763-70.

Hamilton MH, Mario HH, Neusa F, et al. Leptin G-2548A promoter polymorphism is associated with increased plasma leptin and BMI in Brazilian women. *ArqBrasEndrocrinolMetab.* 2008;52/4.

Mendonça CP, Anjos LA. Aspectos das práticas alimentares e da atividade física como determinantes do crescimento do sobrepeso/obesidade no Brasil. *Cad Saúde Pública.* Rio de Janeiro 2004 Mai-Jun;20(3):698-709.

Moreira C. *Definição de obesidade.* Disponível em: <http://www.obesidade.info>. Acessado em: 17 ago. 2010.

Governo do Estado do Paraná. Secretaria de Educação. *Obesidade.* Disponível em: <http://www.diaadia.pr.gov.br>. Acessado em: 21 ago. 2010.

Souza NPP, Oliveira MRM. Oambiente como elemento determinante da obesidade. *RevSimbio-Logias.* 2008 maio;1(1).

Strand RD. *O que seu médico não sabe sobre medicina nutricional pode estar matando você.* São Paulo: M. Books; 2004.

Swinburg B, Egger G, Raza F. Dissecting obesogenic environments: the development and application of a framework for identifying and prioritizing environmental interventions for obesity. *Prevent Med.* 1999;29:563-570.

Tirapegui J. Nutrição: fundamentos e aspectos atuais. 2. ed. Rio de Janeiro: Atheneu; 2006.

Willet WC. *Eat, drink, and be healthy:* The Harvard Medical School Guide to Healthy Eating. Fresh Press;2001.

Zanesco A, Romero CEM. O papel dos hormônios leptina e grelina na gênese da obesidade. *Rev Nutr.* Campinas 2006 Jan/Fev;19(1).

CAPÍTULO 8

Cardiopatias

JONAS SONA DE MIRANDA PIRES

INTRODUÇÃO

As cardiopatias estão entre as principais causas de morbidade e mortalidade na maioria dos países, com destaque para a doença arterial coronariana (DAC), evento relacionado à aterosclerose, que se inicia já na infância. Além do grande número de recursos financeiros que representam para o sistema de saúde, os portadores de infarto agudo do miocárdio (IAM) têm risco substancialmente elevado de evoluir com alguma complicação, por exemplo, sofrer um segundo evento cardiovascular ou apresentar insuficiência cardíaca congestiva (ICC).

A ICC é uma doença devastadora, caracterizada por frequentes hospitalizações, má qualidade de vida e mortalidade anual em torno de 20 a 30%; aproximadamente 500 mil novos casos da doença são diagnosticados anualmente, sendo o risco cinco vezes maior entre os homens (Bibbins e colaboradores, 2004).

Em virtude de seu enorme impacto, as recomendações atuais enfatizam a importância da prevenção, que exige um conhecimento profundo dos fatores de risco para o desenvolvimento de ICC. Embora a doença coronariana pareça ser a causa mais comum em homens e mulheres com insuficiência cardíaca, outros fatores prognósticos que determinam sua progressão, como a hipertensão arterial sistêmica (HAS), as valvopatias, as cardiopatias congênitas e a doença de Chagas, esta, principalmente, no continente sul-americano (Bordon e colaboradores, 2004).

O controle dos fatores de risco cardiovascular é fundamental para diminuir a prevalência do IAM. Os fatores de risco se dividem, atualmente, em não controláveis, como o envelhecimento e a hereditariedade, e controláveis, como tabagismo, hipercolesterolemia, hipertensão arterial, inatividade física, obesidade e diabetes *mellitus* (Bordon e colaboradores, 2004).

As doenças cardiovasculares (DCV) aparecem em primeiro lugar entre as causas de morte no Brasil e representam quase um terço dos óbitos totais e 65% do total de mortes na faixa etária de 30 a 69 anos de idade, atingindo a população adulta em plena fase produtiva. No Sistema Único de Saúde (SUS), as DCV foram responsáveis, em 2002, por mais de 1,2 milhão de internações, o que representou 10,3% do total de internações e 17% dos gastos financeiros.

De acordo com o World Health Statistics (2008), as DCV já foram responsáveis por 16,7 milhões de mortes ao redor do mundo, número que aumentará para 23,4 milhões em 2030.

Para aprofundar no tema no contexto brasileiro, é preciso verificar as Figuras 8.1 e 8.2 e o Quadro 8.1, em que são exibidos indicadores e dados básicos do Brasil (2006), segundo o Departamento de Informática do SUS (Datasus).

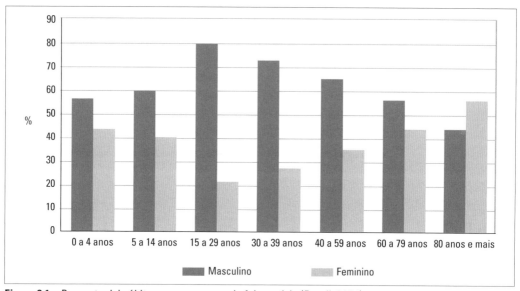

Figura 8.1 Percentual de óbitos por sexo segundo faixa etária (Brasil, 2004).

Fonte: Ministério da Saúde/Secretaria de Vigilância à Saúde/Sistema de Informação sobre Mortalidade.

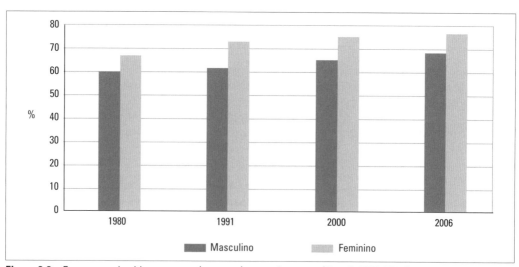

Figura 8.2 Esperança de vida ao nascer (em anos) segundo o sexo (Brasil, 1980-2005).

Fonte: Instituto Brasileiro de Geografia e Estatística (IBGE).

Quadro 8.1 Principais causas de internação hospitalar (%) no SUS em homens segundo faixas etárias selecionadas (Brasil, 2005)

FAIXA ETÁRIA	1ª CAUSA	2ª CAUSA	3ª CAUSA	4ª CAUSA	5ª CAUSA
15 a 29	Causas externas (28,4%)	Doenças do aparelho digestivo (11,9%)	Infecciosas (9,9%)	Doenças do aparelho respiratório (9,8%)	Transtornos mentais (8,2%)
30 a 59	Doenças do aparelho digestivo (15,3%)	Doenças do aparelho circulatório (14,9%)	Causas externas (14,3%)	Doenças do aparelho respiratório (9,3%)	Transtornos mentais (9,0%)
Mais de 60	Doenças do aparelho circulatório (28,6%)	Doenças do aparelho respiratório (18,4%)	Doenças do aparelho digestivo (10,9%)	Neoplasias (tumores) (8,8%)	Infecciosas (6,6%)

Fonte: Datasus, 2006.

Expectativa de vida e as causas de internação nos cardiopatas

Os programas de reabilitação cardíaca e exercício físico, além do controle dos péssimos hábitos sociais, como o tabagismo e o etilismo, objetivam a prevenção e o retorno do paciente coronariano a um nível ótimo de recuperação, capacitando-o a adquirir e manter melhores condições de saúde e a reduzir o risco de vida e eventos agudos relacionados a sua doença.

O conhecimento associado aos programas multidisciplinares de controle da DAC ajudam o paciente a obter uma percepção adequada de seu estado de saúde, o que possibilita a modificação de crenças, comportamentos e hábitos ruins (Ghisi e colaboradores, 2010).

Como citado, a doença coronariana está relacionada a eventos oclusivos nas artérias coronárias e é a principal causa do IAM. O suprimento de sangue para o coração é feito por meio das artérias coronárias, que se originam na base da artéria aorta, e dividem-se em dois ramos: o direito e o esquerdo.

Artéria coronária direita (ACD)

Origina-se na aorta a partir do óstio coronário direito, segue um curto trajeto até se posicionar no sulco atrioventricular direito, passando a percorrê-lo. Os primeiros ramos com direção ventricular dirigem-se à parede anterior do ventrículo direito. Seguindo o seu trajeto, a ACD contorna o anel tricúspide, situando-se anteriormente a ele, até atingir a margem direita ou aguda do coração. Nesse trajeto, originam-se vários ramos, responsáveis pela irrigação da parede anterior do ventrículo direito, até a sua margem, conhecidos como ramos marginais da ACD, que dão origem, em cerca de 58% dos casos, à artéria do nó sinusal, que se dirige para cima e medialmente, circundando o óstio da veia cava superior, irrigando, nesse percurso, o átrio direito e, principalmente, o nó sinusal.

Artéria coronária esquerda (ACE)

Origina-se do óstio coronário esquerdo, percorrendo um trajeto posterior ao tronco pulmonar. A coronária esquerda tem uma extensão que varia de milímetros a poucos centímetros. Esse pequeno segmento, muito calibroso (cerca de 4 mm), é denominado tronco da coronária esquerda e apresenta direção anterior, bifurcando-se para originar as artérias descendente anterior e circunflexa. Em vários casos, que, segundo alguns autores, pode chegar a 39%, ocorrem uma trifurcação e um ramo chamado diagonalis, que cruza obliquamente a parede ventricular.

CAPÍTULO 8 | **CARDIOPATIAS** 87

CAUSAS

A interrupção do suprimento ou fluxo sanguíneo para o músculo cardíaco, causada pela obstrução de uma artéria coronária ou de um de seus ramos, é o que dá início ao IAM.

A obstrução é mais frequente pela formação de um coágulo ou trombo sanguíneo sobre uma placa aterosclerótica no interior de uma das artérias coronárias. Esse trombo costuma ocorrer sobre uma placa aterosclerótica que sofreu alguma alteração, como a formação de uma úlcera ou a ruptura parcial da placa. Além da obstrução efetiva de um ramo coronariano, é possível considerar os antecedentes (doenças prévias) como fatores de risco preponderantes para o IAM (Micha e colaboradores, 2010).

As DCV, sobretudo a insuficiência coronariana (ICO), tornaram-se um grave problema de saúde nos países industrializados, entre eles o Brasil. Além do sedentarismo e das doenças preexistentes que podem ser causas somadas da doença coronariana, há a ingesta de alimentação industrializada rica em sódio e gordura (isto é, calórica e com pouco valor nutritivo), inserida na dieta desde a infância, público-alvo este, inclusive, da massificação publicitária.

Além disso, o consumo de carnes processadas está associado com a maior incidência de doença coronariana e diabetes melito, um resultado que destaca a necessidade de uma melhor compreensão dos mecanismos potenciais dos efeitos desse tipo de alimento, com foco especial nas recomendações dietéticas (Micha e colaboradores, 2010).

Obesidade

A obesidade está associada ao incremento da mortalidade por inúmeras doenças crônicas: ficou evidente que o ganho de peso durante a idade adulta aumenta o risco de DAC em ambos os sexos, independentemente da presença de outros fatores de risco. Além de contribuir de forma isolada para a DAC, a obesidade é fortemente correlacionada aos fatores de riscos considerados primários para essa doença (Figura 8.3).

É comprovado, atualmente, que o excesso de gordura depositada na região abdominal é um forte preditor para doença cardiovascular e diabetes melito tipo 2. Isso pode ser parcialmente explicado pelo fato de o excesso de acúmulo de gordura visceral relacionar-se, de forma independente, à hipertensão arterial, à intolerância à glicose, à resistência à insulina e à dislipidemia (Rodrigues e colaboradores, 2003).

Dislipidemia

A dislipidemia tem numerosas formas, contudo o termo em si se refere a um metabolismo anormal dos lipídeos plasmáticos, que pode ser causado por fatores genéticos, dietéticos (discutido anteriormente) ou secundários à doença. A hipótese lipídica afirma que a dislipidemia, quando manifestada por níveis elevados de lipoproteína de baixa densidade (LDL) e/ou níveis diminuídos de lipoproteína de alta densidade (HDL), é central ao início e à propagação da placa de ateroma e dá origem à coronariopatia. Os grandes estudos epidemiológicos constatam que a coronariopatia é menos comum no Japão e nos países do Mediterrâneo, onde a dieta média é baixa em colesterol (Rodrigues e colaboradores, 2003).

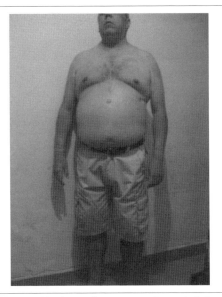

Figura 8.3 Paciente obeso com insuficiência cardíaca congestiva após infarto agudo do miocárdio.

Fonte: Arquivo pessoal.

Tabagismo

Continua um grande fator de risco remediável em pacientes propensos ao desenvolvimento de DAC e pode interagir com uma variedade de outros fatores de risco. O consumo do tabaco tem demonstrado apresentar efeitos adversos sobre o perfil lipídico – os tabagistas intensivos (que fazem uso de pelo menos um maço/dia) apresentam níveis baixos de HDL e níveis elevados de LDL, além de efeitos circulatórios indesejáveis, como a hipertensão arterial sistêmica.

Hipertensão arterial sistêmica (HAS)

A elevação da pressão arterial representa um fator de risco independente, linear e contínuo para a DCV. A hipertensão arterial apresenta custos médicos e socioeconômicos elevados, principalmente por suas complicações, como doença cerebrovascular, DAC, ICC e insuficiência renal crônica (ver Tabela 8.1 com a classificação sobre os valores de referência de pressão arterial).

Além de ser etiologia de doenças cerebrovasculares, a HAS em pacientes com ICO agrava a isquemia miocárdica pelo aumento do consumo de oxigênio do miocárdio e provoca aumento da tensão da parede miocárdica, o que reduz a perfusão sanguínea. A HAS é uma doença silenciosa e, apenas em exceções (emergência hipertensivas), em que a pressão diastólica é maior que 120 mmHg, existe lesão de órgãos e os sintomas são bem evidentes, como epistaxe, cefaleia intensa, hemorragia ocular, dispneia e até mesmo síncope (V Diretrizes Brasileiras de Hipertensão Arterial, 2006) (Tabela 8.1).

Álcool

O consumo elevado de bebidas alcoólicas como cerveja, vinho e destilados está relacionado com o aumento da incidência de DAC e HAS. O efeito varia com o gênero, e a magnitude está associada à quantidade de etanol e à frequência de ingestão. O efeito do consumo leve a moderado de etanol não

Tabela 8.1 Classificação casual da pressão arterial conforme V Diretrizes Brasileiras de Hipertensão Arterial (2006)

CLASSIFICAÇÃO	SISTÓLICA	DISTÓLICA
Ótima	< 120	< 80
Normal	< 130	< 85
Limítrofe	130 a 139	85 a 89
Hipertensão estágio 1	140 a 159	90 a 99
Hipertensão estágio 2	160 a 179	100 a 109
Hipertensão estágio 3	≥ 180	≥ 110
Hipertensão sistólica isolada	≥ 140	< 90

está definitivamente estabelecido. Verifica-se redução média de 3,3 mmHg (2,5 a 4,1 mmHg) na pressão sistólica e de 2,0 mmHg (1,5 a 2,6 mmHg) na pressão diastólica com a redução no consumo de etanol. Um estudo observacional indica que o consumo de bebida alcoólica fora de refeições aumenta o risco de hipertensão e doença coronariana independentemente da quantidade de etanol ingerida (V Diretrizes Brasileiras de Hipertensão Arterial, 2006).

Sedentarismo

O grande vilão da civilização moderna, o sedentarismo aumenta os fatores de risco para um evento cardiovascular desfavorável, pois é causa de sobrepeso, gordura abdominal e, posteriormente, diabetes *mellitus* tipo 2. Indivíduos sedentários apresentam risco aproximado 30% maior de desenvolver hipertensão que os ativos. O exercício aeróbico apresenta efeito hipotensor maior em indivíduos hipertensos que os ormotensos segundo observação durante programas de reabilitação cardiopulmonar (V Diretrizes Brasileiras de Hipertensão Arterial, 2006; Braunwald e colaboradores, 2006).

Diabetes *mellitus*

O diabetes é um fator de risco bem estabelecido para a doença coronariana e, com frequência, coexiste com outros fatores de risco já citados anteriormente. A hiperinsulinemia pode adicionar risco ao desenvolvimento da aterosclerose e desempenhar papel adicional na agregação plaquetária do paciente diabético pela síntese de tromboxano A2. Tromboxanos são vasoconstritores e potentes agentes hipertensivos, além de facilitarem a agregação plaquetária (Braunwald e colaboradores, 2006).

O tromboxano A2 produzido por plaquetas ativadas estimula a ativação de outras plaquetas, aumentando a agregação plaquetária, o que favorece a formação de um trombo – se se imaginar o episódio na circulação coronária, inevitavelmente poderá haver a oclusão total desse vaso, interrupção total ou parcial na oferta de oxigênio ao miocárdio e infarto deste (Braunwald e colaboradores, 2006).

Síndrome da apneia e hipopneia obstrutiva do sono (SAHOS)

Caracterizada pela obstrução completa ou parcial recorrente das vias aéreas superiores durante o sono, resulta em períodos de apneia, dessaturação de oxi-hemoglobina e despertares frequentes com consequente sonolência diurna. Os episódios de obstrução e apneia ocorrem em todos os estágios do sono, especialmente no estágio 2 do sono não REM (*Rapid Eye Movement*) e durante o sono REM, quando as apneias tendem a ser mais longas e a dessaturação arterial, mais acentuada.

Entre os fatores associados à SAOS, citam-se a história familiar, a obesidade, o aumento da circunferência cervical, o aumento da relação cintura-quadril, o hipotireoidismo, o diabetes, a acromegalia, a insuficiência renal crônica, a gravidez e o etilismo. Vários estudos relataram piora da mortalidade em pacientes com insuficiência cardíaca com apneia do sono. Contudo, o ônus da apneia do sono em pacientes com doença isquêmica do coração é ainda controverso (Drager e colaboradores, 2002).

Em estudo conduzido pela University School of Medicine, Boston, da Johns Hopkins University, em 300 pacientes com diagnóstico de doença isquêmica do coração e SAHOS, foi comparada a sobrevida entre pacientes com apneia do sono grave e aqueles com apneia leve a moderada. Dos resultados observados, houve 54 óbitos (36%) na SAHOS grave contra 32 mortes (21%) na SAHOS moderada. As conclusões de tal estudo assinalam que em pacientes com doença isquêmica do coração, a gravidade da apneia do sono está relacionada com índice maior de mortalidade (Chun e colaboradores, 2007).

Estresse

Com o estudo epidemiológico conduzido por Sheps, 2002, *Mental stress-induced ischemia and all-cause mortality in patients with coronary artery disease, constatou-se que* o estresse mental está associado a eventos adversos em pacientes com DAC e estados de estresse mental crônico, caracterizado por depressão, falta de apoio social ou hostilidade sofrida. Estudos têm demonstrado que o estresse mental induzido por pesquisadores em ambientes controlados, provoca isquemia em 40 a 70% dos doentes coronarianos estáveis (Sheps, 2002).

Os mecanismos dos fatores psicossociais apontados como causa da DAC ainda não estão totalmente delineados, mas supõe-se que depressão, ansiedade e estresse por determinada ocupação aceleram a coronariopatia em decorrência de uma possível interação entre o desequilíbrio entre a liberação de catecolaminas mediadas simpática e parassimpaticamente, somadas a aumentos agudos na pressão arterial, da resistência vascular coronariana e no consumo de oxigênio (Braunwald e colaboradores, 2006).

Gota (hiperuricemia)

Outro mecanismo não tão difundido, mas que apresenta potencial enorme para o estabelecimento de DAC, é a gota, uma doença reumatológica, inflamatória e metabólica, que cursa com hiperuricemia (elevação dos níveis de ácido úrico no sangue).

Aproximadamente dois terços dos anteriores estudos epidemiológicos sobre essa doença relataram uma ligação independente entre os níveis séricos de ácido úrico e desfechos sombrios cardiovasculares. O National Health and Nutrition Examination Survey (NHANES) relatou que o ácido úrico em excesso foi um preditor independente de mortalidade cardiovascular em indivíduos com mais de 45 anos, independentemente do sexo e do *status* menopausal. A gota foi associada com um aumento de 60% do risco de doença coronariana em homens, principalmente atribuído a um risco duas vezes maior de episódios de angina de peito (Choi e Curhan, 2007).

Idade

A DAC é a causa mais comum de morte em homens e mulheres com 60 ou mais, embora uma série de estudos suporte que os fatores de risco adquiridos ou definidos por adultos jovens ao longo dos anos são significativamente associados a eventos coronarianos nestes quando envelhecem; isso quer dizer que, além do envelhecimento do aparelho cardiocirculatório, os antecedentes pessoais como a aterosclerose, a hipertensão arterial (extremamente comum em idosos), a obesidade, o diabetes e a dislipidemia – juntos – aumentam o risco de DAC e, com frequência, levam a óbito (Frost, 1996).

Hereditariedade: fatores genéticos

Fatores genéticos também são importantes na determinação do nível de risco nos indivíduos para a DAC. Amplas são as evidências: por exemplo, os níveis anormais de colesterol, a hipertensão arterial e o diabetes causam a DAC e são influenciados por fatores hereditários. Fica claro que essas variações são difíceis de explicar até mesmo pelas diferenças ambientais e comportamentais entre homens e mulheres, sendo o grau de aterosclerose variável, em dependência da localização anatômica da aterosclerose.

Doenças hereditárias do metabolismo e variabilidade dos padrões anatômicos fornecem indicações adicionais sobre o papel da genética nos óbitos inesperados por IAM em indivíduos cada vez mais jovens. Esse importante papel do componente genético é relevante para estratégias preventivas oferecidas como ferramentas para redução da carga de doença coronariana e a investigação sobre os determinantes genéticos à suscetibilidade para aterosclerose ou manifestação clínica da doença coronariana (Neufeld e Goldbourt, 1993).

Os fatores de risco para as cardiopatias podem ser divididos em dois grupos, conforme o Quadro 8.2.

PRINCIPAIS CARACTERÍSTICAS

As principais características do doente coronariopata devem ser associadas ao seu histórico e hábitos inadequados para uma boa saúde. Os principais sintomas da doença cardíaca incluem dispneia, dor ou desconforto torácico, edema e fadiga excessiva. Evidentemente, a sintomatologia pode variar em diferentes indivíduos, bem como é possível haver a soma de alguns sintomas ou apenas um ser notado (Braunwald e colaboradores, 2006).

Dispneia

Definida como desconforto respiratório, é um dos principais sintomas das doenças cardíacas e pulmonares, apesar de ser muito frequente em indivíduos sedentários e sem histórico de DAC quando submetidos a exercício físico. Em pacientes que evoluíram com insuficiência cardíaca pós-IAM, a dispneia pode ocorrer tanto no esforço como no repouso em decúbito horizontal, e ser prontamente revertida quando o paciente se senta ou levanta. Essa manifestação clínica é denominada ortopneia e ocorre em decorrência da hipertensão venocapilar pulmonar. Nos pacientes com ICC, a dispneia pode ser acompanhada de edema nos membros inferiores e dor na parte superior do abdome, o que denota comprometimento hepático associado (Braunwald e colaboradores, 2006).

Quadro 8.2 Fatores determinantes de risco cardíaco

Fatores de risco controláveis	• hipertensão arterial sistêmica • etilismo • tabagismo • obesidade • sedentarismo • estresse • diabetes *mellitus* • síndrome da apneia do sono • dislipidemia • gota
Fatores de risco incontroláveis (imutáveis)	• idade • hereditariedade

Edema

Achado muito frequente do paciente com algum grau de insuficiência cardíaca, normalmente é simétrico, acomete ambos os membros inferiores (MMII) e progride desde os tornozelos até as pernas e coxas (Figura 8.4). O edema pode vir acompanhado de dispneia e indica quadro avançado de ICC, mas as cardiopatias não são sua única causa – hipoproteinemia, insuficiência renal, hipotireoidismo e hepatopatias também dão origem ao edema e podem estar ou não associados como causa em conjunto aos distúrbios cardíacos (Braunwald e colaboradores, 2006).

Dor ou desconforto

O termo médico utilizado é angina de peito (ou angina *pectoris*), que pode ser definida como um desconforto no tórax ou área adjacente associado com isquemia do miocárdio, mas sem necrose do mesmo. A angina é comumente descrita pelos pacientes como uma sensação desagradável de "compressão, sufocamento, estreitamento, e angústia", e não exatamente como dor. Alguns enfermos a descrevem como sensação de "peso no centro do tórax"; frequentemente, as crises mais intensas apresentam irradiação para os ombros, as extremidades superiores, o pescoço, a mandíbula e a arcada dentária inferior (Braunwald e colaboradores, 2006). Há três tipos de angina descritos na literatura médica: angina de Prinzmetal; estável; e instável. As anginas estável e instável são as mais frequentes e a segunda indica a evolução da doença coronariana, com padrão típico de dor não reversível com o uso de vasodilatadores coronarianos, apresentando início súbito, sem indução por estresse físico ou emocional, como ocorre com a angina estável. As diferenças significativas entre angina estável e instável são apresentadas no Quadro 8.3.

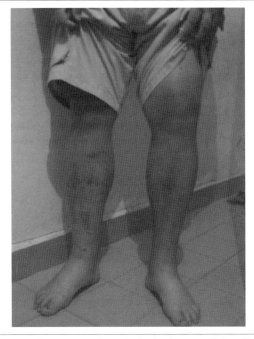

Figura 8.4 Edema em membros inferiores, um dos principais sintomas de insuficiência cardíaca congestiva.
Fonte: Arquivo pessoal.

Quadro 8.3 Diferenças significativas entre angina estável e instável

ANGINA ESTÁVEL	ANGINA INSTÁVEL
Dor em queimação ou constrição	Dor de duração superior a 20 minutos
Dor induzida por esforço ou estresse emocional	Dor que não remite com o uso de vasodilatadores
Dor de duração inferior a 20 minutos	Dor com padrão crescente (marcadamente mais intensa, prolongada ou frequente que anteriormente)
Dor que remite com o repouso ou o uso de vasodilatadores	Dor não necessariamente induzida por esforço ou estresse emocional

Angina Prinzmetal

Descrita inicialmente em 1959, pelo cardiologista estadunidense Myron Prinzmetal, essa síndrome, também denominada angina variável, é causada por um espasmo focal de uma artéria coronária epicárdica, levando à isquemia miocárdica grave. Embora frequentemente acredite-se que o espasmo ocorra em artérias sem estenose, muitos pacientes com angina de Prinzmetal apresentam espasmo adjacente a placas ateromatosas. A causa exata do espasmo não está bem definida, mas pode estar relacionada à hipercontratilidade do músculo liso vascular em virtude de agentes vasoconstritores, como leucotrienos ou serotonina. A dor é geralmente anginosa típica. Os sintomas ocorrem em repouso, comumente no período da madrugada (entre 0 e 8 horas) (Zuniga e colaboradores, 2009).

Os sintomas anginosos são extremamente úteis para a definição da DAC, porém, para diagnosticar o IAM, é necessária a avaliação criteriosa enzimática e do eletrocardiograma (ECG), e os sinais clínicos são indispensáveis.

AVALIAÇÃO CLÍNICA

Feita por meio da ausculta pulmonar e cardíaca. A disfunção ventricular grave pós-infarto, que pode ser percebida desde o simples desconforto até o mínimo esforço ou quando as complicações pulmonares estão bem evidentes, está altamente relacionada com mortalidade.

A classificação de Killip é bem fundamentada para estudar a gravidade da disfunção ventricular pós-IAM e predizer a mortalidade desses pacientes (Quadro 8.4).

Enzimas

Os marcadores de necrose miocárdica têm dupla função na avaliação do IAM, no diagnóstico e na avaliação prognóstica. Em decorrência da isquemia prolongada, a membrana celular perde sua integridade permitindo a saída para o meio extracelular de macromoléculas.

Quadro 8.4 Classificação de Killip

KILLIP I	Mortalidade = 6%; sem dispneia, terceira bulha ou creptação pulmonar
KILLIP II	Mortalidade = 17%; dispneia e creptação pulmonar nas bases pulmonares
KILLIP III	Mortalidade = 38%; edema agudo de pulmão
KILLIP IV	Mortalidade = 81%; disfunção ventricular gravíssima, pressão arterial sistólica < 80 mmHg choque cardiogênico

Fonte: American Medical Association, 2003.

A creatinofosfoquinase (Ck-mb) é mais específica para diagnóstico de necrose miocárdica, e sua curva característica, obtida pela dosagem seriada, é padrão para diagnóstico de IAM. Troponinas T e I não são detectadas em indivíduos normais, e sua elevação, mesmo mínima, pode significar algum grau de lesão miocárdica (microinfartos). Os níveis enzimáticos podem se manter elevados em até 2 semanas do IAM (Braunwald e colaboradores, 2006).

Eletrocardiografia

Instrumento fundamental para o diagnóstico diferencial de isquemia miocárdica, da sobrecarga ventricular e da necrose do tecido cardíaco. O ECG normal é representado por (Figura 8.5):

- **Onda P:** despolarização atrial;
- **Complexo QRS:** despolarização ventricular;
- **Onda T:** repolarização ventricular.

Isquemia

A isquemia miocárdica é caracterizada com a visualização da onda T negativa, pontiaguda e simétrica demonstrada no ECG da Figura 8.6 (Sociedade Brasileira de Cardiologia, 2003).

Infarto do miocárdio

O IAM é caracterizado por alterações eletrocardiográficas (presença de importante supradesnivelamento do segmento ST) (Figura 8.7), com convexidade superior, nas derivações que exploram a área do infarto (Sociedade Brasileira de Cardiologia, 2003).

Um programa de atividade física deve ser elaborado cuidadosamente e, se possível, de modo individualizado. Antes do início da atividade física, a equipe que acompanhará o paciente deve se preocupar em quantificar o seu grau de desconforto e a incapacidade física durante o esforço.

Mais de 80% dos pacientes que entram em um programa de reabilitação cardíaca (RC) estão com sobrepeso. A obesidade, o diabetes *mellitus* tipo 2 e a síndrome metabólica aumentam o risco de vida e eventos recorrentes isquêmicos após o infarto do miocárdio (Ades e colaboradores, 2009).

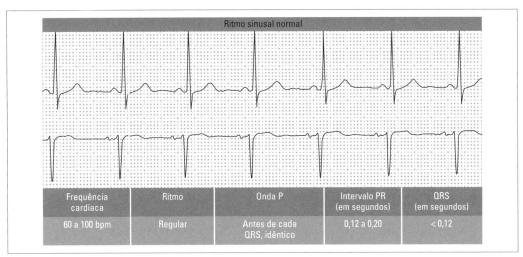

Figura 8.5 ECG normal.

Fonte: http://library.med.utah.edu.

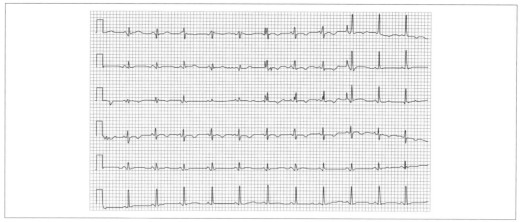

Figura 8.6 Exemplo de ECG mostrando isquemia miocárdica.

Fonte: medicinanet.com.br.

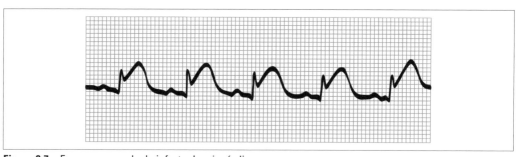

Figura 8.7 Fase superaguda do infarto do miocárdio.

Fonte: Arquivos Brasileiros de Cardiologia (Scielo), 2006.

PROGRAMA DE ATIVIDADE FÍSICA

Os pacientes elegíveis para reabilitação cardíaca incluem aqueles com angina estável, infarto do miocárdio, recente intervenção coronariana percutânea (ICP), cirurgia de substituição da válvula cardíaca, pós-revascularização do miocárdio e em pós-operatórios de transplante cardíaco, e os com ICC (Allison, 2009).

Teste de caminhada dos 6 minutos (TC6)

Os testes ergoespirométricos são o método de maior eficiência na avaliação e no acompanhamento da capacidade funcional, no entanto é de difícil execução periódica, o que pode dificultar um controle mais detalhado dos pacientes coronariopatas. O teste de caminhada dos 6 minutos (TC6) pode ser indicado como método alternativo simplificado, reprodutível e de baixo custo para a avaliação da tolerância dessa população ao exercício. O conhecimento científico mais específico quanto à segurança e os principais ajustes sistêmicos do TC6 nos pacientes com ICC poderiam minimizar o aparecimento de respostas clínicas adversas, como sinais de intolerância ao exercício, arritmias e complicações secundárias, especialmente presentes em condições de redução no suprimento de oxigênio miocárdico, muito frequentes nessa população (Rubim e colaboradores, 2006).

O TC6, cujas contraindicações absolutas e relativas (conforme as diretrizes da American Thoracic Society) são apresentadas no Quadro 8.5, tem como objetivos avaliar a capacidade aeróbica para a prática de atividade física e o estado funcional do sistema cardiovascular e respiratório na saúde e doença, analisar programas de prevenção, terapêuticos e de reabilitação e predizer morbidade e mortalidade em candidatos a transplantes de coração. É mais aplicável a partir da fase 2 de reabilitação, que será abordada ainda neste capítulo (Pires e colaboradores, 2007).

Motivos para interromper imediatamente o TC6

O aplicador do teste (fisioterapeuta, médico ou educador físico) deve estar atento aos sintomas referidos/exibidos pelo doente durante a avaliação, como angina, dispneia, cãibras nas pernas, sudorese intensa e aparência pálida (*American Journal of Respiratory and Critical Care Medicine*, 2002).

Aspectos técnicos

O TC6 pode ser realizado em um ambiente fechado (ginásio, clínica ou corredor de hospital), mas, se as condições climáticas forem favoráveis, pode sê-lo ao ar livre. O percurso deve ter pelo menos 30 m de comprimento. Um corredor curto exige que os pacientes tomem mais tempo para inverter os sentidos (ida e volta) com mais frequência, o que reduz a distância final (*American Journal of Respiratory and Critical Care Medicine*, 2002).

O uso de uma esteira elétrica para realizar o TC6 pode solucionar o problema de espaço e permitir um acompanhamento constante durante o exercício, mas os autores não recomendam seu uso, pois os doentes ficam incapazes de impor o seu próprio ritmo com o uso da esteira (American Journal of Respiratory and Critical Care Medicine, 2002).

Em um estudo de pacientes com doença pulmonar grave, a distância média percorrida em esteira durante 6 minutos (com a velocidade ajustada pelos pacientes) foi menor, em média, 14% em comparação ao TC6-padrão usando a caminhada ao ar livre ou em corredor (*American Journal of Respiratory and Critical Care Medicine*, 2002).

Equipamentos necessários

1. Cronômetro.
2. Contador mecânico de voltas.
3. Dois pequenos cones para marcar os pontos de retorno.
4. Uma cadeira que possa ser facilmente colocada ao longo do percurso a pé.
5. Planilhas e uma prancheta.
6. Fonte de oxigênio.
7. Esfigmomanômetro.
8. Desfibrilador eletrônico.
9. Oxímetro de pulso (*American Journal of Respiratory and Critical Care Medicine*, 2002).

Quadro 8.5 Diretrizes da American Thoracic Society para a realização do TC6

CONTRAINDICAÇÕES ABSOLUTAS	CONTRAINDICAÇÕES RELATIVAS
Angina instável atual ou no mês anterior	Frequência cardíaca em repouso > 120 bpm
Infarto agudo do miocárdio recente	Pressão arterial sistólica > 180 mmHg
	Pressão diastólica > 100 mmHg
	Angina estável por esforço

CAPÍTULO 8 | **CARDIOPATIAS** 97

Preparação do paciente

1. Roupas confortáveis para realizar exercício.
2. Tênis apropriados para caminhadas.
3. Uso da ajuda habitual para caminhar durante o teste (p. ex.: andador).
4. Uma refeição leve é aceitável 1 hora antes dos testes.
5. É contraindicado qualquer esforço físico até 2 horas antes do teste (*American Journal of Respiratory and Critical Care Medicine*, 2002).

Escala de Borg

Permite a avaliação da intensidade do exercício e a percepção subjetiva do esforço pelo próprio paciente – escala de Borg (Borg e Noble, 1974). Pode ser utilizada para qualquer atividade aeróbica, sendo recomendada como uma opção prática com o TC6. Atualmente, a escala apresenta uma graduação de 0 a 10, modificada da original, desenvolvida nos anos 1970 (Tabela 8.2).

Com a utilização da escala de Borg, com o TC6, a equipe multidisciplinar consegue efetivamente acompanhar o desenvolvimento aeróbico do doente com grande margem de segurança; além disso, é de fácil aplicação e representa custos financeiros ínfimos.

Nos últimos anos, tem havido um debate internacional sobre os riscos e os benefícios do exercício, bem como sobre a relação entre atividade física e saúde cardiovascular em todas as faixas etárias. A farta literatura baseada em mais de 40 estudos epidemiológicos nos Estados Unidos constatou que a inatividade física e o sedentarismo são reconhecidos como importantes fatores de risco para o desenvolvimento de DAC, como mencionado neste capítulo. Contudo, o esforço físico agudo vigoroso pode provocar morte súbita ou infarto do miocárdio, na presença de doença cardíaca preexistente. Como a maioria dos indivíduos que iniciam um programa de reabilitação é sedentária, há um período de maior risco durante o qual o esforço pode provocar um evento cardíaco. No entanto, existe um consenso de que os benefícios globais do exercício geralmente compensam os riscos associados (Maron e colaboradores, 2001).

Tabela 8.2   Escala de Borg modificada

ESCALA DE BORG	SENSAÇÃO DE ESFORÇO
0	Nenhum
0,5	Extremamente leve (quase imperceptível)
1	Muito leve
2	Leve (fraco)
3	Moderada
4	Um pouco intensa
5	Intensa (forte)
6	–
7	Muito intensa
8	–
9	Muito, muito intenso
10	Extremamente intensa (máximo)

O treinamento físico aumenta a capacidade funcional cardiovascular e diminui a demanda miocárdica de oxigênio em qualquer nível de atividade física em pessoas tanto aparentemente saudáveis como naquelas (a maioria) com doença cardiovascular, e pode ajudar no controle de lipídeos no sangue, no diabetes e na obesidade. O risco potencial da atividade física pode ser reduzido por uma avaliação feita por meio do TC6 e com acompanhamento médico constante. Além disso, o exercício aeróbico acrescenta um efeito essencial de redução da pressão de certos grupos de hipertensos com um decréscimo de 8 a 10 mmHg na pressão arterial sistólica e diastólica (Fletcher, 1996).

Os efeitos benéficos da atividade física na mortalidade por DCV podem ser alcançados por meio da atividade de intensidade moderada dependendo da idade e do sexo – embora a maior parte das pesquisas seja baseada em estudos nos homens, os resultados mais recentes mostram resultados similares para as mulheres (Fletcher, 1996).

Deve ficar muito bem claro ao leitor que uma combinação de mudanças de hábito associados a reabilitação apresenta resultados mais promissores do que somente a adoção da prática de atividade física. Estudos têm revelado que a cessação do tabagismo, a redução de lipídios no sangue e o controle de peso associados à atividade física diminuíram significativamente a velocidade de progressão e, em alguns casos, levaram à regressão na gravidade de lesões ateroscleróticas em pessoas com DAC (Fletcher, 1996).

Independentemente da estratégia, a reabilitação cardíaca estruturada corresponde a processo educativo, em contexto no qual o paciente deve prover de informações básicas sobre a fisiopatologia de sua(s) doença(s) e a relação da(s) doença(s) com atividade física, atividade sexual e trabalho. Cabe enfatizar que as evidências científicas dão relevância ao treinamento físico, credenciando-o como a principal intervenção nesse processo de reabilitação (Arquivos Brasileiros de Cardiologia, 2006).

Segundo a Sociedade Brasileira de Cardiologia, no Brasil, o custo da ICP com colocação de apenas um *stent* com eluição de medicamento nessa prótese para prevenir eventos oclusivos por trombos era em média de aproximadamente R$ 16 mil no ano de 2006. Com esse mesmo recurso, caso a reabilitação custasse R$ 300 mensais, seriam possíveis mais de 4 anos de programa supervisionado para um paciente e o atendimento de mais de 50 pacientes/mês em um programa estruturado de reabilitação. Frequentemente, na ICP, utiliza-se mais do que um *stent*, tornando ainda mais díspares os custos das duas modalidades terapêuticas. Deve-se ressaltar que os benefícios advindos da reabilitação são seguros e abrangentes, melhorando a qualidade de vida e proporcionando maior redução da mortalidade (Arquivos Brasileiros de Cardiologia, 2006).

Fases da reabilitação

Nos primórdios, a reabilitação foi destinada à recuperação após infarto do miocárdio ou cirurgia de revascularização miocárdica. Atualmente, deve incluir os pacientes submetidos às ICP por técnica de balão ou implante de *stent*, cirurgias para valvopatia, cirurgias para cardiopatia congênita, transplante cardíaco, paciente com angina do peito de caráter estável e paciente com fatores de risco para doença coronariana (fase em que se destina também aos diabéticos e hipertensos). O programa de reabilitação é dividido em quatro fases conforme a Diretriz de Reabilitação Cardiopulmonar e Metabólica proposta pela Sociedade Brasileira de Cardiologia (Arquivos Brasileiros de Cardiologia, 2006), como mostrado a seguir.

Fase 1

Inicia-se após o paciente ter sido considerado compensado clinicamente, como decorrência da otimização do tratamento clínico e/ou utilização de procedimento intervencionista. Devem predominar a combinação de exercício físico de baixa intensidade, técnicas para o controle do estresse e programas de educação em relação aos fatores de risco. É ideal que a equipe de profissionais seja composta por médico, fisioterapeuta, enfermeiro, nutricionista e psicólogo (Arquivos Brasileiros de Cardiologia, 2006).

A reabilitação física precoce de pacientes com eventos cardíacos agudos começou, em Boston, em 1953, para pacientes com IAM. Esse procedimento tinha como objetivo reduzir as complicações pulmonares, embólicas e neuromusculares advindas de repouso ao leito, que se prolongavam por 3 a 6 semanas. A prática da reabilitação cardiovascular na fase hospitalar foi inserida na unidade coronariana, iniciando-se depois de 24 horas pós-evento cardíaco ou angioplastia. A maioria dos protocolos indica o estresse gravitacional e a caminhada como componentes da reabilitação fase 1, além de exercícios respiratórios para reexpansão pulmonar (Dias e colaboradores, 2009).

É claro que alguns efeitos adversos podem ser observados durante o ortostatismo e o estresse gravitacional precoce, como tonturas, hipotensão postural e pico hipertensivo, situações a partir das quais o programa deve ser interrompido.

Importante ressaltar que indivíduos que se submetem à revascularização do miocárdio apresentam complicações frequentes no pós-operatório, como atelectasia, derrame pleural e pneumonias. Complicações respiratórias estão entre as causas mais comuns de morbidade e mortalidade após cirurgia cardíaca. Vários estudos sugerem que, embora multifatoriais, a morbidade e a mortalidade das causas pulmonares no pós-operatório poderiam ser reduzidas pelo treinamento da musculatura respiratória pré-operatório, a qual é alterada por cardiopatias e envelhecimento (Ferreira e colaboradores, 2009).

Fase 2

Primeira etapa extra-hospitalar, inicia-se imediatamente após a alta e/ou alguns dias após um evento cardiovascular ou descompensação clínica de natureza cardiovascular, pulmonar e metabólica. Tem duração prevista de 3 a 6 meses, mas pode, em algumas situações, estender-se por mais tempo. Pode funcionar em uma estrutura que faça parte do complexo hospitalar ou outro ambiente próprio para a prática de exercícios físicos (clube esportivo, ginásio de esportes, sala de ginástica etc.). A equipe ideal para realizá-la deve incluir médico, fisioterapeuta, professor de educação física, enfermeiro, nutricionista e psicólogo.

Também precisa contar com os recursos básicos para o atendimento de emergências. Funciona com sessões supervisionadas pelo fisioterapeuta ou educador físico. O programa de exercícios deve ser individualizado, em termos de intensidade, duração, frequência, modalidade de treinamento e progressão. Sempre devem existir recursos para a correta determinação da frequência cardíaca e verificação de pressão arterial, além da possibilidade de eventual verificação da saturação de oxigênio. Nessa fase, a reabilitação tem como principal objetivo contribuir para o mais breve retorno do paciente às suas atividades sociais e laborais (Arquivos Brasileiros de Cardiologia, 2006).

Fase 3

De duração prevista de 6 a 24 meses, destina-se a atender imediatamente os pacientes liberados da fase 2, mas pode ser iniciada em qualquer etapa da evolução da doença, não sendo obrigatoriamente uma sequência das fases anteriores. Portanto, pacientes de baixo risco que não participaram da fase 2 são bons candidatos para a fase 3. Os exercícios devem ser supervisionados por fisioterapeuta ou educador físico, além da coordenação geral de um médico, e com condições para eventual monitoração cardíaca e determinação da saturação de oxigênio. É recomendável que também façam parte profissionais de enfermagem e, caso haja disponibilidade, um nutricionista e um psicólogo. O principal objetivo é o aprimoramento da condição física, mas deve ser considerada também a necessidade de promoção de bem-estar (melhora da qualidade de vida) e demais procedimentos que contribuam para a redução do risco de complicações clínicas, como é o caso das estratégias para cessação do tabagismo e reeducação alimentar (Arquivos Brasileiros de Cardiologia, 2006).

Fase 4

É um programa de longo prazo, de duração indefinida e muito variável. As atividades não são necessariamente supervisionadas, devendo ser adequadas à disponibilidade de tempo para a manutenção do programa de exercícios físicos e às preferências dos pacientes em relação às atividades desportivas recreativas.

Os objetivos principais dessa fase são o aumento e a manutenção da aptidão física. Não há obrigatoriedade de que seja precedida pela fase 3. A equipe da reabilitação deve propor a programação de atividades mais apropriada, prescrevendo a carga de exercícios que atenda às necessidades individuais. Deve ser considerada a possibilidade de atividades em grupo, aproveitando, por exemplo, o calendário de atividades educacionais dirigidas à população (Arquivos Brasileiros de Cardiologia, 2006).

CONSIDERAÇÕES FINAIS

Estima-se que, no ano de 2020, as DCV serão responsáveis por mais de 20 milhões de mortes/ano e, em 2030, mais de 24 milhões/ano no mundo. É inegável a influência do estilo de vida no desenvolvimento e na evolução das cardiopatias (Rebelo e colaboradores, 2007).

Já em 1993 a Organização Mundial da Saúde (OMS) preconizava que todos os portadores de DCV, para serem considerados tratados de modo satisfatório, deveriam ser obrigatoriamente encaminhados para programas de reabilitação, os quais poderiam e deveriam ser implantados, sobretudo em localidades distantes de grandes centros, desprovidos de maiores recursos humanos e materiais (Rebelo e colaboradores, 2007).

Apesar dos benefícios positivos da saúde física e mental do exercício, a adesão a longo prazo a programas de reabilitação continua a ser problemática. Estima-se que apenas 50% de todas as pessoas que iniciam um programa de exercícios continuará com o hábito por mais de 6 meses. A questão da não adesão é particularmente importante porque o exercício é benéfico apenas se for mantido por longos períodos. Assim, deve-se desenvolver estratégias para melhorar o início do programa e a adesão, especialmente em indivíduos menos ativos, menos instruídos e os obesos (Fletcher e colaboradores, 1996).

Com a crescente renda das classes mais desfavorecidas no Brasil, um fator pernicioso que assolou a população – a desnutrição – parece estar em vertiginoso declínio, o que é uma ótima notícia; porém, o aumento de renda infelizmente não significou melhor qualidade alimentar, pois a taxa estimada de brasileiros obesos em 2015 é de aproximadamente 18%; a de adultos com sobrepeso é superior a 50%. O cenário tornou-se sombrio a médio e longo prazos, ao que se somam a epidemia de obesidade e a a maior expectativa de vida da população. Todos esses fatores elevam profissionais de saúde, como o fisioterapeuta e o educador físico, à categoria de agentes fundamentais na prevenção e no tratamento de doenças cardiocirculatórias às quais a nova sociedade brasileira e a dos demais países industrializados estarão expostas nas próximas décadas.

BIBLIOGRAFIA CONSULTADA

Ades P, Savage P, Toth M, Berino J, Schneider D. High-calorie-expenditure exercise: a new approach to cardiac rehabilitation for overweight coronary patients. *Circulation*. 2009;119:2671-8.

Allison T. Improving weight loss in cardiac rehabilitation. *Circulation*. 2009;119:2650-2.

Bibbins K, Lin F, Vittinghoff E, Connor E, Hulley S, Grady D, Shlipak M. Predictors of heart failure among women with coronary disease. American Heart Association. *Circulation*. 2004;110:1424-30.

Bordon J, Paiva S, Matsubara L, Inoue R, Matsu M, Gut Al et al. Redução da mortalidade após implementação de condutas consensuais em pacientes com infarto agudo do miocárdio. *Arq Bras Cardiol.* 2004 abr;82(4).

Braunwald E, Zipes D, Libby P. *Tratado de doenças cardiovasculares.* 9. ed. Rio de Janeiro: Elsevier; 2013.

Choi H, Curhan G. Independent impact of gout on mortality and risk for coronary heart disease. *Circulation.* 2007;116:894-900.

Chun J, Won C, Sarinas P, Hitkara K, Heidenreich P. Severity of sleep apnea is an independent predictor of mortality in patients with ischemic heart disease. *Circulation.* 2007;116:II640-II64.

Dias C, Maiato A, Baqueiro K, Fiqueredo A, Rosa F, Pitanga J. Resposta circulatória à caminhada de 50 m na unidade coronariana, na síndrome coronariana aguda. *Arq Bras Cardiol.* 2009 fev; 92(2).

Diretriz de reabilitação cardiopulmonar e metabólica: aspectos práticos e responsabilidades. *Arquivos Brasileiros de Cardiologia.* 2006 jan; 86(1).

Drager L, Ladeira R, Neto Rodrigo A, Filho G, Benseñor I. Síndrome da apneia obstrutiva do sono e sua relação com a hipertensão arterial sistêmica. Evidências atuais. *Arq Bras Cardiol.* 2002;78(5):531-6.

Ferreira P, Rodrigues A, Évora P. Efeitos de um programa de reabilitação da musculatura inspiratória no pós-operatório de cirurgia cardíaca. *Arq Bras Cardiol.* 2009 abr;92(4).

Fletcher G, Balady G, Blai S, Blumenthal J, Caspersen C. Statement on exercise: benefits and recommendations for physical activity programs for all Americans. *Circulation.* 1996;94:857-62.

Frost P, Davis R, Burlando A, Curb D, Guthrie G, Isaacsohn J *el al.* Coronary heart disease risk factors in men and women aged 60 years and older. *Circulation.* 1996;94:26-34.

Ghisi G, Durieux A, Manfroi C, Herdy A, Carvalho T, Andrade A, Benetti M. Construção e validação do "CADE-Q" para educação de pacientes em programas de reabilitação cardíaca. *Arq Bras Cardiol.* 2010;94(6):813-22. Epub maio 07, 2010.

Guidelines for the Six-Minute Walk Test. *American Journal of Respiratory and Critical Care Medicine.* 2002;166:111-7.

Maron B, Araújo G, Thompson, Fletcher G, Luna A. Recommendations for preparticipation screening and the assessment of cardiovascular disease in masters athletes. *Circulation.* 2001;103:327.

Micha R, Wallace Sarah, Mozaffarian D. Red and processed meat consumption and risk of incident coronary heart disease, stroke, and diabetes mellitus. *Circulation.* 2010;121:2251-2.

Neufeld H, Goldbourt U. Coronary heart disease: genetic aspects. *Circulation.* 1993;67:943-54.

Pereira F, Rebelo V, Garcia A, Andrade D, Werner C, Carvalho T. Resultado clínico e econômico de um programa de reabilitação cardiopulmonar e metabólica. *Arq Bras Cardiol.* 2007 out;89(4).

Pires S, Oliveira A, Parreira V, Britto R. Teste de caminhada de seis minutos em diferentes faixas etárias e índices de massa corporal. *Rev Bras Fisioter* (São Carlos). 2007 mar/abr;11(2):147-51.

Rebelo F, Garcia A, Andrade D, Werner C, Carvalho T. Resultado clínico e econômico de um programa de reabilitação cardiopulmonar e metabólica. *Arq Bras Cardiol.* 2007 mar;88(3).

Rodrigues R, Olga Aguillar M, Gallani M, Gobatto C. Obesity in patients with myocardial infarction. *Rev Latino-Am Enfermagem.* 2003 jul/ago;11(4).

Rubim V, Neto C, Romeo J, Montera M. Valor prognóstico do teste de caminhada de seis minutos na insuficiência cardíaca. *Arq Bras Cardiol.* 2006 fev;86(2).

Sheps D, Mahon R, Becker L, Carney R, Freedland K. Mental stress-induced ischemia and all-cause mortality in patients with coronary artery disease. *Circulation.* 2002;105:1780.

Sociedade Brasileira de Cardiologia. Diretriz da Interpretação do Eletrocardiograma de Repouso. *Arq Brasileiro de Cardiologia.* 2003;80 (Supl. III).

V Diretrizes Brasileiras de Hipertensão Arterial: Organizado por: Sociedade Brasileira de Cardiologia (SBC), Sociedade Brasileira de Hipertensão (SBH) e Sociedade Brasileira de Nefrologia (SBN). São Paulo; fev. 2006.

Zuniga E, Gomez J, Martinez S, Ocampo V, Urrea C. Angina de Prinzmetal. *Arq Bras Cardiol.* 2009 aug; 93(2).

CAPÍTULO 9

LER e DORT
doenças articulares

MARÍLIA DE CAMPOS FERREIRA

INTRODUÇÃO

As doenças articulares afetam as pessoas ocasionando dor nas articulações, incapacidade motora e, algumas vezes, até mesmo deformidades, não importando a raça ou a idade. Os sintomas podem surgir com a presença de "rigidez nas articulações, contratura dos tecidos moles, atrofia muscular, descondicionamento físico generalizado e diminuição da função, sendo ela inflamatória ou não, [com possível ocorrência de] diminuição da força muscular e atrofia em torno da articulação envolvida" (Frontera e Slovic, 2001, p. 217).

Entre as doenças articulares mais evidentes nos últimos tempos, pode-se destacar a lesão por esforço repetitivo (LER), que pode ser definida como "transtorno funcional, mecânico com lesão em tendões, músculos, nervos, fascias, bolsas articulares e pontas ósseas. A LER pode ocorrer de modo isolado ou associado, também considerada degeneração dos tecidos nos membros superiores, região escapular e pescoço" (Lima, 2004, p. 25).

A LER pode surgir a partir de posturas incorretas à movimentação no decorrer das atividades de rotina, no trabalho ou na prática de alguma atividade física. O uso forçado e repetitivo de algumas articulações do corpo, como do pescoço, das mãos, dos ombros e dos cotovelos, pode ocasionar dor crônica, queda de desempenho no trabalho, incapacidade temporária e até mesmo evoluir para uma síndrome crônica.

Para Polito e Bergamaschi (2003), as lesões por traumas cumulativos são lesões musculares e/ou de fáscias e/ou de nervos nos membros superiores, ocasionada pela biomecânica incorreta deles e tendo como consequência alterações no rendimento do trabalho e até mesmo alterações psicológicas. A denominação de LER surgiu na Austrália em 1984 e foi adotada no Brasil pelo INSS*. De acordo com os US

---

*   Instituto Nacional do Seguro Social, órgão do Ministério da Previdência Social desde 1989.

Bureau of Labor Statistics, a LER é responsável por mais de 60% de todas as doenças relacionadas ao local de trabalho, e à medida que se avança na era da informática, este problema tende a aumentar.

Para Lima (2004 *apud* Machado, 2001), os sinônimos encontrados para designar a LER são: tendinite; tenossinovite, LTC – lesão por trauma cumulativo; DORT – distúrbio osteomuscular relacionado ao trabalho; síndrome dolorosa dos membros superiores por sobrecarga funcional.

Em 2004, das incidências de doenças profissionais identificadas pelas estatísticas do INSS, a LER e/ou o DORT ocupou 72% dos diagnósticos que resultaram em auxílio-acidente e aposentadoria por invalidez pela Previdência Social (Lima, 2007 *apud* Ministério da Saúde do Brasil, 2001).

A prática da atividade física pode trazer benefícios para o trabalhador para melhorar a sua qualidade de vida, prevenir a fadiga muscular, as doenças por traumas cumulativos e os vícios posturais, diminuir o índice de acidentes de trabalho e aumentar a sua eficiência e disposição para o trabalho.

As vantagens de se implantar um programa de atividade física nas empresas são ampliadas pelos empregadores, pois isso resultará em funcionários mais ativos e saudáveis. Entre as atividades físicas recomendadas, está a "ginástica laboral (GL), pois sendo um conjunto de práticas físicas elaboradas a partir das atividades físicas que relaxam e tonificam as estruturas e se exercida durante o expediente, visa compensar as estruturas mais utilizadas no trabalho e ativar as que não são tão requeridas" (Lima, 2007, p. 28).

Em pesquisa realizada, constatou-se que: "80% dos reumatologistas acreditavam que os exercícios de amplitude de movimento, ou seja, de flexibilidade, sejam úteis no manuseio da artrite reumatoide, enquanto apenas 20% acreditavam que os exercícios aeróbicos eram úteis" (Frontera e colaboradores 2001, p. 215 *apud* Irvensen, 1996).

A grande maioria dos pesquisadores afirma que os exercícios físicos indicados para a prática da GL sejam os de alongamentos, flexibilidade, condicionamento físico (força e resistência), relaxamento ou descontração, assim como a automassagem e a massagem individual e em duplas, com ou sem aparelhos (bolinhas de borracha etc.). Essas atividades físicas podem ser proporcionadas pelo profissional de educação física e seu programa deve variar de acordo com a necessidade individual de cada grupo dentro de um único local de trabalho.

Algumas empresas vêm analisando os resultados dos programas de exercícios físicos para determinar se o exercício é produtivo ou não, se consegue evitar a dispensa no trabalho por ordem médica e se as pessoas praticantes apresentam menos lesões quando comparadas àquelas pouco ativas. Uma vez confirmados os resultados, os benefícios serão elevados, pois incluirão a diminuição de aposentadorias precoces, despesas com tratamentos médicos e dias parados. O pequeno investimento de capital, os baixos riscos e as ótimas condições na realização de programas de exercícios apontam para um futuro promissor (Achour Jr., 2004).

PRINCIPAIS CAUSAS DA LER/DORT

Ao se executarem posturas e movimentos de modo correto, várias vezes ao dia, como sentar, abaixar, digitar, levantar um peso ou atender ao telefone, as pessoas estarão prevenindo as doenças articulares, os vícios ou desvios posturais e as LER.

Para Verderi (2001, p. 41), "precisamos entender que a nossa forma estática não é regida por músculos isolados, mas, sim, por um conjunto de músculos a que alguns estudiosos referem-se como 'cadeias musculares'. Todo desequilíbrio ou desarranjo que ocorre nessas cadeias leva a um desequilíbrio do tônus muscular e, consequentemente, à má postura. Podemos perceber, ao longo do tempo, desequilíbrios articulares, musculares, tendíneos, capsulares e outros não citados, todos decorrentes de forças anormais agindo sobre o corpo, como compressões, torções, rotações e outras. Os danos são muito grandes quando não detectados inicialmente".

Os sintomas da LER/DORT são característicos de algumas profissões, como os digitadores, os trabalhadores de linha de montagem, costureiras etc., ou seja, profissionais que permanecem muitas horas executando o mesmo movimento utilizando as mesmas articulações nem sempre com a postura ideal ou o material ergonomicamente correto.

A sucessão desses movimentos horas, dias, meses e anos seguidos, possivelmente, ocasiona comprometimento das estruturas ósseas, inflamações nos músculos, tendões ou mesmo compressão de nervos e da circulação sanguínea.

Segundo Shankar (2002, p. 15), "a imobilização conduz às mudanças no colágeno, nos ligamentos e nos músculos próximos da articulação, causando redução do movimento. A mobilização precoce e a manutenção da amplitude de movimento através de exercício ativo e passivo pelo menos duas vezes ao dia diminuem as alterações que formam as contraturas".

LER/DORT está entre as doenças articulares presentes entre os trabalhadores, ocasionando dor, fadiga, incapacidade temporária, menor desempenho no trabalho e pode ser agravada por fatores psíquicos de modo isolado ou associado. Os profissionais, de variadas idades, acometidos por esses problemas precisam manter-se afastados de suas atividades profissionais por determinado período (Verderi, 2001).

Para Guadelupe de Lima (2004, p. 39), os fatores de risco ocorrem em "atividades com alta repetitividade, quando as atividades são cumpridas em, no máximo, 30 segundos (ciclo de trabalho igual ou menor de 30 segundos) ou quando a realização de atividade requer a repetição de padrões de movimentos similares por mais de 50% do ciclo de trabalho".

Considera-se também que, se um objeto é manuseado ocasionalmente (menos de um terço do período de trabalho) por uma única mão em tarefas de levantar, carregar, empurrar ou puxar, o trabalhador exigirá muito esforço se seu peso for maior que 4,5 kg. No entanto, se o esforço é frequente (ocorrendo em um terço do ciclo de trabalho), o peso do objeto exigirá emprego de mais força caso seja superior a 2,7 kg por mão ou 5,4 kg ao usar as duas mãos.

Conforme Shankar (2002), as lesões causadas por *overuse* têm uma diversidade de terminologia- -distúrbio por movimento repetitivo, síndrome por esforço repetitivo, distúrbios musculoesqueléticos relacionados à atividade e são extremamente predominantes. No sistema do Labor Bureau of Labor Statistics (BLS) nos Estados Unidos (2008), a maior frequência das lesões associadas aos movimentos repetitivos ocorre nas indústrias em setores como empacotamento de carnes, fabricação de automóveis e confecção de roupas.

As lesões podem surgir a partir de fatores como a repetição dos movimentos, a força realizada ou empregada na movimentação de objetos, a duração dos movimentos, o estresse por contato, a vibração e a temperatura. Os fatores físicos envolvidos são, por exemplo, exigências do trabalho (treinamento) e os fatores ambientais.

Existem mais de cem formas de doenças articulares em que estão presentes restrição na mobilidade articular e, em alguns casos, até mesmo deformidade das articulações. Nos últimos 20 anos, os pesquisadores têm feito estudos sobre a eficiência dos exercícios de força e aeróbicos no manuseio da artrite e dos sintomas musculoesqueléticos. Comprovada essa eficiência, porém, encontra-se resistência dos médicos em indicar a prática da atividade física ou, pelo contrário, o é tardiamente (Frontera e colaboradores, 2001).

Existem várias doenças que podem ser enquadradas nesse grupo das LER ou lesões por traumas cumulativos (LTC), cada uma com uma característica diferente, mas que levarão, no final, aos sintomas de dor, fraqueza e fadiga das articulações, impedindo a pessoa de trabalhar normalmente (Saúde em Movimento, 2010).

As formas clínicas de LER/DORT e suas consequências são descritas a seguir.

Tendinite

Os tendões são responsáveis pela fixação dos músculos nos ossos. O termo tendinite corresponde a uma inflamação dessas estruturas, causada por excessivo uso daquela articulação envolvida. A tendinite pode ocorrer em qualquer articulação, mas é mais comum nos punhos, joelhos, ombros e cotovelos. Em decorrência da inflamação, a pessoa apresentará dor quando movimentar as articulações, o que causará inchaço das estruturas presentes nas costas das mãos. Os sintomas são fraqueza nas mãos e sensação de queimação no lugar da dor (Saúde em Movimento, 2010).

Pode se apresentar como tendinite calcificada do punho, do supraespinhoso e bicipital e da cabeça longa do bíceps.

Tendinite calcificada do punho

Observada na área em que o tendão do músculo flexor ulnar do carpo se insere no osso pisiforme ou o tendão do músculo flexor radial do carpo se insere na base do segundo metacarpiano. Menos frequente, nela são acometidos os flexores dos dedos da mão e os extensores dos dedos do carpo. O sintoma primordial é a dor localizada no punho, na região do tendão acometido, a qual tanto pode ser a margem ulnar, como a radial. A dor é intensa e aumenta aos menores movimentos do punho ou à apalpação superficial (Lima, 2004).

Tendinite do supraespinhoso e bicipital

Para Oliveira (2003), as tendinites das bainhas dos músculos rotadores e as do tendão supraespinhoso e bicipital são responsáveis pelas incapacidades dos tecidos moles em torno das articulações dos ombros e fatores etiológicos na rotura desses tendões. Nesses tipos de tendinite, pode haver sensação de peso e até mesmo dor local, a qual se localiza próximo à pequena tuberosidade do úmero e à face anterior do braço, podendo ser irradiada para todo o membro superior.

Para Guadelupe de Lima (2004, p. 34), "a tendinite mais comum é a do supraespinhoso, que realiza imensa quantidade de movimentos, sofrendo microtraumas repetidos, podendo chegar à degeneração progressiva e necrose. Abduções repetidas levam a processos inflamatórios e degenerativos do tendão do manguito rotador (grupo dos músculos responsáveis pela rotação externa do braço e sua abdução), resultando algumas vezes na ruptura parcial do músculo referido, que se traduz na dificuldade de abdução e, nas formas agudas, na impossibilidade de movimentos com o braço devido à dor. O quadro doloroso não se restringe ao ombro, mas atinge partes do membro e a região da espádua e do pescoço".

Tendinite da cabeça longa do bíceps

Trata-se do processo inflamatório do tendão da porção longa do bíceps braquial, no nível da goteira intertrabecular (Polito e Bergamaschi, 2003).

Para Zuffo (2006), seus sintomas são inflamação e dor na região anterior proximal do ombro, causadas pela manutenção da flexão do punho, antebraço pronado e braço em abdução, sem apoio; manutenção do antebraço supinado e flexão sobre o braço.

Tenossinovite

Trata-se da inflamação do tecido que reveste os tendões, definidos por bainhas sinoviais. Pode se apresentar como dedos em gatilho, doença De Quervain e fraqueza do flexor do mínimo.

Dedos em gatilho (tenossinovite estenosante)

Para Guadelupe de Lima (2004), na tenossinovite estenosante, o tendão acometido é o flexor superficial dos dedos da mão, com formação de um nódulo no tendão, que se localiza na superfície palmar das articulações metacarpo-falangeanas. Considerada traumática, a doença pode ser encontrada em trabalhadores que usam ferramentas inadequadas, traumatizando com frequência a região palmar. O sintoma mais comum é a impossibilidade de extensão normal dos dedos, apesar de a flexão se fazer quase sempre sem dificuldade. O movimento de extensão se processa como ultrapassando um obstáculo, o que faz com que o dedo salte com o esforço empregado para vencer tal resistência. Esse processo se chama fenômeno do gatilho e é, na maioria das vezes, doloroso. É frequentemente solitário, em um só dedo, em geral o quarto ou o terceiro, podendo, no entanto, ser multilocalizado, em ambas as mãos.

Doença de Quervain

Para Guadelupe de Lima (2004), a síndrome de Quervain é uma fibrose dolorosa da bainha comum dos tendões do longo abdutor do polegar e extensor curto do polegar, que, espessada, provoca distúrbios de sensibilidade e impotência funcional ao deslizar no sulco ósseo do processo estiloide do rádio. Os sintomas podem aparecer e piorar até se tornarem uma dor aguda no dorso do polegar, atingindo o processo estiloide do rádio, sobretudo a flexão passiva e a abdução ativa do polegar.

Fraqueza do flexor do mínimo

Para Shankar (2002 *apud* Pascarelli, 1993), a partir do uso excessivo do teclado, tende-se a hiperestender e abduzir o quinto dedo para melhor acessar as teclas mais distantes. O quinto dedo é muito mais usado para as teclas *shift* e *enter* do que o segundo e o terceiro dedos, mais ágeis. O flexor do dedo mínimo, então, fica enfraquecido, o que se acredita resultar na hiperextensão e no desuso do flexor.

Síndrome cervicobraquial

Conforme Guadelupe de Lima (2004), nessa síndrome "ocorre uma compressão do feixe neurovascular ao atravessar os músculos do pescoço, especialmente o escaleno. Há também um distúrbio funcional e orgânico de origem ocupacional, produzido por fadiga muscular e/ou repetida função dos braços e mãos. Os músculos envolvidos são o trapézio, o levantador de escápula, o romboide, o supraespinhoso e os músculos cervicais.

Segundo o Instituto de Tratamento da Coluna Vertebral (2010), as ramificações nervosas que saem da coluna cervical têm ramificações que se estendem para os ombros, os cotovelos, os antebraços, as mãos, os dedos e a cabeça. Os processos degenerativos naturais (artrose), metabólicos (osteoporose), posturais (escolioses) ou afecções em que haja compressão nervosa (hérnias de disco) geram uma inflamação na região do pescoço, a qual, quando acomete determinado nervo, além da dor do pescoço, provocará dores irradiadas para a região em que ele é inervado.

Contratura de Dupuytren

Nessa doença, ocorre uma proliferação fibrosa da fáscia palmar da região cubital da mão, com contratura progressiva e deformação em flexão dos dedos (Polito e Bergamaschi, 2003).

Outra definição, de acordo com Guadelupe de Lima (2004), é de que, na contratura de Dupuytren, os nódulos surgem na região palmar ou na face dorsal da falange proximal de um ou mais dedos, e, com a evolução, tendem a se achatar e surgem cordas fibrosas. Podem aparecer parestesias nas mãos. As contraturas ocorrem nos dedos: primeiro no 4º, depois no 5º e, em seguida, nos demais dedos, mas raramente no polegar.

Gânglio

Conforme Polito e Bergamaschi (2003), trata-se de tumorações benignas do tecido sinovial, que sofrem uma degeneração mucoide por diversas etiologias, inclusive traumática e ocupacional, podendo estar presentes em qualquer articulação.

Para Guadelupe de Lima (2004), as tumorações císticas são conhecidas como cisto sinovial e localizam-se, preferencialmente, na região dorsal da mão e do punho, sendo mais frequentes em mulheres. Várias teorias tentam explicar a origem do gânglio; a hipótese é de que seja inflamatório ou esteja relacionado aos esforços.

Bursites

A bursite é uma inflamação das bursas, pequenas bolsas que contêm líquido, e que envolve as articulações e funciona como um amortecedor entre ossos, tendões e tecidos musculares. Os locais mais afetados são ombros, cotovelos, quadris e joelhos. As lesões por esforço, traumatismos e infecções, o uso excessivo das articulações, os movimentos repetitivos, a artrite e a gota estão entre suas causas mais frequentes. O paciente sente dor e restrição dos movimentos, e pode haver formação de edema. (Mundo em Educação, 2010).

Epicondilites

Lima (2007) as define como inflamações do epicôndilo medial e lateral dos cotovelos ligadas aos mecanismos patológicos dos músculos flexores e extensores do punho.

Epicondilite lateral

Conhecida como *tennis elbow* (cotovelo de tênis), é causada pela inflamação das pequenas protuberâncias dos ossos do cotovelo, os chamados epicôndilos (laterais). Apesar do nome, poucos tenistas apresentam essa doença, sendo mais comum em pessoas que trabalham levantando peso ou em escritórios, donas de casa e artesãos/trabalhadores manuais. Alguns músculos que promovem a retificação do punho e dos dedos são presos pelos tendões no epicôndilo lateral do cotovelo e podem apresentar sintomas de dor (Saúde em Movimento, 2010).

Síndrome do túnel ulnar ou síndrome do canal de Guyton

Conforme Guadelupe de Lima (2004), consiste na compressão do nervo ulnar no nível da articulação do punho, quando aquele passa por meio do canal de Guyton ou túnel ulnar, em torno do osso pisiforme, levando a sintomas na margem ulnar da mão. Os principais sintomas são diastesia (perda de sensibilidade), dor, franqueza e hipotrofia muscular, sensação de frio e intolerância ao calor, atingindo geralmente a face flexora e extensora do 4º e 5º dedos e da região hipotênar.

Síndrome do túnel do carpo

Segundo Guadelupe de Lima (2004), refere-se à compressão do nervo mediano situado em um compartimento osteofibroso da parte palmar do punho, por onde também passam os tendões flexores da mão e dos dedos (responsáveis pela movimentação do dedo polegar). Os principais sintomas são dormências, parestesias e dor nos dedos da mão, normalmente com crises noturnas e se acentuados com a flexão do punho.

Síndrome do redondo pronador

Para Polito e Bergamaschi (2003, p. 46), "essa síndrome consiste na compressão do nervo mediano entre as duas cabeças do músculo pronador redondo, próximo à fossa cubital em frente ao músculo braquial e atrás da aponeurose de inserção do bíceps".

Tal compressão provocará dor nos três primeiros dedos da mão, enfraquecendo a oposição do polegar e dos flexores, e ao se pronar o antebraço com o punho firmemente cerrado e contra resistência. Pode ocorrer hipertrofia muscular dos músculos do antebraço (Guadelupe de Lima, 2004).

Síndrome do desfiladeiro torácico

Ocorre em virtude da compressão do plexo braquial em sua passagem pelo desfiladeiro torácico, formado pela clavícula, pela primeira costela, pelos músculos escalenos anteriores e médio e pelas fáscias dessa região, que determinam um estreito canal e se tornam mais estreitos quando são encontradas pequenas alterações anatômicas decorrentes de traumas locais e de vícios de postura. Surgem sintomas objetivos, como hipoestesia, fraqueza ou atrofia muscular, teste de compressão costoclavicular, ombro caído, ruído supraclavicular, edema e hipotonia (Oliveira, 2003).

Síndrome do ombro doloroso

Segundo Fellet (2010), o ombro doloroso é uma síndrome caracterizada por dor e impotência funcional de graus variados, que acomete estruturas responsáveis pela movimentação do ombro, incluindo as articulações, os tendões e músculos, os ligamentos e as bursas. A frequência aproximada das causas de ombro doloroso é de 80% por bursites subdeltoidianas ou subacromiais, com ou sem depósito calcário, 8% miofibrosites, 5% artrites do ombro e 7% outras condições.

Síndrome do impacto do arco doloroso

Conforme Polito e Bergamaschi (2003), nessa síndrome o tendão do supraespinhoso é prensado entre a tuberosidade do úmero e o acrômio, na abdução de amplitude média da articulação glenoumeral.

Síndrome da tensão do pescoço (mialgia tensional)

Segundo Polito e Bergamashi (2003), trata-se de um quadro álgico no nível da cintura escapular causado pelo aumento da carga muscular estática em virtude de postura incorreta e esforço repetitivo.

Para Oliveira (2003), consiste na fadiga muscular localizada, em decorrência da estática e sistemática contração. O processo básico suposto é de que há acumulação de produtos finais metabólicos nos músculos ou suprimento insuficiente de oxigênio. Os sintomas subjetivos são dor e rigidez muscular no pescoço, cefaleia, fraqueza muscular e parestesia, e os objetivos são hipotonia muscular, tensão no pescoço, limitação à movimentação, lordose e ombros caídos.

Miosites e polimiosites

Para Guadelupe de Lima (2004), são processos inflamatórios da musculatura esquelética que, pelo próprio esforço e fadiga, podem ter suas fibras elásticas rompidas, edema, degeneração e fibrose. Manifesta-se como dor, fraqueza e desconforto muscular com quadro sintomático, complexo e de difícil identificação.

Fibromiosite ou fibrosite

Consiste na queixa de dor e rigidez no pescoço, na cintura escapular e nas extremidades agravada com a atividade e tensão emocional, e melhorada com repouso e distração (Polito e Bergamaschi, 2003).

Lombalgia

Refere-se ao conjunto de manifestações dolorosas que acontecem na região lombar (compressão dos nervos) decorrentes de alguma anormalidade nela. É uma das grandes causas de morbidade e incapacidade funcional, tendo incidência apenas menor que a cefaleia (distúrbio doloroso que mais acomete o homem) (Instituto de Tratamento da Coluna Vertebral, 2010).

CLASSIFICAÇÃO E DIAGNÓSTICO

A LER/DORT pode ser controlada se for diagnosticada no estágio inicial e receber tratamento adequado. Para Lima (2007), pode ser dividida, conforme maior ou menor gravidade, em graus I, II, III e IV.

LER/DORT grau I

Caracteriza-se por sensação de peso e desconforto do membro afetado, dor espontânea localizada nos membros superiores ou na cintura escapular – caso em que não interfere na produtividade –, podendo ocorrer pontada durante a jornada de trabalho ou durante a atividade que causou a síndrome (Lima, 2007).

No grau I, não há irradiação nítida de dor e a melhora ocorre com o repouso (Lamas, 2010).

LER/DORT grau II

Apresenta uma dor persistente e intensa durante a realização da atividade causadora da síndrome intermitente. Mais localizada, a dor pode estar associada a calor, formigamento e leves distúrbios de sensibilidade. Nos períodos de exacerbação, reduz a produtividade. A dor pode aparecer fora das atividades laborais e a recuperação é mais demorada, mesmo com repouso (Lima, 2007).

LER/DORT grau III

Ocorre sensível queda na produtividade e, por vezes, até mesmo impossibilidade de executar a função. O repouso apenas atenua a intensidade da dor. Existem perda da força muscular e parestesias, edema recorrente, alterações de sensibilidade e hipertonia muscular constante, sintomatologias que podem estar acompanhadas de palidez, hiperemia e sudorese nas mãos (Lima, 2007).

LER/DORT grau IV

Os movimentos são acentuados com a dor, forte e contínua e que, em geral, acomete todo o membro afetado. Os paroxismos de dor ocorrem inclusive com o membro imobilizado, havendo constante perda da força e do controle dos movimentos. O edema é persistente e podem surgir deformidades em decorrência, provavelmente, dos processos fibróticos, reduzindo a circulação linfática de retorno com atrofias (em particular dos dedos) (Lima, 2007).

Para Lamas (2010), nesse estágio, a capacidade laboral é anulada e a invalidez se caracteriza, bem como são comuns alterações psicológicas com quadros de depressão ansiedade e angústia.

Diagnóstico

Segundo Oliveira (2003), por meio de uma análise estatística sobre a incidência dessas lesões, observou-se que, de cem casos, o resultado apresentou-se da seguinte maneira: 41% relacionavam-se à tendinite do supraespinhoso; 20% à tenossinovite de Quervain; 18% à tenossinovite dos flexores + síndrome do túnel do carpo; 11% à tenossinovite de Quervain + epicondilite lateral; 3% à síndrome cervical + tendinite do supraespinho; 2% à miosite dos extensores; 2% à síndrome do túnel do carpo; 1% à fascite palmar; 1% à síndrome do desfiladeiro torácico; 1% à cervicobraquialgia.

A manutenção da postura ideal é considerada uma forma de expressão e depende da execução de movimentos e de alguns fatores estruturais, como a postura mecânica, neurofisiológica e psicomotora, possivelmente influenciadas por fatores hereditários, familiares, psicológicos, doenças, maus hábitos e o exercício físico não realizado de forma correta (Lima, 2007).

Para Verderi (2001), uma postura incorreta poderá provocar os seguintes desvios posturais na coluna vertebral:

- **Costa plana:** diminuição da curvatura natural.
- **Hiperlordose:** acentuação da angulação na cervical e na lombar.
- **Hipercifose torácica:** acentuação da angulação da dorsal.
- **Escoliose:** desvio lateral, causando assimetria dos ombros e da pelve.

Posturas incorretas ao manusear máquinas, atender ao telefone ou visualizar a tela do computador podem ocasionar desvios posturais e doenças articulares, como (Verderi, 2001):

- Na posição em pé manuseando um aparelho ou uma máquina, com flexão da coluna cervical, flexão do punho e inclinação dos ombros.
- Na posição sentada ao atender ao telefone com rotação do tronco, rotação, flexão e inclinação da cabeça, flexão dos punhos e inclinação dos ombros.
- No computador, com desvio ulnar forçado, fadiga nos membros superiores, flexão do tronco para a frente e anteriorização do crânio e inclinação dos ombros.

PROGRAMA DE EXERCÍCIOS E AS DOENÇAS ARTICULARES

A prática de exercícios físicos e a atividade física são de fundamental importância para a prevenção das doenças articulares e proporcionam benefícios para a saúde. Segundo Verderi (2001, p. 41), "sabe-se que um corpo saudável é responsável pelo bom desempenho de todas as atividades diárias do ser humano e que a ausência de saúde leva o ser humano a um desequilíbrio físico, mental, social e profissional. Os problemas de postura normalmente surgem a partir de efeitos acumulados de má postura, vida estressante, posições mal executadas no trabalho, maus hábitos ao dormir e a não prática de nenhum tipo de atividade física, ou seja, levar uma vida sedentária".

A atividade física poderá melhorar a qualidade de vida dos trabalhadores. Para Polito e Bergamaschi (2003), a atividade física é um fator de prevenção no que diz respeito à saúde e bem-estar do ser humano. Por meio da GL, por exemplo, a qualidade vida dos funcionários das empresas poderá melhor, pois essa prática cria um espaço de quebra de ritmo, na rigidez e na monotonia do trabalho. Ao praticarem uma atividade física, perceber-se-á que aquele momento é único e particular, em que a pessoa poderá se dedicar a si mesma, o que reverte em benefícios para sua saúde.

Trabalhadores que praticam exercício adoecem menos e causam menos prejuízo aos seus patrões. Essa atividade compensará as estruturas articulares e musculares não trabalhadas e protegerá, recuperará e fortalecerá as estruturas mais utilizadas.

Segundo Polito e Bergamaschi (2003, p. 41), ocorrerá um desequilíbrio da tonicidade muscular, com aumento do tônus dos músculos mais envolvidos ou sua manutenção no mesmo nível e diminuição o daqueles que se encontram sem atividade.

Ginástica laboral (GL)

Entre as atividades físicas indicadas para prevenir as doenças articulares, está a GL, que consiste em (Moraes e Delbin, 2005):

- **Exercícios de aquecimento do músculo esquelético:** preparam o organismo para o trabalho físico, melhoram o nível de concentração, elevam a temperatura corporal e aumentam o aporte de oxigênio nos tecidos.
- **Alongamentos:** preparam os músculos, os tendões, os ligamentos e as cápsulas articulares para maior amplitude dos movimentos.
- **Exercícios de resistência muscular localizada:** favorecem a normalização do tônus muscular decorrente do esforço repetitivo nas tarefas laborais e atividades diárias, promovendo a manutenção do equilíbrio muscular e a prevenção das doenças osteomusculares.
- **Relaxamento:** compensar e relaxa todo e qualquer esforço repetitivo nos músculos, nas articulações, nos tendões e nos ligamentos, transcorridos no período de trabalho.

Segundo Lima (2007), "a ginástica laboral é uma atividade de auxílio à prevenção de lesões no ambiente de trabalho, pois, anatomicamente, visa a melhorar a flexibilidade e a mobilidade articular; diminuir a fadiga – decorrente da tensão e da repetitividade que acometem os tendões, músculos, fáscias e nervos – e beneficiar a postura do indivíduo diante do posto e da sua rotina de trabalho".

Como já dito, a GL também está associada à ergonomia e contribui para a melhora da qualidade de vida do trabalhador, o que gera ganho em produtividade e redução dos riscos de lesões (Polito e Bergamaschi, 2003). O envolvimento em um programa de aptidão física e estilo de vida pode melhorar muitos aspectos da saúde geral. Os funcionários se "sentem melhor" e, assim, são mais capazes de enfrentar um dia de trabalho. Na medida em que há a participação em um programa de condicionamento contínuo, há mais ganhos a longo prazo. As melhoras do estilo de vida pessoal podem incluir o abandono do hábito de fumar, o controle da obesidade (com menor risco de desenvolvimento de diabetes na maturidade e outras formas de doenças crônicas), entre outros (Shepard, 2003).

Verderi (2001) relata que o profissional de educação física tem fundamentação teórica e capacidade para desenvolver um bom trabalho de conscientização corporal quanto à importância de fazer com que cada um se sinta e conheça seu próprio corpo, eduque-se posturalmente e aplique esses novos conhecimentos no seu dia a dia. Esse profissional deve programar suas atividades com um conteúdo que seja adaptável às necessidades básicas de cada grupo de praticantes e também possa servir como prevenção dos desequilíbrios posturais, quando da realização das avaliações no início do trabalho físico.

Para Guadelupe de Lima (2004), a história da GL teve início, em 1925, em um programa destinado aos operários chamado "ginástica de pausa", na Polônia, estendido, posteriormente, para Holanda e Rússia. Em 1960, a Bulgária, a Alemanha, a Suécia e a Bélgica tiveram a iniciativa de implantá-lo. Nessa mesma época, no Japão, houve a consolidação da GL compensatória nas indústrias. Em 1962, a Federação Radio Taissô do Brasil passou a implantar um tipo de ginástica rítmica realizada no ambiente de trabalho e transmitida pelo rádio e pela televisão. Em 1969, no Rio de Janeiro, nos estaleiros Ishikavajima, foi introduzida a GL preparatória, com o objetivo de prevenir acidentes de trabalho. Em 1973, no Brasil houve a proposta de proporcionar exercícios baseados em análises biomecânicas com a meta de melhorar a saúde dos trabalhadores. Já em 1978, no Rio Grande do Sul, a Federação de Ensino Superior – FEEVALE e sua escola de Educação Física, com o SESI (Serviço Social da Indústria), elaboraram e implantaram o projeto chamado "Ginástica Laboral Compensatória e de Recreação". De acordo com a Resolução CONFEF 73/2004, a ginástica laboral por ser considerada uma área de atividade preventiva (atua com grupos de pessoas saudáveis), cuja atuação é designada para os profissionais de educação física, e não ao fisioterapeuta, pois este atua de forma terapêutica, com pessoas que já apresentam alguma enfermidade. O Conselho Regional de Educação Física (CREF4/SP) mantém um grupo de estudos sobre a ginástica laboral e a Associação Brasileira de Ginástica Laboral (ABGL), que teve início em 14 de agosto de 2007 (Revista CREF, 2008).

Entre os benefícios que essa atividade proporciona para os trabalhadores, estão: melhoria da flexibilidade, da mobilidade articular e da postura corporal; maior disposição e ânimo para o trabalho; aquisição do autoconhecimento; melhoria na sociabilização com os colegas e com os superiores; e maior produtividade individual e coletiva. A prática da atividade física também tende a diminuir a inatividade física, a tensão e fadiga muscular, os acidentes de trabalho, os afastamentos por lesões ocupacionais, a ausência no trabalho (absentismo) e procura ambulatorial e os custos com assistência técnica. Os fatores que poderão influenciar o sucesso do programa são apoio e atitude gerencial, acompanhamento do programa, avaliação constante do programa e habilidade da equipe de profissionais de educação física (Lima, 2007).

Carvalho (2003) afirma que os trabalhadores com posto em que a força física é exigida e os administrativos que apresentam problemas posturais são beneficiados com o programa de ginástica laboral. Os fatores diretamente ligados à ginástica laboral, de acordo com a Organização Mundial de Saúde (OMS), são o sedentarismo, o estresse ocupacional, a motivação nas organizações, a postura e a ergonomia, definidos a seguir:

1. **Sedentarismo:** o sedentarismo ou a inatividade física causa 2 milhões de mortes anualmente ao redor do mundo; portanto, aconselha-se que, para diminuir risco de doenças crônicas, prevenindo doenças e promovendo saúde, deve-se praticar atividade física moderada por 30 minutos ao dia em 5 dias na semana (Lima, 2007).

2. **Estresse ocupacional:** o estresse é o conjunto de reações do organismo às agressões de diversas origens, capazes de perturbar o equilíbrio interno. Já o estresse ocupacional é a reação do organismo às agressões físicas e psicológicas, originárias da tarefa executada pelo profissional (Lima, 2007 *apud* Ferreira, 2000):

   Para Lima (2007), os principais sintomas de estresse são: "sinais físicos (dores de cabeça constantes; dores no pescoço, ombros e costas; ansiedade; indigestão, náuseas; dores articulares); sinais mentais (perda de capacidade de concentração durante qualquer intervalo de tempo;

sensação de isolamento; conversa negativa "consigo mesmo"); e efeitos sobre o comportamento (andar de um lado para o outro de forma inquieta; tiques nervosos, como esfregar as mãos; falar demasiadamente rápido e ir apressado para todo lado – mesmo quando não está atrasado –; incapacidade de relaxar; fadiga constante; insônia; comer mais, fumar e beber).

3. **Motivação nas organizações:** a motivação promoverá momentos de lazer e de descontração, podendo ser incluídos o reavaliar, o pensar e o agir (saúde mental) de cada um individualmente, com possibilidade de organizar seu tempo dentro e fora do trabalho, praticar atividade física, aderir ao programa, adotar hábitos saudáveis, alterar seu estilo de vida, valorizar seu trabalho e sua realização pessoal (Lima, 2007).

4. **Postura e ergonomia:** a postura está diretamente ligada à ergonomia, pois é a forma de expressão e linguagem do corpo que envolve fatores neurofisiológicos, psicológicos e mecânicos. Entre esses fatores, estão os hereditários, familiares e psicológicos, bem como doenças, maus hábitos e posturas incorretas (ao se exercitar, se sentar, ficar em pé, conversar, atender ao telefone, carregar peso, dormir etc.).

As características específicas da GL têm como meio de valorizar e incentivar a prática de atividades físicas o instrumento de promoção da saúde e do desempenho profissional, por meio da prática de atividades físicas, que visam a melhorar a qualidade de vida ao trabalhador (Lima, 2004).

Para Kallas (2008), os agentes sociais envolvidos nessa atividade são o gestor que contrata o programa – responsável pela área de saúde ocupacional –, a empresa prestadora do serviço que proporcionará uma melhor qualidade de vida (QVT), o profissional de educação física – responsável pela adesão e pela permanência no programa de GL – e os trabalhadores que farão a sua parte aderindo e permanecendo no programa de GL. Os resultados que a prática da GL, e sua respectiva área, poderá proporcionar são:

- **Área dos recursos humanos:** controle do estresse, melhor qualidade de vida, maior integração entre os funcionários, melhor ambiente do trabalho, aumento do desempenho profissional, pessoal e social.

- **Área da segurança do trabalho:** comportamento na área de trabalho, consciência corporal do trabalhador, melhoria da postura do trabalhador, melhoria do risco de lesão.

- **Área do departamento médico:** menor índice de dispensas médicas por lesões (LER-DORT), combate ao sedentarismo, combate ao absenteísmo.

Para Kallas (2008), o profissional de educação física encontrará algumas barreiras para que as pessoas criem o gosto pela prática da ginástica, pois elas não estão em um ambiente esportivo ou de atividade física, e sim em seu ambiente de trabalho, como cansaço, roupa inadequada, não querer parar o trabalho, não querer suar ou se sujar, o superior ou chefe não autorizar a sua participação.

Para Lima (2007), ao desenvolver o programa de atividade física (ginástica laboral), o profissional de educação física deve direcionar os objetivos das atividades físicas para a manutenção da saúde, a melhoria da aptidão física e a forma como desenvolverá as atividades. Também deve se preocupar com as necessidades que cada grupo apresenta, como: Trabalha sentado? Trabalha em pé? Carrega peso? Movimenta-se o tempo todo? Movimenta-se carregando peso?

Para desenvolver o programa dessas atividades físicas, são indicados dois tipos de ginástica (Lima, 2007): ginástica corretiva – a qual visa a restabelecer o equilíbrio muscular; e a ginástica compensatória ou manutenção – que assegura o equilíbrio alcançado pelo funcionário.

O profissional deve dar atenção e realizar as correções necessárias na aplicação das atividades. Para isso, os alunos devem estar separados em pequenos grupos e o profissional deve observar alguns detalhes, como, ao se apresentar para as aulas, deve demonstrar seriedade no desenvolvimento de seu programa de trabalho, estar sempre atualizado em relação aos conteúdos, apresentar-se uniformizado e com o seu material organizado, adequar os exercícios ao tamanho do local e organizar seu material da melhor forma possível.

Os campos de atuação do profissional de educação física em relação à atividade física, de acordo com Lima (2007), são:

- **Aptidão física e capacidade funcional:** proporcionar a execução de exercícios específicos para desenvolver e melhorar a flexibilidade (mobilidade articular), o alongamento (pausa ativa), a força, a coordenação motora e a conscientização corporal, fatores que influenciarão também na melhora da aptidão física e da capacidade funcional de seu praticante.
- **Conceitos de ergonomia:** é preciso conhecer os conceitos de ergonomia, a ciência da configuração de trabalho adaptada ao homem. Os objetivos desse profissional em relação à ergonomia são melhorar o método do trabalho – para que as tarefas sejam executadas de forma correta – e adequar os produtos e materiais utilizados dentro e fora dos locais de trabalho. Assim, o funcionário dependerá das futuras adaptações de sua cadeira, da altura do visor do computador, entre outras, para melhorar seu ambiente de trabalho e minimizar ou sanar as causas das lesões. Na Figura 9.1, está demonstrada a forma correta de se sentar em frente ao computador, bem como de posicionar a cabeça, os braços, as pernas e os pés.

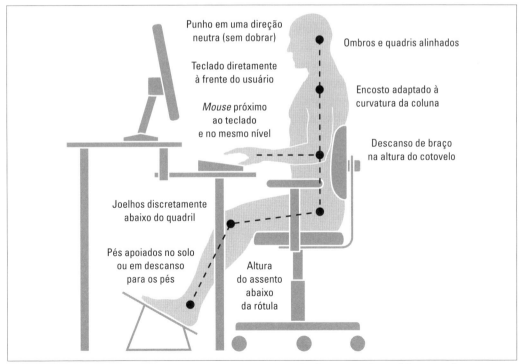

Figura 9.1 Forma correta de se sentar em frente ao computador, bem como de posicionar a cabeça, os braços, as pernas e os pés.

Fonte: Adaptada de Wall Street Fitness, 2010.

- **Educação e promoção da saúde:** as atividades desenvolvidas deverão ser objetivas, recreativas, integrativas, sociabilizantes e diversificadas; ter o foco na prevenção da lesão LER/DORT por meio do desenvolvimento de exercícios de alongamento e fortalecimento, direcionar as atividades com o "conhecimento dos fatores de risco" envolvidos nessas atividades e orientar os funcionários esclarecendo que os exercícios podem ser feitos antes e depois do trabalho, em pequenas pausas no meio do expediente ou em qualquer momento que sentirem necessidade.

Na elaboração de um programa de atividades físicas, é necessário que os exercícios prescritos sigam uma evolução, sendo desenvolvidos dos mais fáceis para os de maior dificuldade. Deve-se propor exercícios que estimulem a parte muscular, os tendões e as articulações e que tenham o propósito de melhorar a respiração, a coordenação motora e a percepção corporal. O programa de atividades físicas pode levar os trabalhadores, por meio de uma ação de investimentos das empresas, a executarem exercícios que auxiliem na movimentação natural do corpo. Com isso, quando forem solicitados movimentos com maiores amplitudes, não haverá predominância de encurtamento muscular, mas sim mobilidade e conservação da postura (Lima, 2007).

De acordo com o Verderi (2011), os exercícios da GL devem ser aplicáveis para:

- **Aquecimento musculoesquelético:** preparar o organismo para o trabalho físico, melhorar o nível de concentração e aumentar a temperatura corporal e o aporte de oxigênio nos tecidos.

- **Alongamento estático e dinâmico:** preparar os músculos, tendões, ligamentos e cápsulas articulares para uma melhor amplitude dos movimentos, e contribuir para a manutenção do tônus muscular.

- **Resistência muscular localizada (RML):** fortalecer a musculatura e favorecer a normalização do tônus muscular decorrente do esforço repetitivo nas tarefas laborais e atividades diárias, e favorecer a manutenção do equilíbrio muscular e a prevenção das doenças osteomusculares associadas à reeducação postural.

- **Relaxamento:** relaxar e compensar todo e qualquer esforço repetitivo nos músculos, nas articulações, nos tendões e nos ligamentos transcorridos no período de labor.

- **Coordenação motora:** desenvolver a coordenação motora pela combinação de exercícios e atividades recreativas e de lazer.

Ao se realizar as atividades físicas por meio de exercícios, o indivíduo melhorará as suas capacidades físicas e colaborará para a manutenção de uma postura ideal. Os principais movimentos básicos que envolvem as articulações do corpo humano são:

1. **Extensão:** ato de ampliar ou afastar uma parte do corpo de outra parte, aumentando o ângulo da articulação entre ambas.
2. **Flexão:** ato de aproximar uma parte do corpo ou dos segmentos contra a outra, diminuindo o ângulo da articulação entre ambas.
3. **Abdução:** ação de afastar um segmento da linha mediana do corpo.
4. **Adução:** ato de aproximar um segmento da linha mediana do corpo.
5. **Elevação:** ação de suspender qualquer parte do corpo no sentido contrário à ação da gravidade.
6. **Depressão:** ato de deprimir qualquer parte do corpo no sentido a favor da ação da gravidade.
7. **Pronação:** movimento correspondente à rotação interna do antebraço.
8. **Supinação:** movimento correspondente à rotação externa do antebraço.
9. **Anteversão:** progressão da crista ilíaca para a frente.
10. **Retroversão:** progressão da crista ilíaca para trás.

As principais capacidades físicas envolvidas em um programa de GL são descritas a seguir.

Alongamento

Segundo Anderson (1998), os alongamentos visam à extensão do músculo além de seu comprimento em repouso; não se busca aumentar a amplitude dos movimentos, não haverá esforço sobre a articulação e não se aplicam forças externas. O alongamento pode ser feito em quase todos os lugares e a qualquer hora, sem exigir aparelho ou roupa especial, tampouco habilidade especial no decorrer do dia, sendo realizado onde a pessoa estiver. Os alongamentos mais utilizados no caso da GL são:

- **Alongamento suave:** alongue-se até sentir uma leve tensão e mantenha o movimento por 5 a 10 segundos. Relaxe. Enquanto o alongamento é mantido, essa tensão deve diminuir; caso isso não ocorra, diminua o alongamento até se sentir mais confortável. Este alongamento melhora a flexibilidade, relaxa a musculatura e os tendões contraídos e diminui a tensão muscular.
- **Alongamento progressivo:** alongue-se uma fração de centímetros a mais, até sentir novamente uma leve tensão, mantendo o movimento por 5 a 10 segundos. Enquanto o alongamento é mantido, essa tensão deve diminuir ou permanecer a mesma; caso isso não ocorra, diminua o alongamento até se sentir mais confortável, pois você deve ter alongado demais. O alongamento progressivo reduz ainda mais a tensão e aumenta a flexibilidade regularmente.

Para Barbanti (2003), o alongamento se divide em:

- **Alongamento dinâmico:** técnica para aumentar a flexibilidade, em que se usam balanceamentos e oscilações das partes envolvidas.
- **Alongamento estático:** técnica para aumentar a flexibilidade mantendo o músculo em sua maior extensão possível.

Achour Júnior (2004) concorda com Barbanti na questão da terminologia utilizada e complementa a definição anterior quanto à forma de execução: o alongamento dinâmico deve ser aplicado com maior ênfase e o alongamento estático deve se manter por tempos prolongados, com a respiração suave bem prolongada, e aplicado quando houver restrição da flexibilidade.

Conforme Lima (2007), os exercícios de alongamento, quando realizados com frequência, podem auxiliar a manter e/ou aumentar a amplitude articular, minimizando o encurtamento muscular e a utilização de outras estruturas, para compensar a falta de amplitude em situações de estresse.

Para Anderson (1998), deve-se alongar pelo menos a cada hora durante o dia, pois isso poderá ajudar na prevenção da tensão e da dor muscular. O local onde é possível se alongar é o mais variado possível: no trabalho, no computador, sempre que se sentir dolorido ou cansado; antes ou depois de fazer uma caminhada ou exercícios físicos; pela manhã, ao acordar ou à noite, antes de dormir; quando precisar de mais energia; sempre que quiser se concentrar.

Também segundo Anderson (1998), os benefícios que o alongamento proporciona de acordo são diminuir a tensão muscular, melhorar a circulação sanguínea, reduzir a ansiedade, o estresse e a fadiga, melhorar a memória, diminuir os riscos de lesões, facilitar o trabalho, desenvolver a consciência corporal e fazer a pessoa se sentir melhor.

São alguns cuidados em relação à forma de se alongar: prestar atenção à sensação de cada alongamento; manter somente as tensões dos alongamentos que proporcionam uma sensação agradável; e relaxar enquanto se concentra na área sendo alongada – o alongamento não é exercício, ou seja, não é necessário forçar quando de sua realização, pois é uma atividade branda e suave.

Para Verderi (2011) ao realizar o alongamento, é preciso prestar atenção a alguns detalhes, sobre a forma correta e incorreta de sua execução:

- **Correto:** relaxar, não balancear, não sentir dor, sentir o alongamento, respirar naturalmente, prestar atenção ao corpo, orientar-se pela sensação do alongamento, concentrar-se na sua musculatura e nas articulações que estão sendo alongadas.
- **Incorreto:** prender a respiração, executar os movimentos com pressa, não prestar atenção ao corpo, alongar-se quando estiver tenso, balancear, alongar até sentir dor.

Os alongamentos auxiliam a evitar ou minimizar os efeitos da LER/DORT, com repetição de no mínimo três vezes por dia, com o tempo mínimo de 15 segundos por posição, alongando nas posições para a frente, trás e para as laterais ou com rotação completa. Os alongamentos podem ser realizados em pé ou sentados. Nas Figuras 9.2 a 9.12, são mostrados exemplos de alongamento conforme o lugar de realização e o membro em que será empregado.

Alongamento no escritório

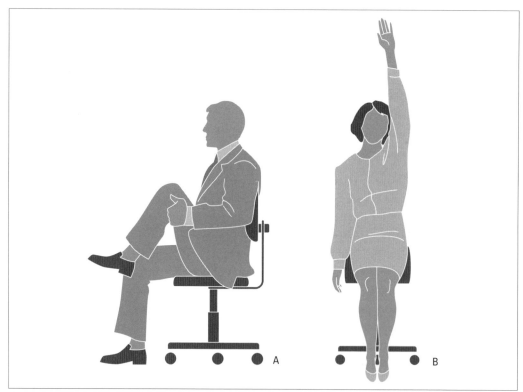

Figura 9.2 Alongamentos devem ser realizados em pé ou sentado. (A) Sentado com o tronco ereto e apoiado no espaldar da cadeira, com o joelho do membro inferior direito (MID) flexionado, o joelho do membro inferior esquerdo (MIE) flexionado e elevado para a frente, os membros superiores (MMSS) à frente do corpo – com semiflexão dos cotovelos e com as mãos apoiadas atrás do joelho esquerdo –, deve-se tracionar o MIE em direção ao tronco. Repetir para o outro lado. (B) Sentado com o tronco ereto e apoiado no espaldar da cadeira, os joelhos dos MMII (membros inferiores) semiflexionados e os pés apoiados no solo, o MSD (membro superior direito) estendido ao longo do corpo e o MSE (membro superior esquerdo) estendido e elevado acima da cabeça, alongar este membro para cima e repetir para o outro lado.

Fonte: Adaptada de Anderson, 1998.

Alongamento do pescoço

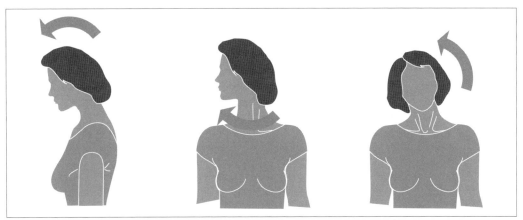

Figura 9.3 Alongamento em pé: realizar flexão e extensão (para a frente e para trás), rotação e flexão lateral do pescoço.

Fonte: Adaptada de abcdbrasil, 2010.

Alongamento dos membros superiores, ombros, punhos e mãos

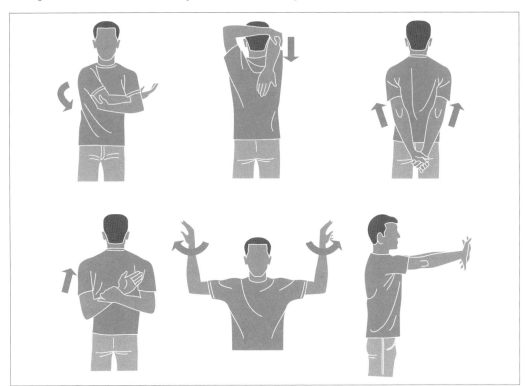

Figura 9.4 Movimentos de flexão e extensão dos membros superiores à frente, à lateral, atrás do corpo ou elevados no prolongamento do corpo, proporcionando o alongamento dos ombros, cotovelos e punhos.

Fonte: Adaptada de Oliveira, 2003.

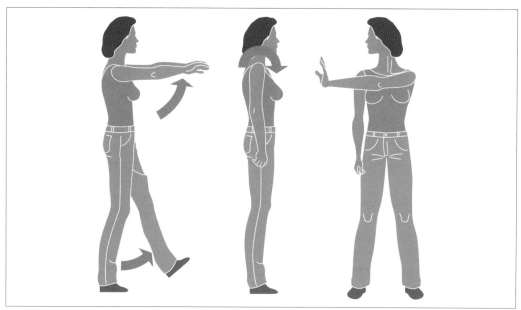

Figura 9.5 Movimento de elevação e alongamento de um dos membros superiores à frente do corpo; elevação e depressão dos ombros; e extensão de um dos membros superiores cruzado na frente do corpo, mantendo a flexão do punho.

Fonte: Adaptada de Oliveira, 2003.

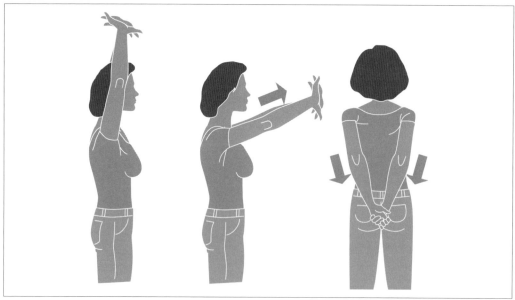

Figura 9.6 Movimento de elevação e depressão dos membros superiores à frente do corpo; estender os membros superiores entrelaçando os dedos atrás do corpo e realizar o movimento de elevação e depressão deles.

Fonte: Adaptada de abcdbrasil, 2010.

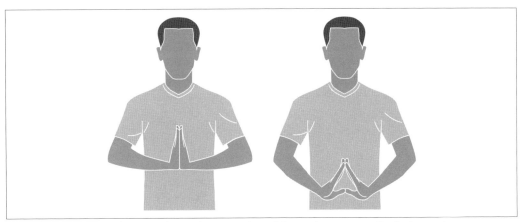

Figura 9.7 Movimento de tração de membros superiores à frente do corpo com flexão dos punhos.

Fonte: Adaptada de Oliveira, 2003.

Alongamento dos punhos e dedos

Shankar (2002) demonstra dois exemplos de alongamento para as mãos e os dedos:

- **Alongamento para as mãos:** os dedos da mão oposta devem ser hiperestendidos. Depois, segure os dedos completamente abduzidos e estendidos, durante 10 segundos até que a tensão do alongamento seja sentida. Repita o movimento novamente.
- **Alongamento para as dedos:** flexione os dedos nas articulações interfalangianas durante 10 segundos. Repita o movimento novamente.

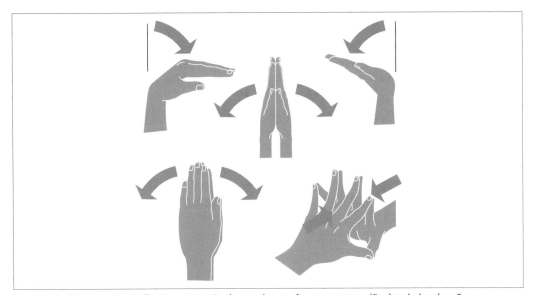

Figura 9.8 Movimentos de flexão e extensão dos punhos e afastamento e união dos dedos da mão.

Fonte: Adaptada de Oliveira, 2003.

Alongamento do tronco e do pescoço

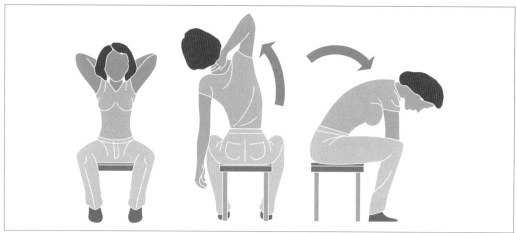

Figura 9.9 Posicionamento correto para alongamento sentado. Sentado com o tronco ereto, os membros superiores elevados, com flexão total dos cotovelos e o apoio das mãos nas costas, permanecer nessa posição por no mínimo 15 segundos. Estender o membro superior esquerdo para o longo do corpo e, ao mesmo tempo, flexionar o tronco para o mesmo lado. Logo em seguida, flexionar o pescoço e o tronco para a frente e os membros superiores à frente do corpo, apoiando-os sobre as coxas.

Fonte: Adaptada de abcdbrasil, 2010.

Alongamento do tronco

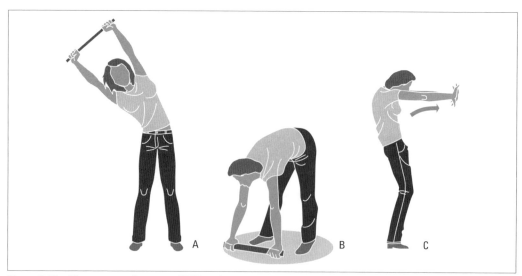

Figura 9.10 Alongamento do tronco. (A) Em pé, com o tronco ereto, os membros inferiores em afastamento lateral, os membros superiores estendidos ao prolongamento do corpo segurando um bastão, realizar flexão lateral do tronco e, ao mesmo tempo, a elevação e a depressão dos ombros. (B) Movimento de flexão do tronco para a frente. (C) Movimento de flexão do tronco com extensão dos membros superiores para a frente com as mãos entrelaçadas e semiflexão dos membros inferiores.

Fonte: Adaptada de abcdbrasil, 2010.

Alongamento dos membros inferiores

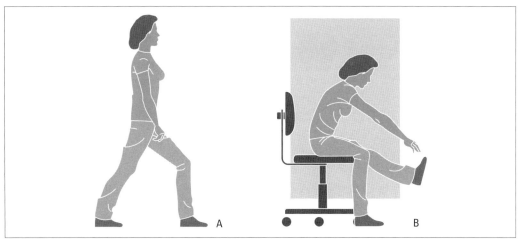

Figura 9.11 Posicionamento correto para alongamento sentado. (A) Na posição de afundo em afastamento anteroposterior com semiflexão do joelho direito e extensão do joelho esquerdo. (B) Na posição sentada com o tronco em flexão e rotação para o lado esquerdo, o membro inferior direito em semiflexão e apoio do pé no solo, o membro inferior esquerdo é estendido para a frente e o membro superior direito à frente do corpo com a mão tentando tocar o pé esquerdo.

Fonte: Adaptada de Oliveira, 2003.

Alongamento em dupla

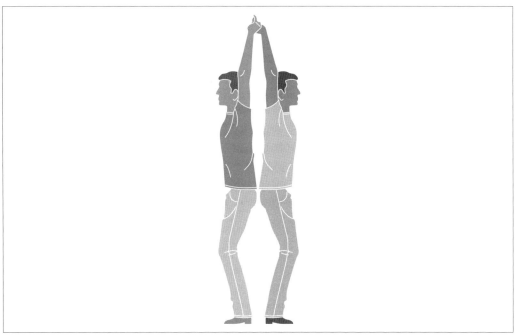

Figura 9.12 Em dupla, em pé de costas um para o outro, entrelaçar os dedos das mãos e alongar os membros superiores ao prolongamento do corpo.

Fonte: Adaptada de Oliveira, 2003.

Flexibilidade

A flexibilidade é responsável pela execução voluntária máxima de uma articulação ou um conjunto de articulações, dentro dos limites morfológicos, sem risco de provocar lesão (Dantas, 2005).

Segundo Achour Júnior (1999), a flexibilidade é definida como a capacidade física que permite realizar movimentos em nível articular, envolve os ligamentos, a cápsula articular, a musculatura, os tendões, a estrutura óssea e a pele. É mais fácil evitar o encurtamento com exercícios de alongamento do que realizá-los após o encurtamento muscular crônico.

A flexibilidade aumenta durante a infância e até o princípio da adolescência e, depois, diminui ao longo da vida. É possível que a flexibilidade diminua em razão do aumento da idade, mas a regressão pode ocorrer simplesmente porque o indivíduo faz cada vez menos exercícios de alongamento na medida em que envelhece.

É possível, também, que a flexibilidade diminua por uma combinação dessas duas coisas. As pessoas conquistam a flexibilidade até determinadas amplitudes pela maneira como repetitivamente se alongam. A flexibilidade adquirida com exercícios de alongamento dificilmente permanecerá com o abandono do treinamento. Assim, a continuidade dos exercícios de alongamento e o conhecimento dos motivos que possam ter provocado o encurtamento são essenciais para conservar a amplitude de movimento.

O treinamento de flexibilidade voltado para a prevenção das doenças articulares deve conter exercícios que possibilitem o relaxamento muscular e a movimentação da articulação, por meio de uma amplitude de movimento normal (não limitada), sem estresse excessivo e durante a execução de um exercício.

A permanência entre 30 e 60 segundos é indicadora de desenvolvimento de flexibilidade e manutenção da amplitude articular (Lima, 2007).

É recomendado realizar exercícios físicos de alongamento (utilizados para manter ou desenvolver a flexibilidade) ao menos três vezes por semana (o ideal seria diariamente), durante 10 a 15 minutos, estendendo os músculos lentamente, sem que haja dor; no início, por um período de 5 a 10 segundos, aumentando gradativamente para 20 a 30 segundos por exercício (Lima, 2007 *apud* Nahas, 2001). Na Figura 9.13, estão descritos alguns exercícios de flexibilidade em dupla, sozinho, sentado ou em pé.

Flexibilidade para os membros superiores e inferiores, tronco e punhos

Os exercícios de flexibilidade devem ser feitos após um alongamento ou uma atividade de aquecimento, de forma progressiva, respeitando os limites individuais da amplitude de cada praticante para que não ocorram lesões. O profissional de educação física deve instruir os praticantes a executarem os exercícios concentrados, realizando os movimentos de forma lenta e gradativa, prestando atenção na sua respiração (inspiração e expiração) e mantendo sempre a postura correta (tronco ereto e quadril encaixado com crista ilíaca em retroversão).

Força

O programa de atividades físicas direcionado para o condicionamento físico de força será diferenciado para cada trabalhador, pois as necessidades serão diferenciadas para cada setor da empresa. Alguns trabalhadores executam movimentos que exigem mais força dos grupos musculares, enquanto outros executam exercícios mais leves, porém repetitivos por horas seguidas.

Segundo Tubino (1985), a força é considerada a habilidade de um músculo ou grupamento muscular de vencer uma resistência, produzindo tensão na ação de empurrar, tracionar ou elevar. É o resultado de processos de inervação e de utilização de substâncias energéticas na musculatura.

124 EXERCÍCIOS FÍSICOS E SEUS BENEFÍCIOS NO TRATAMENTO DAS DOENÇAS

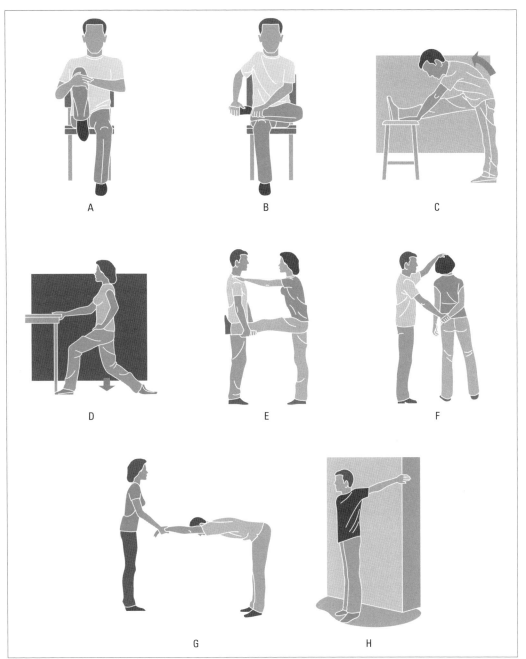

Figura 9.13 (A) Sentado com elevação de membro inferior. (B) Sentado com perna cruzada para alongamento. (C) Alongamento de membro inferior em pé. (D) Semiflexão de membros inferiores em pé. (E) Extensão de membro inferior com auxílio. (F) Alongamento de membro superior com auxílio. (G) Alongamento com auxílio. (H) Alongamento de membro superior.

Fonte: Adaptada de Oliveira, 2003.

Já Barbanti (2003) a define como qualquer ação que causa uma mudança no estado de movimento de um objeto. É o produto da massa de um objeto pela sua aceleração linear. A força é medida em Newtons (N). Do ponto de vista fisiológico, a força é a capacidade de exercer tensão contra uma resistência, que ocorre por meio de diferentes ações musculares. A força muscular é considera o grau de tensão exercida pelo músculo contra uma resistência.

Os benefícios de um trabalho de força para as articulações e os grupos musculares terão como resultados trabalhadores mais ativos e presentes, que produzirão mais e melhor, pois suas estruturas físicas estarão fortalecidas, além da prevenção das doenças articulares. A seguir, estão descritos alguns exercícios de fortalecimento (Figuras 9.14 e 9.15).

Fortalecimento do abdome em pé

Realiza-se a flexão do tronco levando o cotovelo direito em direção ao membro inferior esquerdo que está elevado à frente e o joelho semiflexionado alternando os lados direito e esquerdo.

Fortalecimento dos membros superiores e inferiores

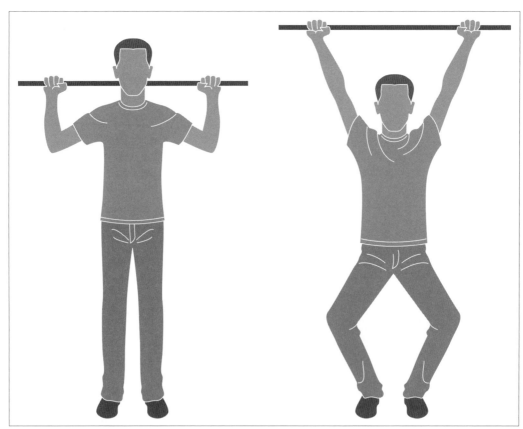

Figura 9.14 Em pé, segurando um bastão apoiado atrás do pescoço, realizar elevação e extensão dos membros superiores para cima da cabeça, seguida de sua semiflexão e, ao mesmo tempo, em que os membros inferiores realizam semiflexão seguida de extensão dos joelhos.

Fonte: Adaptada de Oliveira, 2003.

Fortalecimento de membros superiores e punhos

Na Figura 9.15, é possível visualizar exemplos de alguns movimentos de flexão, extensão, elevação, depressão, circundução e balanceio dos membros superiores, com ou sem o manuseio de materiais (bastão e toalha), que, se realizados, periodicamente resultarão em benefícios de fortalecimento.

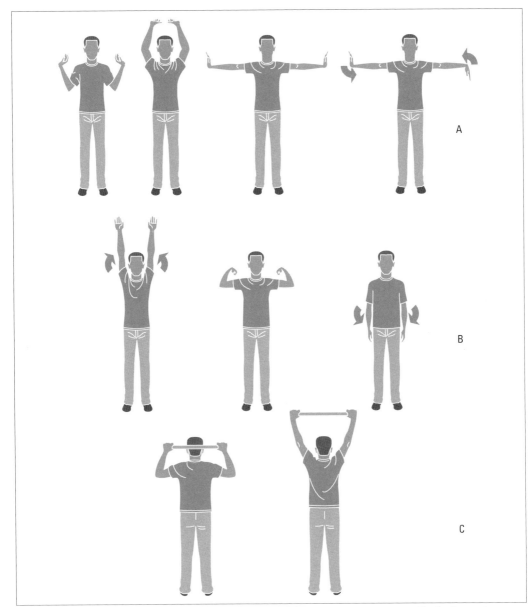

Figura 9.15 (A) Atividade a ser realizada periodicamente. (B) Atividades de extensão e flexão de membros superiores. (C) Alongamento com uso algum tipo de material.

Fonte: Adaptada de Oliveira, 2003.

Resistência

Barbanti (2003) define resistência como a capacidade de sustentar uma dada carga de trabalho o maior tempo possível sem fadiga. É também a capacidade dos seres humanos de resistir à fadiga durante um estresse físico até o final da tarefa e, em alguns casos, até a exaustão.

Uma das divisões da resistência é a resistência muscular localizada aeróbica, a capacidade do músculo de realizar movimento quando a atividade física prolongada usa pequenas massas musculares com uma solicitação igual ou maior do que 50% da sua força máxima.

É possível desenvolver a resistência por meio do aumento dos dias da prática e do número de repetições dos exercícios. Achour Júnior (1999) sugere que a prática de exercícios físicos deve se dar de forma sistemática – no mínimo 3 vezes por semana e, a cada vez, entre 15 e 25 minutos de alongamento e força de resistência aeróbica nas estruturas musculares importantes para a postura durante o trabalho. Recomenda-se essa prática fora do expediente de trabalho e um tempo maior deve ser dedicado aos exercícios aeróbicos.

Os exercícios de resistência podem tornar as aulas dinâmicas, pois geralmente são trabalhados com materiais como bolinha de borracha, elásticos, pesos (alteres) etc.

Conforme Lima (2007), durante as inserções de GL, deve ser feita uma avaliação prévia de tarefas ocupacionais; em casos de movimentos que exijam muita contração isométrica, durante as aulas de aquecimento ou pausa ativa, são mais indicados os exercícios de relaxamento e alongamento, com objetivo compensatório.

O Quadro 9.1 exemplifica como a tarefa ocupacional, por meio de atividades e exercícios físicos, pode beneficiar o corpo.

Aplicação do programa de exercícios de GL

Segundo Lima (2004), a aplicação do programa de atividades físicas nas empresas segue as etapas descritas adiante: diagnóstico; aprovação; implantação; pré-avaliação; planejamento; execução e ajustes; avaliação; manutenção; inovação; e parcerias.

Diagnóstico

No diagnóstico, devem ser avaliados os seguintes setores da empresa: horários, local e materiais; a introdução do programa; o histórico da empresa; a metodologia a ser aplicada; a análise ergonômica com a análise da demanda (número de pessoas, sexo, idades); a análise da tarefa (trabalhadores, do trabalho, aparelhos de manuseio) e a análise da atividade (atividade muscular e mental); a discussão dos dados (homem, máquina, ações, exigências do trabalho, horas de paradas); a conclusão, o caderno de encargo e as recomendações; as referências bibliográficas e os anexos.

Ao elaborar o programa de GL, deve-se levar em consideração o conhecimento de fisiologia do trabalho; princípios e meios de recuperação; tipos de recuperação (durante e após o trabalho); índice de trabalho; análise do trabalho; tipos de programas de GL; e estratégias de implantação.

Quadro 9.1 Tarefa ocupacional

Equilíbrio muscular = flexibilidade e força
Eficiência muscular
Alívio das tensões musculares
Controle das alterações postural e corporal
Melhores coordenação e amplitude nos movimentos
Diminuição da rigidez aguda e do desconforto crônico

Fonte: Lima, 2007, p. 225.

Um fator importante para que a elaboração do programa seja bem-sucedida é a análise dos fatores que interferem na saúde do trabalhador, como fadiga localizada; tipo de fadiga; monotonia do programa; repetições dos movimentos; análise do melhor horário para as paradas; duração dos exercícios, com controle rigoroso do horário (início e término); e o tipo de exercício diferenciado por setores.

Aprovação e apresentação do projeto

Para Lima (2004), devem fazer parte da apresentação do projeto de GL o contrato e o estudo financeiro, descritos a seguir.

Contrato

1. Objetos do programa de GL: análise do ambiente de trabalho para a implantação do programa de GL.
2. Cronograma do estudo:
   a. revisão bibliográfica: análise dos dados disponíveis na empresa em relação aos aspectos econômicos/sociais/técnicos e organizacionais, bem como avaliação antropométrica dos trabalhadores/análise cinesiológica dos diversos postos de trabalhos;
   b. diagnóstico;
   c. relatório final das recomendações;
   d. proposta de grupos de GL;
   e. prescrição dos exercícios;
   f. palestras de sensibilização;
   g. implantação do projeto-piloto;
   h. relatório do projeto-piloto;
   i. implantação final.
3. Obrigações da empresa.
4. Obrigações do profissional de educação física.
5. Prazo para a realização dos estudos.
6. Equipe técnica.
7. Custos do estudo e a forma de pagamento.
8. Rescisão do contrato.
9. Vigência do contrato.

O encaminhamento de uma implantação de programa de GL baseia-se situação real da empresa e da análise da demanda realizada pelo profissional de educação física, considerando a complexidade dos problemas formulados pela demanda, os meios disponíveis para a realização do estudo, as possibilidades de acesso às diversas fontes de informação, a participação das pessoas envolvidas (postos a serem analisados), os prazos fixados pela empresa e os resultados esperados.

Estudo financeiro

Para Lima (2004), o estudo financeiro é realizado levando em consideração os custos do serviço, a mão de obra direta, os encargos sociais, os benefícios da mão de obra, a provisão de recursos salariais, as despesas administrativas e as despesas operacionais com equipamentos. A seguir, estão relacionados os itens que devem constar na proposta da implantação do programa.

1. **Título:** projeto da implantação de GL.
2. **Demanda ergonômica:** aumento de trabalhadores com LER/DORT; prevenção da LER/DORT; melhoria da qualidade de vida (QV) na organização empresarial; implantação da GL; levantamento das condições de trabalho para subsidiar a implantação da GL.
3. **Objetivo geral:** proporcionar, por meio da atividade física-GL, melhora da QV dos funcionários da empresa.
4. **Objetivo específico:** Oliveira (2003) argumenta que o objetivo específico do programa de GL seria o de aumentar a produtividade dos funcionários proporcionando momentos de lazer e melhoria do condicionamento físico, levando-os a prevenir a aquisição das doenças articulares e diminuindo o índice de acidentes de trabalho.

Segundo Lima (2004), deve-se também avaliar as influências do ambiente de trabalho nos seguintes aspectos:

- Perfil dos trabalhadores, perfil ambiental, equipamentos utilizados, questão organizacional e biomecânica.
- Diagnosticar os indicadores de saúde do trabalhador (consumo de fumo e de bebida alcoólica e o desconforto musculoligamentar).
- Realizar um diagnóstico do estilo de vida do trabalhador (prática do lazer e de atividade física).
- Realizar uma avaliação ergonômica do trabalho.

5. **Metodologia:** a metodologia fará parte da implantação do programa de GL e será discutida no próximo tópico.
6. **Benefícios:** os benefícios que a empresa obterá conforme os resultados positivos que surgirão a partir da aplicação do programa de GL serão: redução de custos com a assistência médica; diminuição do absenteísmo; aumento da produtividade; e diminuição de acidente de trabalho.

Deverá ser preparado um documento com todas as etapas de desenvolvimento do programa com o objetivo principal de manter "a qualidade dos serviços prestados". É preciso constar dessa documentação o Controle da documentação, o controle do processo, o treinamento do pessoal que desenvolverá as aulas e a manutenção do programa.

O projeto do programa deverá assegurar que os procedimentos desse serviço sejam executados. Os recursos adequados devem ser estar disponíveis em termos de pessoal, tempo, informações, equipamento, materiais e que existam boas relações com o cliente em termos de contratos, reclamações ou conflitos.

7. **Preço do projeto:** os custos do projeto podem ser estipulados conforme o Quadro 9.2.

Quadro 9.2 Atividades indicadas para a facilitação do alongamento e da flexibilidade

PROFISSIONAL DE EDUCAÇÃO FÍSICA COM SUPERVISÃO DE OUTRO PROFISSIONAL DE EDUCAÇÃO FÍSICA
3 vezes por semana = 3 salários mínimos (mensal)
5 vezes por semana = 5 salários mínimos (mensal)
PROFESSOR DE EDUCAÇÃO FÍSICA QUE MINISTRA A GINÁSTICA
3 vezes por semana = 5 salários mínimos (mensal)
5 vezes por semana = 7 salários mínimos (mensal)

Fonte: Oliveira, 2003, p. 52.

Implantação do programa

Será realizado um levantamento de dados para reconhecimento dos possíveis problemas, em que farão parte a análise de demanda (AET), a análise da tarefa prescrita, a análise da atividade, a implantação de grupos (G) de controle para verificação da relação benefício-produção no período de 12 semanas, a implantação de um dos grupos, em um período de 24 semanas, e a implantação final.

A divulgação e a conscientização do programa serão realizadas por meio de palestras com os temas definição de GL, controle do estresse no trabalho, atividade física e hipertensão arterial, atividade física e qualidade de vida; *folders* com dicas de saúde e esclarecimento sobre a GL; jornais internos; cartazes; e cursos. A estratégia de ação será a sensibilização dos trabalhadores sobre a importância da GL, com a identificação do estilo de vida de cada trabalhador, incentivo à aderência ao programa de GL e à mudança do estilo de vida, e desenvolvimento da GL de maneira motivadora, informativa e inovadora (Lima, 2004).

PRÉ-AVALIAÇÃO

Na pré-avaliação, serão analisados a aptidão física, o índice de massa corporal, o nível de atividade física, a causa dos afastamentos ocupacionais, entre outros fatores. Será realizada uma bateria de testes para diagnóstico e avaliação dos resultados do programa, bem como para a definição dos componentes a serem avaliados. Nessa etapa, serão feitas a escolha de metodologias e técnicas que serão empregadas.

Planejamento

Conforme Lima (2004), o planejamento deve ser realizado levando em consideração os itens apresentados a seguir.

Avaliação diagnóstica

1. **Diagnóstico da qualidade de vida na organização empresarial (QVO)**: radiografia da empresa (pontos fortes e fracos).
2. **Metodologia da análise ergonômica do trabalho (AET)**:
   - Analisar e conhecer a empresa, o número de funcionários por sexo e os departamentos, os horários, os lanches, as pausas e as saídas.
   - Entender a empresa internamente (produção por hora e produto, se é direcionada para mercado interno ou externo, características das planilhas, tecnologias utilizadas).
   - Causa real do problema (rotatividade dos recursos humanos, absenteísmo, motivos de afastamentos, tarefas por função, doenças ocupacionais, medicamentos fornecidos pela empresa, tempo de deslocamento até o ambulatório).
   - Como convencer o empresário a implantar as recomendações (vantagens ergonômicas).

Pré-avaliação dos funcionários

Deve-se definir o perfil dos funcionários por meio de um questionário com os dados pessoais (data, nome da empresa, sexo, idade, grau de instrução, nível socioeconômico, quantas pessoas residem no lugar onde vive, estado civil, nível de aptidão física, hábitos de saúde e de lazer, dados antropométricos, entre outros) (Lima, 2004).

Dados profissionais

Devem constar na avaliação dados como: há quanto tempo trabalha na empresa; há quanto tempo exerce a função; quantas horas trabalha por dia; exerce outra atividade profissional além da empresa e quanto tempo se dedica a essa profissão; queixas do trabalho referentes aos equipamentos e as possíveis soluções; horas de descanso no trabalho; teve algum problema de saúde após iniciar o trabalho na empresa; sofreu algum acidente no local de trabalho; qual o tipo de relacionamento em relação à chefia imediata (Lima, 2004).

Atividade física habitual

Os dados relacionados à atividade física que habitualmente o trabalhador executa, como prática de alguma atividade de lazer, prática de alguma atividade física fora da empresa e se sente desconforto em alguma parte do corpo (Lima, 2004).

Indicadores gerais de saúde

São questionados dados como se fuma ou ingere bebida alcoólica, qual é o turno de trabalho, se trabalha em período integral e como se sente no final do turno de trabalho (Lima, 2004).

Planejamento das atividades

A prescrição de exercícios será elaborada de acordo com a função das atividades de cada setor de trabalho e deverá se basear na ergonomia e nos movimentos executados durante a jornada de trabalho, levando em consideração o perfil do trabalhador (aptidão física, atividades de lazer), o conhecimento das necessidades em relação à GL para cada trabalhador (o que auxiliará em sua recuperação física e mental), o estabelecimento de objetivos a curto e longo prazos, a seleção da música de acordo com as sugestões dos próprios funcionários, o desenvolvimento da ginástica preparatória no período da manhã (não devem ser executadas músicas de ritmo lento, pois podem causar sonolência nos funcionários), perceber se a música não atrapalhará outros setores próximos ou se o ruído de setores ao redor não atrapalha o som da música, proporcionar exercícios de fácil execução, em duplas ou em pequenos grupos (Oliveira, 2003).

O objetivo inicial da programação dos exercícios deverá focar o controle do estresse por meio da atividade física para, depois, direcionar as atividades para evitar a fadiga localizada (Lima, 2004).

Ao iniciar a atividade física, deve-se orientar os trabalhadores sobre a importância de cada exercício e as vantagens sobre a aderência ao programa. A prescrição dos exercícios deverá ser flexível e passível de constantes mudanças, de acordo com a aceitação ou não por parte dos alunos. A motivação e a orientação em todos os momentos do programa também são muito importantes para atingir os objetivos preestabelecidos, para o que deverão ser efetuadas avaliações constantes.

Execução e ajustes

Segundo Lima (2007), em relação à execução e aos ajustes, é preciso considerar os itens apresentados a seguir.

Execução

1. **Duração e frequência:** os itens a serem observados são a atividade exercida pelo trabalhador, a necessidade de pausas para evitar a fadiga muscular localizada, a capacidade de retomada da produção após a ginástica e a prescrição diferenciada de exercícios em virtude da especificidade da atividade.

2. **Periodização:** no início ou no final do trabalho.
3. **Setores fabris (chamados: chão de fábrica):** 5 a 6 vezes por semana com duração de 10 minutos cada sessão (aquecimento: no início/compensatória: no meio/relaxamento: no final); como, neste setor, os movimentos são repetitivos, as pausas deverão ser frequentes.
4. **Repetições:** número de exercícios em torno de 5 a 10.

Tipos de ginástica laboral

De acordo com Lima (2007), a GL pode se dividir em:

1. Ginástica de aquecimento ou preparatória:
   - duração – 5 a 10 minutos;
   - realização – antes do início da jornada de trabalho;
   - objetivo – aquecer e preparar os grupos musculares que serão solicitados nas atividades profissionais.
2. Ginástica compensatória ou de pausa:
   - duração – 10 minutos;
   - realização – durante a jornada de trabalho;
   - objetivo – interromper a monotonia operacional com exercícios de compensação aos esforços repetitivos.
3. Ginástica de relaxamento ou final de expediente:
   - duração – 10 minutos;
   - realização – final da jornada de trabalho;
   - objetivo – oxigenar as estruturas musculares de alongamento e relaxamento muscular.
4. Ginástica corretiva:
   - duração – 10 minutos;
   - objetivo – restabelecer o equilíbrio muscular.
5. Ginástica de conservação ou de manutenção:
   - duração – 10 minutos;
   - objetivo – assegurar o equilíbrio alcançado pelo funcionário.

Início do programa

A GL pretende reduzir os problemas posturais por meio de exercícios de flexibilidade, exercícios de alongamento, exercícios de fortalecimento, automassagem e massagem, resistência muscular localizada, atividades lúdicas e jogos cooperativos.

Por meio da GL, é possível desenvolver atividades lúdicas, alguns jogos cooperativos adaptados para locais pequenos e até mesmo a massagem, proporcionando atividades de sociabilização que promovam o lazer e o convívio entre as pessoas.

Segundo Lima (2007, p. 85), "após refletir um pouco sobre as várias faces do jogo, começo a pensar em nosso mundo atual: assaltos, violência, egoísmo, dificuldades de relacionamento entre as pessoas, solidão, doenças psicossomáticas (depressão, pânico, estresse) e sobre a importância do resgate do lazer dentro das organizações como um espelho da nossa sociedade. É preciso juntar as pessoas pelo prazer de estarem juntas. É preciso resgatar dentro das empresas o espírito de comunidade, de parceria e de encontro para que possamos trazer à tona o que há de melhor em nós: nosso lado mais humano".

Ajustes necessários

Os ajustes deverão ser realizados após cada avaliação.

Aderência ao programa

Segundo Ribeiro (2001), o prazer é o primeiro grande passo para a alteração do *modus vivendi* de uma pessoa.

Para Freire (1987), somente uma atividade física muito atraente e prazerosa poderá captar o interesse de uma pessoa a ponto de ela mudar seu estilo de vida, incorporando o exercício físico à sua rotina.

Materiais

Os seguintes materiais poderão fazer parte das aulas: bolinha de borracha espuma ou tênis; bastões/arcos/corda; extensores; colchonetes; halteres; toalha; materiais do próprio ambiente (régua, mesa, cadeira, lápis, etc.).

Avaliação

Para Lima (2004), a avaliação se divide em formativa e somativa.

Avaliação formativa

Trata-se do controle da situação-avaliação dos indicadores determinados e pré-avaliados no início do programa. A elaboração do projeto de atividades na empresa segue o fluxo: diagnóstico; avaliação; elaboração do programa; execução (*feedback*)/; mudança tecnológica e/ou produção; e diagnóstico.

O objetivo dessa avaliação é demonstrar para a empresa que a parada para a realização da GL não afetará a produtividade, e sim a melhorará porque evitará o estresse e a fadiga, resultando em motivação para os trabalhadores. Essa demonstração deverá ser documentada com registros: produtividade homem/dia; tempo e tipo de atividade no trabalho, tempo de afastamento, medicamentos, etc.; e registro da redução do tempo não produtivo (da hora em que o paciente foi atendido até o retorno ao trabalho).

Avaliação somativa

No período de 16 semanas, já é possível realizar uma avaliação, fazer os ajustes necessários e apresentar os resultados para a diretoria do antes e do depois da implantação da GL.

Manutenção

Estabelecer as estratégias bem-sucedidas durante as inserções. Depois da realização da avaliação somativa, deve ser reavaliada a prescrição dos exercícios, para que haja motivação entre os participantes, além de se reavaliarem as necessidades daquele momento específico, pois as necessidades mudam com o tempo (Lima, 2004).

Inovação

Será realizada a introdução de novas técnicas e atividades e exercícios (Lima, 2004).

Parcerias

É preciso realizar parcerias com os gestores dos diversos setores para o desenvolvimento da GL (Lima, 2004).

CONSIDERAÇÕES FINAIS

A prevenção é a melhor opção para evitar que as doenças articulares possam se instalar, bem como lesões graves e até mesmo levar a pessoa a ficar inabilitada para o trabalho ou que se torne incapaz de realizar as tarefas de seu dia a dia.

As doenças articulares, em particular a LER/DORT, podem ser evitadas se for realizado um trabalho de prevenção por meio da prática de exercícios de alongamento, fortalecimento e de flexibilidade. Alguns fatores, como a manutenção da postura correta durante a execução de suas funções diárias, nos movimentos de seu dia a dia, podem fazer a diferença em relação ao menor ou maior grau que essa lesão, desvio postural ou doença articular possam se instalar nas articulações ou na musculatura.

Lima (2007) afirma que, a partir da implantação de um programa de atividades físicas, constata-se a importância da promoção de ações que ofereçam condições para um estilo de vida mais saudável aos trabalhadores.

Um programa de atividades físicas desenvolvido no ambiente de trabalho requer o desempenho de profissionais habilitados, responsáveis, criativos e comprometidos com o desenvolvimento de atividades que proporcionem momentos agradáveis de lazer.

O profissional de educação física é a pessoa mais indicada para desenvolver um programa de atividades físicas no local de trabalho, pois tem a competência para oferecer exercícios que supram as necessidades particulares de cada grupo de pessoas e de proporcionar às pessoas uma melhor qualidade de vida.

O trabalho desse profissional é de muita responsabilidade, em que ele deverá estar preocupado em desenvolver seu programa de exercícios, proporcionando atividades integrativas nas quais os praticantes possam se auxiliar mutuamente e que farão a diferença na questão de aderência ao programa de atividades físicas.

Entre essas atividades recreativas, podem estar caminhadas, pequenos jogos e uma sessão de ginástica, com os objetivos bem definidos em manter e promover um melhor estilo de vida, em que a prevenção e a manutenção da saúde sejam pontos fundamentais.

A prática regular de exercício físico promove o combate e a prevenção de doenças profissionais, do sedentarismo, do estresse, da depressão, da ansiedade, entre outras. Favorece a sensação de disposição e bem-estar para a jornada de trabalho, reduz a sensação de fadiga para o trabalho e contribui para a promoção da saúde e da qualidade de vida ao trabalhado (Moraes e Delbin, 2005).

BIBLIOGRAFIA CONSULTADA

ABCD Brasil. Associação Brasileira da Cirurgiões Dentistas. *Ginástica laboral*. Disponível em: <http://www.abcdbrasil>. Acesso em: 20 ago 2010.

Associação Brasileira de Ginástica Laboral (ABGL). Disponível em: <http://www.abgl.org.br e http://cev.org.br/biblioteca/ginastica-laboral>. Acessado em: 21 ago 2010.

Anderson B. *Alongue-se no trabalho*. São Paulo: Summus Editorial; 1998.

Achour Jr. *A flexibilidade e alongamento*: saúde e bem-estar. São Paulo: Manole; 2004.

Barbanti V. *Dicionário de educação física e esporte*. 3. ed. São Paulo: Manole; 2003.

Balair JR. *Osteoartrite ou epicondilite*. Disponível em: <http://www.gate.com.br> e <http://www.fisioweb.com.br>. Acessados em: 20 jul 2010.

Carvalho SHF. *Doenças articulares*. Disponível em: <http://www.saudeemmovimento.com.br>. Acessado em: 31 jul 2010.

Dantas EHM. *Alongamento e flexionamento*. 5. ed. Rio de Janeiro: Shape; 2005.

Fellet, A. L. *Curso de especialização em atividade física adaptada e saúde*. Ombro doloroso. 2010.

FREIRE, Roberto. *Sem tesão não há solução*. 18. ed. Rio de Janeiro: Guanabara, 1987.

Frontera WR, Slovic DM. *Exercício físico e reabilitação.* Porto Alegre: Artmed; 2001.

Irvensen MD. *The influence of expectations and attitudes on doctors-patients.* Communication and health outcomes in arthritis. PHD diss. Harvard School of Public Health; 1996.

Instituto de Tratamento da Coluna Vertebral (ITCV). *Doenças articulares.* Disponível em: http://www.herniadedisco.com.br. Acessado em: 4 mar 2010.

Kallas D. A ginástica laboral e seus atores sociais. *Revista do CONFEF.* 2008 Jun;28(VIII).

Lamas NB. *Doenças articulares.* Disponível em: <http://www.saudeemmovimento.com.br>. Acesso em: 28 jul 2010.

Lima V. *Ginástica laboral.* Atividades no ambiente de trabalho. 3. ed. São Paulo: Phorte; 2007.

Lima DG. *Ginástica laboral* – metodologia de implantação de programas com abordagem ergonômica. Jundiaí: Fontoura; 2004.

Machado JO. *Lesões por esforço repetitivo* (LER/DORT). Curso de Implantação de Programas de Promoção de Qualidade de vida na Organização Empresarial. Campo Grande/Universidade Federal de Mato Grosso do Sul; 2001.

Martins CO, Duarte MFS. Efeitos da ginástica laboral em servidores da reitoria de Universidade Federal de Santa Catarina. *Revista Brasileira de Ciência e Movimento.* Disponível em: <http://www.saudeemmovimento.com.br/revista/artigos/rbcm/v8.pdf>. Acessado em: 20 jul 2010.

Mota M. Musculação e ginástica laboral para a melhoria da saúde e qualidade de vida. *Revista Vida & Saúde*; 2002 Dez. Disponível em: <http: www.saúdeemmovimento.com.br/revista/artigos/vida_e_/v1,n3.pdf>. Acessado em: 20 jul 2010.

Moraes C, Delbin MA. Por que implantar um programa de ginástica laboral na empresa. *Revista de Administração CREUPI.* 2005;5(9). Disponível em: <http//www.educacaofisica.com.br>. Acessado em: jun 2010.

Mundo Educação. *Doenças:* bursite. Disponível em: <http www.mundoeducação.com.br/doençasbursite>. Acessado em: 20 jul 2010.

Nahas MV, Corbin CB. Educação para a atividade física e saúde. *Revista Brasileira de Atividade Física e Saúde.* 1995;1:57-65.

Oliveira JRG. *A prática da ginástica laboral.* 2. ed. Rio de Janeiro: Sprint; 2003.

Programa de Educação Postural. Disponível em: <http://www.programadeeducacaopostural.com.br>. Acessado em: 20 jul 2010.

Polito E, Bergamaschi EC. *Ginástica laboral* – teoria e prática. 2. ed. Rio de Janeiro: Sprint; 2003.

Revista CREF. São Paulo. Ano IX. Número 20. junho 2008.

Revista CONFEF. Rio de Janeiro. Ano VIII. Número 28/07/2008.

RIBEIRO, Nuno Cobra. A semente da vitória. 5. ed. São Paulo: Senac, 2001.

Saúde em Movimento. *Doenças articulares.* Disponível em: <http//www.saudeemmovimento.com.br>. Acessado em: 24 jul 2010.

Shankar K. *Prescrição de exercícios.* Rio de Janeiro: Guanabara-Koogan; 2002.

Shepard R. *Envelhecimento, atividade física e saúde.* São Paulo: Phorte; 2003.

Wall Street Fitness. *Ergonomia.* Disponível em: <http://www.wallstreetfitness.com.br/imgs/Fotos/postura.jpg>. Acessado em: 27 ago 2010.

Tubino MJG. *Terminologia aplicada à educação física* – uma introdução. São Paulo: Ibrasa; 1985.

Verderi E. *Programa de educação postural.* São Paulo: Phorte; 2001.

Universidade Federal de Santa Catarina. *Monografias.* Disponível em: <http//www.acm.org.br>. Acessado em: 20 jul 2010.

Verthein M. A construção do sujeito doente em LER. *Revista História Ciências e Saúde.* Disponível em: <www.saudeemmovimento.com.br/revista/index.asp.cod_revista=29-v.7,n.2>. Acessado em: 24 jul 2010.

Zuffo NM. *Projeto de intervenção para desequilíbrios posturais e sintomatologias dolorosas nos cirurgiões dentistas.* Porto Alegre; 2006. Disponível em: <http//www.programapostural.com.br/artigos/projeto-inter2pdf_win>. Acessado em: jun 2010.

CAPÍTULO 10

Osteoporose

RODRIGO MARQUES DA SILVA

INTRODUÇÃO

Entre as principais alterações do processo de envelhecimento, a diminuição da densidade mineral óssea (DMO) aparece como uma das principais causas de enfraquecimento esquelético e do desenvolvimento da osteoporose, podendo elevar o risco de fraturas em ambos os sexos. Essa doença é considerada um grave problema de saúde pública dos grandes centros urbanos de todo o mundo, principalmente com o aumento da expectativa de vida nos dias atuais.

Ao longo deste capítulo, ver-se-á que diversas formas de atividade física podem exercer um papel importante na prevenção e no tratamento da osteoporose, principalmente por estimularem o ganho de massa óssea.

Em meados dos anos 1990, a Organização Mundial da Saúde (OMS) divulgou dados que mostravam a tendência do aumento da expectativa de vida em virtude das mudanças no estilo e das condições das pessoas, principalmente nos grandes centros. Essa mudança atualmente tem influenciado significativamente o perfil epidemiológico de doenças como a osteoporose, sendo, por consequência, um fator determinante na qualidade de vida das pessoas (Navega e colaboradores, 2008).

Nos Estados Unidos, a osteoporose é considerada um problema de saúde pública, de custo altíssimo para o governo, já que mais de 10 milhões de pessoas sofrem da doença no país (Caromano e Nowotny, 2002).

Esse problema socioeconômico pode ser comprovado com dados de 1995 em que mais de 13 bilhões de dólares foram gastos pelo governo para tratar pacientes internados ou tratados de forma ambulatorial, todos com sequelas de fraturas relacionadas à osteoporose (Caromano e Nowotny, 2002).

Estima-se que, anualmente, 1,2 milhão de fraturas é causada por osteoporose nos Estados Unidos, e a grande maioria ocorra na coluna vertebral e na região do quadril em mulheres (Cheema, 2003).

Na América Latina, o problema também é bastante grave. Caso alguns dados de pesquisas se confirmem, haverá aproximadamente 655 mil casos de fraturas no quadril em 2050, provocando um custo direto total aos governos de cerca de US$ 13 bilhões. A taxa de mortalidade no ano seguinte à fratura de quadril é 23 a 30% e maior em homens, quando comparados às mulheres.

No Brasil, poucos dados estatísticos permitem fazer boas análises sobre as características da osteoporose.

Dados do Instituto Brasileiro de Geografia e Estatística (IBGE) mostram que, na população brasileira no início da década de 1980, existiam mais de 7 milhões de pessoas com osteoporose e, ainda, a tendência de esse número aumentar para 15 milhões na década de 1990 (AldrighI, 2005; Becker e Cole, 2000).

Na cidade de São Paulo, foram coletados dados em 2001 sobre a incidência de fraturas na região proximal de fêmur. Na amostra estudada, houve predomínio de casos em mulheres acima dos 80 anos com peso abaixo do considerado normal. Salientou-se também o papel protetor de fatores como um maior índice de massa corpórea (IMC), prática de exercícios regulares, maior número de gestações e lactação (Neto e colaboradores, 2002).

O Consenso de 2001 chamou a osteoporose de "epidemia do século 21" em razão de toda a mudança existente no perfil demográfico mundial. Com o aumento da expectativa de vida em grande parte do planeta, cresce a população idosa e, junto a isso, as patologias que mais a acometem, incluindo a osteoporose. Entre as pessoas que viverão até os 90 anos, aproximadamente 32% das mulheres e 17% dos homens terão sofrido uma fratura na região do quadril e 12 a 20% dos pacientes com fratura no quadril nessa faixa etária morrem em até 1 ano por consequência.

CAUSAS E FATORES DE RISCO

Classificação

A osteoporose pode ser dividida em primária e secundária, conforme a etiologia (Figura 10.1).

A forma será primária quando as condições clínicas da osteoporose tiverem origens desconhecidas ou idiopáticas e pode ser classificada em tipos I e II. No tipo I, está incluída a osteoporose induzida pela menopausa – a perda de massa óssea ocorre rapidamente e aparece na mulher recém-menopausada. A osteoporose do tipo II também é conhecida como senil e está relacionada ao envelhecimento em decorrência da deficiência crônica de cálcio, do aumento de atividade do paratormônio e da diminuição da formação óssea.

Na osteoporose secundária, a causa é a ocorrência de uma série de condições clínicas, como diabetes *mellitus*, artrite reumatoide, osteogênese imperfeita, alterações endócrinas (como hipertireoidismo e distúrbios adrenais), desuso e uso de substâncias como o tabaco, o álcool e os corticoides (Chapman e colaboradores, 1996).

Fatores de risco

Entre os fatores de risco, é possível citar:

1. Genéticos e biológicos:
   - história familiar e idade;
   - raça;
   - escoliose idiopática;
   - osteogênese imperfeita;
   - menopausa.

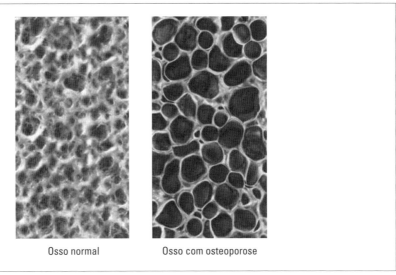

Osso normal   Osso com osteoporose

Figura 10.1 Osteoporose pode ser ocasionada por diversas condições clínicas.

Fonte: osblogonautas.com.

2. Comportamentais e ambientais:
   - alcoolismo;
   - tabagismo;
   - inatividade – sedentarismo;
   - má nutrição;
   - amenorreia por esforço.

Histórico familiar e idade

A massa óssea e o tamanho do esqueleto são diretamente influenciados pelo fator genético, porém existe muita dificuldade de se identificar se o problema está sendo causado somente por fatores genéticos ou se o indivíduo também não sofre interferência de algum fator ambiental.

Os fatores genéticos são os principais responsáveis pela variância da DMO; assim, a presença de osteoporose e de fraturas no histórico familiar são fatores consideráveis para se detectarem diminuição da DMO e predisposição à doença (Chilibeck e colaboradores, 1995).

Mulheres são mais suscetíveis à osteoporose do que os homens, pois, além de já naturalmente apresentarem uma menor DMO, ainda passam por alterações físicas em decorrência da menopausa. Segundo Bates e Hansos (1998) e Becker e Cole (1997), 1 em cada 4 mulheres com idade superior a 50 anos tem ossos com DMO diminuída (Becker e Cole, 1997).

As Figuras 10.2 e 10.3 mostram a perda de massa óssea progressiva tanto em homens quanto em mulheres de acordo com a idade. Quanto maior a idade, menores a estatura e o peso, maior tende a ser o risco. Além desses dados, constatou-se que fraturas por trauma mínimo tiveram maior prevalência em mulheres osteoporóticas de mais idade (Nelson e Wernick, 1998).

Neste estudo com mulheres idosas, Nelson e Wernick constataram que 39% das 582 pacientes analisadas e residentes em São Sebastião, no Distrito Federal, tinham osteopenia e quase 53% delas apresentavam osteoporose. Fatores como idade, IMC e estatura foram relevantes no aumento do risco para osteoporose.

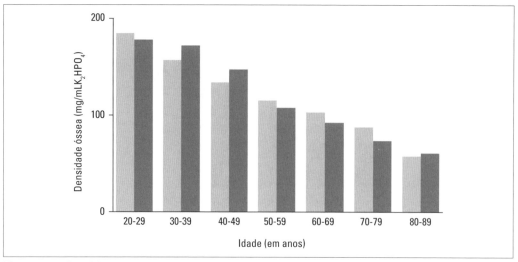

Figura 10.2 Densidades do osso trabecular dos corpos vertebrais da coluna lombar, mostradas de acordo com o sexo e a idade.

Fonte: Adaptada de Falsenberg e colaboradores, 1998.

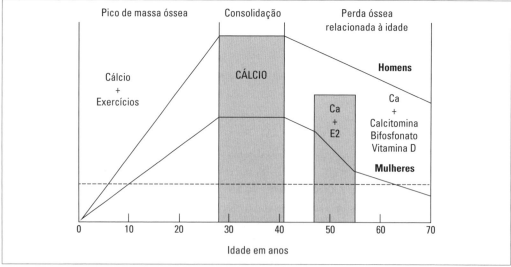

Figura 10.3 Níveis de massa óssea de acordo com a idade em homens e mulheres. Os traçados mostram a importância da atividade física, do cálcio e da vitamina D em ambos os grupos, porém fica clara a deficiência óssea da mulher após o período da menopausa.

Fonte: Russo LAT, 2001.

Raça

Trabalhos epidemiológicos com grandes populações trazem evidências fortes de que a incidência de osteoporose esta ligada também a fatores étnicos. Sabe- se que a prevalência da osteoporose é mais rara em indivíduos de pele negra e mais frequente em orientais com IMC abaixo do considerado normal (Tabela 10.1), com taxas acima da média de fraturas vertebrais.

TABELA 10.1 Classificação do índice de massa corpórea

CATEGORIA	IMC
Abaixo do peso	Abaixo de 18,5
Peso normal	18,5 a 24,9
Sobrepeso	25,0 a 29,9
Obesidade grau I	30,0 a 34,9
Obesidade grau II	35,0 a 39,9
Obesidade grau III	40,0 e acima

$$IMC = \frac{Peso}{Altura^2}$$

Peso saudável equivale ao peso normal

Em 2003, a OMS divulgou dados mais recentes sobre a doença nos Estados Unidos, que mostrou que as idosas caucasianas daquele tinham incidência de 17% da doença, um número bem maior se comparado com os 12% encontrados nas hispano-americanas e apenas 8% das afro-americanas (Nevitt, 1998).

As fraturas específicas são mais raras em países africanos, já que a massa muscular bem desenvolvida é um fator que influencia a DMO. Sabe-se que a musculatura é geneticamente mais desenvolvida nos negros, de modo geral; assim, a taxa de osteoporose entre eles tende a ser mais baixa (Chilibeck e colaboradores, 1995; Wiggins e Wiggins, 1997).

Osteogênese imperfeita (OI)

Hereditária, a OI está incluída no grupo de distúrbios genéticos que causam a osteoporose não por acaso. Ela afeta os tecidos conjuntivos de forma generalizada (Figura 10.4) e está relacionada a um defeito na formação do colágeno tipo I, causando uma falha na estrutura molecular (Hakkinen, 2006).

Sua principal característica clínica é a maior suscetibilidade para a ocorrência de fraturas e deformidades progressivas nos ossos longos. Além disso, são sinais a presença de pele fina, a frouxidão ligamentar e a surdez também (Hakkinen, 2006).

Como o colágeno é malformado, a integridade da matriz é prejudicada e, consequentemente, o osso passa a ter dificuldade em se formar, o que predispõe os indivíduos com OI a desenvolver osteoporose.

As fraturas costumam aparecer antes da adolescência e após a menopausa (Wiggins e Wiggins, 1997), mas os pacientes estão suscetíveis a elas ao longo de toda a vida. Depois da puberdade, a incidência dessas fraturas recorrentes tende a diminuir pela alteração hormonal natural (Hakkinen, 2006).

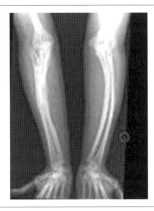

Figura 10.4 A osteogênese afeta os tecidos conjuntivos de forma generalizada.

Fonte: sotastenio.blogspot.com.

Quanto ao tratamento da OI e da osteoporose subsequente, algumas condutas vêm sendo tomadas, porém ainda são discutidas quanto aos seus reais efeitos diretos no osso do doente. Administração de hormônios sexuais e dieta balanceada com as necessidades mínimas diárias de vitamina, como a D, são algumas delas.

O tratamento ortopédico com o uso de órteses é preconizado para evitar o aumento das deformidades, mas o imobilismo para o tratamento das fraturas deve ser o mínimo indispensável para prevenir ao máximo a osteoporose severa.

O importante é que o pacientes com OI e osteoporose sejam bem orientados quanto ao posicionamento e a realização exercícios físicos. Nesse caso, a hidroterapia para o fortalecimento muscular pode ser muito útil. Exercícios na água facilitam a mobilidade e permitem o uso da resistência progressiva sem o risco de quedas, exceder a resistência ao músculo e altas forças de reação de solo que podem ocorrer nos exercícios de solo.

Atividades de impacto, como corridas e saltos, são contraindicadas para pacientes com OI.

Escoliose idiopática

De origem ainda discutível, sua etiologia pode ser considerada de caráter multifatorial. Fatores como o desvio do padrão de crescimento, alterações neuromusculares ou do tecido conjuntivo, crescimento assimétrico e até mesmo hereditariedade estão incluídos dentro do grupo de possíveis causas (Gibson e colaboradores, 2004).

As osteoporoses idiopáticas têm uma incidência relativamente baixa na população adulta e juvenil, mas podem aparecer em adolescentes com escoliose idiopática. Segundo Gracia e colaboradores (2005), eles estão mais predispostos a desenvolver osteoporose do que indivíduos saudáveis de mesma faixa etária. O decréscimo da DMO ocorre antes dos 12 anos de idade e se mantém baixo até os 14 anos (Gracia e colaboradores, 2005; Guarniero e Oliveira, 2004). Após essa idade, essa população dificilmente atingirá massa óssea normal na idade adulta.

Outros estudos são necessários para entender melhor essa correlação – a escoliose associada à diminuição de massa óssea tem a mesma patogenia e os riscos da escoliose sem osteopenia e nem sempre elas estão presentes juntas, como mostra o trabalho de Chagas e colaboradores (1998); além disso, adolescentes com escoliose idiopática não apresentaram perda da densidade óssea na coluna lombar e no colo femoral, assim como qualquer alteração histomorfométrica compatível com osteoporose ou qualquer outra doença osteometabólica, o que sugere uma não relação da doença com níveis de osteopenia generalizada, pelo menos nesse grupo estudado (Gremion e colaboradores, 2001).

Menopausa

A idade tem efeito marcante sobre a DMO, tanto em homens quanto em mulheres (Figura 10.3). No caso das mulheres, existe o agravante de que elas são mais suscetíveis à osteoporose do que homens em virtude dos diversos efeitos da menopausa (Russo, 2001).

O aumento da expectativa de vida no Brasil e, consequentemente, o envelhecimento da população brasileira podem ser considerados o principal motivo da elevação dos casos de osteoporose e as fraturas por eles ocasionadas.

O elemento mais importante para a ocorrência da osteoporose é a diminuição da reserva de massa óssea, que, segundo a OMS, não pode estar abaixo de 2,5 desvios-padrão do valor esperado, ou seja, do valor que o indivíduo deveria ter quando adulto jovem e saudável.

Segundo Salkeld e colaboradores (2000), a prevalência de osteoporose e osteopenia é significativamente mais alta em mulheres que tiveram menarca tardia e menopausa precoce, entre outros fatores. Isso traduz o tempo de exposição aos estrogênios endógenos. No grupo de mulheres menopausadas, foram encontrados os dados da Tabela 10.2.

No caso das mulheres, a associação terapêutica de exercícios – visando a estimular a formação de osso –, boa nutrição – com doses de cálcio adequadas, para a melhor mineralização do tecido neoformado –, banhos de sol frequentes – para boa absorção do cálcio – e concentração normal de estrogênios – que ajuda a equilibrar a velocidade de perda óssea – será fundamental para a prevenção da doença.

Fatores secundários, comportamentais e ambientais

A osteoporose, a exemplo de outras doenças crônicas, tem etiologia multifatorial. Fatores genéticos contribuem com aproximadamente 46 a 62% dos casos de diminuição da DMO e, portanto, 38 a 54% podem ser afetados por fatores relacionados ao estilo de vida.

Alcoolismo

Muitas vezes, o alcoolismo está associado à doença hepática crônica e, também, a problemas pancreáticos. Problemas no fígado relacionados ao alcoolismo podem interferir no metabolismo da vitamina D, e a doença pancreática prejudicando a absorção do cálcio. Estudos mostraram o efeito do álcool no osteoblasto, o que prejudica sua função formadora.

O excesso de álcool interfere no balanço de cálcio, elevando os níveis de parato-hormônio (PTH), reduzindo os níveis de reserva de cálcio.

Outros fatores relacionados à ingestão de álcool seriam a elevação dos níveis de cortisol e alteração nos níveis hormonais tanto no homem, reduzindo a testosterona, quanto na mulher, desregulando o ciclo menstrual e diminuindo os níveis de estrogênio.

No caso do paciente osteoporótico que ingere altas doses de álcool, ele passa a estar mais suscetível a quedas e a sofrer fraturas graves em locais como quadril e coluna vertebral.

Tabagismo

Estudos da década de 1990 estimavam que existia mais de 1,2 bilhão de fumantes em todo o mundo e que o cigarro estaria diretamente ligado a doenças cardiovasculares, pulmonares e diversos tipos de cânceres. Porém, muitas dúvidas ainda existem sobre a relação do fumo com a osteoporose.

Tabela 10.2 Distribuição percentual das mulheres segundo categorias de densidade de massa óssea* na coluna lombar e no colo do fêmur (n = 473)

T-ESCORE	COLO DO FÊMUR		COLUNA LOMBAR	
	n	%	n	%
Osteoporose	70	14,7	18	3,8
Osteopenia	180	38,0	155	32,7
Normal	223	47,1	300	63,4
Total	473	100	473	100
* DMO segundo T-escore adulto jovem.				

No caso das mulheres, alguns fatores, incluindo o tabagismo, estão ligados à antecipação da idade da menopausa, que, em fumantes, é explicada pela deficiência estrogênica causada diretamente pelo tabaco, podendo não só antecipar o aparecimento de sintomas da menopausa, mas também das doenças relacionadas a deficiência de estrógenos, como a osteoporose. Nesse caso, o fumo atua diretamente na matriz óssea reduzindo a atividade osteoblástica.

Sedentarismo/inatividade

Como sequela de muitas lesões musculoesqueléticas, milhares de pessoas necessitam passar por períodos de imobilização que vão de poucos dias até alguns meses. Nesses indivíduos, em que o período de imobilização precisa ser prolongado, as forças aplicadas à estrutura óssea ficam extremamente diminuídas em relação ao período pré-lesão.

Em virtude disso, a osteoporose se desenvolve e pode ser generalizada ou acometer apenas algum segmento. As alterações osteoporóticas são principalmente observadas em ossos que suportam peso, na porção trabecular (Wiggins, Wiggins, 1997).

O mecanismo exato para que isso aconteça ainda mostra diversas incógnitas, porém sabe-se que, sem a carga, o osso deixa de receber estímulo para a produção de novas células ósseas e ocorre um predomínio da reabsorção, provocando um balanço negativo de cálcio no local.

Santarém (2001) destaca que pessoas acamadas que realizavam 4 horas diárias de exercício intenso em cicloegômetro, deitados de costas, não conseguiram reverter a perda óssea de inatividade. Por sua vez, pessoas nas mesmas condições que conseguiam permanecer em pé durante 3 horas diárias impediram a perda óssea; portanto, grande parte do sedentarismo é considerada um fator de risco em decorrência da descarga de peso e do impacto controlado.

Má nutrição

O papel atribuído à nutrição relaciona-se ao desenvolvimento de maior e melhor massa óssea possível durante o crescimento e à proteção do esqueleto contra a perda de cálcio a longo prazo, embora a deficiência de vitamina D também tenha um papel no desenvolvimento de uma baixa massa óssea em algumas populações.

Níveis adequados de cálcio podem maximizar o efeito positivo da atividade física na saúde do osso durante o crescimento na infância (Lane e Nydick, 1999). Além disso, estudos mostram que a suplementação de cálcio vem exibido efeitos positivos na DMO em mulheres na pós-menopausa (Mathias e colaboradores, 2006).

Em relação ao consumo de cálcio, existem algumas variáveis que devem ser consideradas.

Durante a gravidez, a lactação e até mesmo na atividade física, o consumo de cálcio se eleva significativamente e, por consequência, as necessidades diárias de cada indivíduo podem variar. Segundo Gali (2001), o consumo de cálcio considerado adequado é:

- adolescência: 1.200 mg/dia;
- adulto: 800 mg/dia;
- perimenopausa (1.000 mg/dia);
- pós-menopausa (1.500 mg/dia);
- durante a gravidez (1.500 mg/dia);
- durante a lactação (2.000 mg/dia).

No caso da vitamina D, a dose diária recomendada gira em torno de 400 a 800 UI/dia e tem a função de facilitar a absorção do cálcio no intestino. Uma vez que essa vitamina é sintetizada na pele pela ação dos raios solares e favorece a formação de massa óssea, sua deficiência está diretamente relacionada à elevação dos riscos de fraturas em idosos portadores de osteoporose.

Amenorreia por esforço

O ciclo menstrual da mulher é de regulagem multifatorial e sofre influência do hipotálamo e de hormônios como os ovarianos e os da adeno-hipófise. Quando há ausência de ciclo por um período acima de 90 dias, considera-se que a mulher apresenta amenorreia.

Quando o objetivo é relacionar a mulher atleta com a osteoporose, não é possível deixar de citar a conhecida "síndrome da mulher atleta", que pode ser caracterizada pela presença em conjunto de três problemas: transtornos alimentares; amenorreia; e osteoporose. Essa tríade é muito comum em atletas envolvidas em treinamento extenuantes e que desenvolveram o chamado *overtraining*, um treinamento excessivo acompanhado de recuperação insuficiente para compensar o gasto energético realizado. A busca pela perda de peso cada vez mais rápida pode levar jovens mulheres a desenvolver a osteoporose precoce, em decorrência das alterações hormonais e do desequilíbrio energético presente.

A literatura mostra que atletas que praticam atividades associadas a impacto, como corredoras competitivas e bailarinas, chegam a apresentar 50% de taxa de desenvolvimento de amenorreia por esforço, muito além da taxa de 1 a 5% da população em geral.

Um dos pontos fundamentais para o funcionamento adequado do sistema reprodutivo da mulher é a manutenção dos níveis do hormônio leptina na fase adulta. A leptina atua como um sinal do desenvolvimento puberal – é um sinal da taxa adiposa enviado ao cérebro sobre o balanço de energia –, cuja concentração, portanto, está relacionada com a puberdade e menstruação.

No caso da mulher atleta, a presença da amenorreia hipotalâmica está ligada à diminuição da concentração de leptina, a taxas de gordura corporal extremamente baixas e/ou ingestão energética insuficiente.

A ingestão energética regula a concentração de leptina não somente de forma aguda, mas também crônica. A privação de alimentos por 12 a 48 horas diminui a expressão desse hormônio.

Em relação ao exercício, há a necessidade do aumento do gasto energético para que ele seja executado. Isso promove alterações na composição corporal, principalmente a longo prazo e nos níveis de leptina. A sequência para o aparecimento da amenorreia na mulher atleta pode ser resumida Figura 10.5.

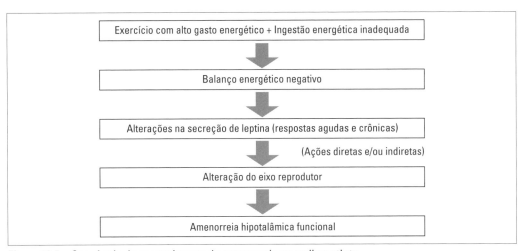

Figura 10.5 Sequência de aparecimento da amenorreia na mulher atleta.

Fonte: Ribeiro e colaboradores, 2007.

CARACTERÍSTICAS

A osteoporose é uma doença que geralmente não causa sintomas físicos, a não ser pelas possíveis consequências características da doença, as fraturas e suas complicações, sendo elas mais frequentes em vértebras, fêmur e antebraço, como mostra a Figura 10.6 (Barry e Kohrt, 2008).

Com o aumento da expectativa de vida da população no Brasil nas últimas décadas (em 2002 era de 72 anos entre as mulheres), veio o crescimento dos casos de osteoporose na população de mais idade, fazendo com que os profissionais da área de saúde passassem a voltar seus olhos para esse distúrbio (Paiva e colaboradores, 2012).

A massa óssea está relacionada com a força e a resistência do osso. Quando há uma estrutura bem desenvolvida com um osso denso, espera-se que seja capaz de oferecer uma maior proteção contra as sequelas da osteoporose. Para se elevar minimamente a densidade mineral de uma estrutura óssea, diversos fatores devem estar associados, como nutrição adequada, fatores hormonais e atividade física. Na Tabela 10.3, são apresentados os valores de referência da DMO em mulheres segundo a OMS.

Aumentar a massa óssea significa diminuir a probabilidade de fraturas ao longo da vida, em virtude de uma melhor distribuição das cargas aplicadas ao aparelho locomotor, diminuição da quantidade de força aplicada por unidade de área no osso e, assim, desenvolvimento da função protetora do osso.

O impacto das fraturas na qualidade de vida nos pacientes osteoporóticos é mostrado em diversas pesquisas (Becker e Cole, 1997; Becker, 1997; Brazier e colaboradores, 2002), cujos resultados sugerem que a queda nesse índice ocorre rapidamente. Uma fratura prévia em um paciente com osteoporose diagnosticada aumenta as chances de ele sofrer novas fraturas nos anos seguintes ao primeiro evento, pois a DMO pode diminuir depois de sua ocorrência e os fatores desencadeantes dessa fratura inicial podem permanecer e aumentar as chances de novos eventos traumáticos.

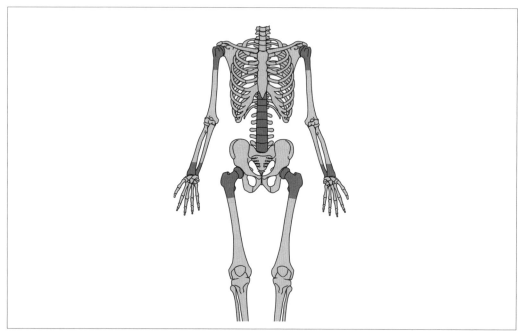

Figura 10.6 Localização anatômica das regiões mais suscetíveis a fraturas em pacientes osteoporóticos.

Tabela 10.3 Diferenças em valores de desvio-padrão da densidade mineral óssea (DMO) observada em relação ao esperado para mulheres jovens saudáveis

(1)	Normal	−1
(2)	Baixa massa óssea	−1 a −2,5
(3)	Osteoporose	< −2,5
(4)	Osteoporose estabelecida	< −2,5 e (*)
(*): Pelo menos uma fratura decorrente de fragilidade óssea.		

Fonte: Frazão e Noveira, 2006; Guia e colaboradores, 2012.

O principal motivo para a alta incidência de fraturas é o elevado índice de quedas dos idosos. Cerca de 90% das fraturas de quadril resultam de quedas nos pacientes com osteoporose e um terço das pessoas com mais de 65 anos cai anualmente – aproximadamente 10 a 15% das quedas levam a fraturas e, ainda, quase 60% dos que caíram anteriormente voltaram a cair (Bates e Hansons, 1998).

Com o envelhecimento, mudanças no apoio, na base de sustentação e na distribuição de peso podem ocorrer com maior frequência, elevando também o risco de fratura em regiões como punho e quadril (Campion, 1999).

Dessa forma, é muito importante que medidas preventivas sejam tomadas para precaução da osteoporose e de fraturas, em pacientes que já sofreram ou alguma fratura, pois o número de óbitos e a diminuição da qualidade de vida decorrente de fraturas constituem-se um grave problema de saúde pública, elevando gastos em milhões ao governo todos os anos.

O comprometimento da resistência e de boa parte da qualidade do osso refletirá no resultado da densitometria óssea, exame responsável por identificar a DMO de um indivíduo. A DMO reflete a quantidade de mineral quantificada em uma área do esqueleto, representando a densidade mineral óssea expressa em gramas pela área ou pelo volume medidos.

As quedas em idosos proporcionam grande impacto na saúde pública de um país, porém a incidência de queda depende de fatores como sexo, idade, hábitos de vida e história pessoal. Problemas osteoarticulares e neuromusculares também interferem nessa incidência e, conforme se acumula mais de um fator predisponente, desenvolve-se um maior risco de sérias consequências, como hospitalização por tempo prolongado, incapacidades permanentes e até mesmo a morte do indivíduo.

A Figura 10.2 mostra que a massa dos corpos das vértebras tende a sofrer perda progressiva, sendo uma das regiões com maior risco de sofrer fraturas após uma queda.

Algumas fraturas, como a de colo de fêmur, são extremamente sérias e podem diminuir tanto a qualidade quanto o tempo de vida dos pacientes. Segundo Kontogianni e Skopouli (2005), as consequências das fraturas em pessoas idosas são consideradas a causa externa mais significativa de morte dentro dessa faixa etária.

No Brasil, a taxa de lesões não fatais está em torno de 414,8/100 mil habitantes, boa parte delas em decorrência de quedas (42,6%), e as fraturas ocorrem em 46,7%, especialmente na população idosa. Mesmo com esses dados publicados, pouco ainda se sabe sobre a população com osteoporose na América Latina de modo geral.

Frazão e Naveira (2006) publicaram dados sobre determinada comunidade paulista mostrando que aproximadamente 31% de mais de 1.600 indivíduos idosos analisados já sofreram quedas e 11% destes já tiveram eventos recorrentes.

Kontogianni e Skopouli (2005) encontraram uma taxa de 58,1 quedas para cada 100 mil mulheres e 64,8 acidentes para cada 100 mil homens pedestres.

Biomecânica do osso

A deposição de osso é parcialmente regulada pela quantidade de tensão imposta a ele (Sinaki, 2003).

O tecido ósseo responde dinamicamente às forças aplicadas nele, seja por meio da força gravitacional seja por ação intensa e contínua dos músculos ligados aos ossos. Portanto, a deposição de osso é controlada parcialmente pelo quanto de sobrecarga é transmitido pelas forças compressivas, tensionais ou de cisalhamento. Segundo a Lei de Wollf (1970), a carga mecânica promove deformação no osso e, consequentemente, um estímulo para uma resposta óssea de remodelamento.

Essa resposta às cargas mecânicas é imediata e é tida como uma deformação temporária específica ao osso que está sob estresse. Sua biomecânica envolve tanto ação celular quanto reação dos tecidos, e a extensão dessa deformação depende da magnitude, da frequência, da direção e do braço de alavanca da força aplicada ao segmento, o que desencadeará os efeitos osteogênicos, alterando, assim, sua massa e força (Sinaki e colaboradores, 2002; Jovile e colaboradores, 2006).

Ossos submetidos a uma maior tensão, que recebem um estresse contínuo, apresentam osteoblastos mais ativos. Essas cargas constantes provocam adaptações morfológicas, como aumento da cortical e maior conteúdo ósseo na inserção musculotendínea, situação em que os ossos ficam mais fortes e resistentes (Johnell, 1997). Como exemplo dessas cargas, é possível citar a ação gravitacional, o treinamento com pesos e a força de reação do solo, todos existentes em atividades aeróbicas e anaeróbicas, como a corrida. Já os ossos não submetidos à tensão, como os de uma pessoa acamada, enfraquecem. Acredita-se que um dos motivos do aparecimento da osteoporose por desuso é a falta de sustentação de peso pelo esqueleto, que provoca diminuição do estímulo mecânico necessário para a adaptação e o remodelamento ósseos. Esse fator passa a se agravar com o acréscimo de outros fatores, como as alterações hormonais causadas pela menopausa e pela terceira idade (Silva e colaboradores, 2003; Sinaki e colaboradores, 2002).

O esqueleto tem função primordial como órgão metabólico. Após a sexta década de vida, o declínio da força muscular máxima se acentua e pode variar entre os diferentes grupos musculares. A perda de força muscular nos músculos proximais dos membros inferiores parece ser maior do que nas extremidades superiores, possivelmente em virtude da menor utilização dos membros inferiores pelos idosos (Henderson, 1998; Hulley e Hill, 2001).

Diante desse ponto de vista, tem-se um fator que justifica por completo a ênfase no fortalecimento dos membros inferiores e nas atividades físicas que exigem esforço maior das pernas no paciente osteoporótico.

Esses efeitos osteogênicos podem variar quanto ao tempo de aparecimento. Chilibeck e colaboradores (1995) citam que os sinais sobre a DMO podem aparecer em curtos períodos em regiões ósseas com predomínio de osso trabecular, como nos corpos vertebrais da coluna lombar, enquanto sobre o osso cortical, localizado principalmente nos ossos longos das extremidades (Matsudo e Matsudo, 1992), demora-se mais tempo para que os exercícios com carga causem mudanças na DMO significativas (superior a 2 anos). Como exemplo, é possível afirmar que, na região do colo do fêmur, tende-se a demorar mais tempo para que os exercícios causem efeitos osteogênicos e aumento da DMO em relação à região da coluna lombar (CHILIBECK e colaboradores, 1995). Lohman (1995) cita que, após um ano de exercícios com pesos, ocorre incremento na DMO de 1 a 3%, ainda que de forma localizada.

Ensaios clínicos mostram os benefícios do exercício com peso em mulheres acima da quinta década de vida em relação à DMO quando comparadas a mulheres que não têm em suas atividades diárias a rotina de fazer atividades como a musculação (Kelsey, 1984; Kontogianni e colaboradores, 2005).

Depois de instituída uma fratura, para se avaliar o potencial de consolidação do segmento é necessário se analisar a restituição anatômica do local e, principalmente, a capacidade de consolidação do segmento.

O osso é formado por porções corticais, com grande volume e baixa área de superfície (densidade alta) e por osso trabecular com grande área de superfície e baixo volume (densidade baixa). Ele pode ser dividido em porção mineral, formada por hidroxiapatita, e orgânica, com 90% de colágeno tipo I (Cheng e Guo, 1997).

Toda estrutura óssea está em constante renovação e sua meia-vida depende da demanda estrutural e metabólica de cada região. A formação de osso está vinculada à atividade osteoblástica, e a reabsorção é controlada pelos osteoclastos, um processo influenciado por diversos fatores, como os humorais locais, as considerações mecânicas (Lei de Wolff, "a forma segue a função") e as demandas sistêmicas. Portanto, as condições ósseas são influenciadas tanto por fatores intrínsecos quanto extrínsecos.

PROGRAMA DE EXERCÍCIOS

Ao mesmo tempo em que há um aumento geral na expectativa de vida no Brasil, a elevação da população idosa também faz crescer as taxas de internações em virtude de fraturas causadas por quedas.

Boa parte desses idosos apresenta grau elevado de deficiência óssea causada pelo envelhecimento, por seu estado geral e pela diminuição natural dos níveis de atividade física, o que eleva o risco de fraturas em locais com predisposição.

No caso das mulheres, existe um agravante que acelera a redução da DMO, a partir da 5ª ou 6ª década em virtude da queda na produção dos estrogênios, característica do estágio de vida da mulher após a menopausa (Raso e colaboradores, 1997). No Brasil, 10% da população feminina vive um terço ou mais do total de anos de vida após a menopausa, o que faz das mulheres uma população especialmente suscetível a problemas decorrentes da osteoporose e, consequentemente, com necessidade de cuidados especiais, principalmente quanto à prevenção (Radominski e colaboradores, 2002; Raso e colaboradores, 1997).

Existe hoje um consenso de que se o idoso puder associar a terapia medicamentosa à boa ingestão de alimentos e ao banho de sol diário com a prática de exercícios, o risco de fraturas incapacitantes será significativamente menor.

Não há dúvidas de que a prevenção e o tratamento da osteoporose necessitam de medidas gerais de saúde pública para que resultados significativos realmente sejam alcançados dentro de uma população de uma grande cidade, mas, neste capítulo, serão focados somente os benefícios e os principais pontos da atividade física relacionados à osteoporose.

A seguir, são apresentados os itens fundamentais que devem ser avaliados antes do início da prática de exercícios:

- Quais são as condições gerais.
- Efeitos da atividade física sobre possíveis medicações.
- Condições das articulações dos membros inferiores.
- Presença de hipertensão.
- Presença de alterações vestibulares.
- Alterações de equilíbrio, proprioceptivas e do controle motor.

CAPÍTULO 10 | **OSTEOPOROSE** **149**

- Teste ergoespirométrico.
- Eletrocardiografia.
- Disponibilizar roupas leves e calçados adequados.

Contudo, é errôneo pensar que o caminho correto para diminuir as taxas de internações em virtude de sequelas da osteoporose é focar as atenções somente no idoso. A proposta de prevenção da osteoporose deve ser iniciada muito antes do aparecimento dos primeiros sinais da doença, em que as condições musculoesqueléticas são mais adequadas para a prática de atividade física. Conseguir atingir níveis máximos no aumento na DMO durante a adolescência, período de grande crescimento e desenvolvimento, permitirá que o indivíduo tenha, no futuro, um grande aliado na prevenção da osteoporose: o desenvolvimento estrutural do osso. Portanto, as atenções devem ser voltadas tanto para o jovem, já que ele se encontra na melhor fase para se trabalhar com a prevenção da patologia e do desenvolvimento ósseo, quanto para o idoso, com foco nas estratégias para a prescrição de exercícios e acompanhamento; afinal, os mecanismos de carga, impostos pelos exercícios, aumentam a densidade mineral óssea, independentemente do sexo e da idade dos indivíduos que os praticam (Lohman e colaboradores, 1995).

Atividade física na adolescência

No caso do adolescente, a prática de atividade física atualmente está muito vinculada aos exercícios feitos nas escolas, até mesmo porque boa parte deles usa o tempo livre em casa no computador ou fica horas frente à televisão com brinquedos eletrônicos, que, em sua grande maioria, não fornecem condições mecânicas para estimular o crescimento ósseo.

Pesquisas recentes mostram que brincar e fazer exercícios que permitam a carga repetida, com intensidade e tensão adequadas, proporcionará hipertrofia óssea nos adolescentes (Mathias e colaboradores, 2006).

Um estudo feito com atletas tenistas sugere o aumento da DMO mesmo em regiões em que não existe impacto, com forças tensionais elevadas, como no cotovelo. Em muitos tenistas profissionais, ou seja, que jogam tênis desde a adolescência, há aumento marcante na espessura óssea, de aproximadamente 6 a 9% no local de inserção dos músculos e tendões no rádio, em consequência do incremento da musculatura do antebraço e do braço dominantes. Esse dado sugere que a DMO é influenciada, particularmente nessa situação, pelos esforços físicos repetidos e pelas forças de tensão geradas pelos músculos, e não em virtude de outros fatores, como o genético ou a nutrição do indivíduo (Meunier e colaboradores, 1999).

Sabe-se que a força muscular humana alcança seu pico entre os 20 e 30 anos de idade. Músculos fortes são essenciais para a proteção das estruturas ósseas e o trabalho muscular auxilia na manutenção da DMO, com o fator nutricional e hormonal de cada indivíduo. Posteriormente, essa massa óssea decresce lentamente por mais 20 anos (Henderson e colaboradores, 1998). Com certeza, um idoso que praticou exercícios regularmente ao longo de toda a vida sofrerá muito menos com a perda de massa óssea quando comparado a um idoso que foi sedentário em sua juventude.

No caso da corrida, é preciso usar calçados adequados e roupas leves, e associar essa atividade com trabalho de força e resistência na musculação.

Porém, também existem estudos que mostram que exercícios feitos de forma excessiva – tanto em humanos quanto em ratos – pode reduzir a DMO (Kujala e colaboradores, 2000; Lane e Nydick, 1999).

Sabe-se também que o ganho de força necessita estar ligado ao ganho do controle postural e neuromuscular para um bom trabalho de prevenção de quedas.

EXERCÍCIOS FÍSICOS E SEUS BENEFÍCIOS NO TRATAMENTO DAS DOENÇAS

Tipos de exercícios

Esta parte do capítulo será dividida em três tipos de atividades:

- hidroterapia e hidroginástica;
- musculação e exercícios com peso em geral;
- corridas e caminhada.

Hidroterapia e hidroginástica

A hidroterapia é considerada uma técnica de uso externo da água com propósitos terapêuticos.

É embasada em ternos científicos da hidrostática, da hidrodinâmica e da termodinâmica e tem, atualmente, grande fundamentação científica na área de reabilitação e atividade física (Pereira e colaboradores, 2002; Perracini e Ramos, 2002; Preisinger e colaboradores, 1995; Speroff e colaboradores, 1994).

A temperatura para realização de hidroginástica, uma das atividades praticadas dentro da hidroterapia, deve estar entre 27 e 31°C e ter profundidade suficiente para que os alunos tenham apoio, de preferência, com a água na altura do peito (Speroff e colaboradores, 1994). Sabe-se que temperaturas acima desse nível (até 36°C) geralmente são utilizadas para terapias com níveis de atividade e esforço mais baixos.

Para um bom trabalho na hidroginástica, é necessário que o grupo de pessoas selecionadas seja o mais homogêneo possível, dividido por idade e nível técnico (Speroff e colaboradores, 1994).

Para entender a importância da hidroterapia para os pacientes com osteoporose é muito importante que se entendam os principais conceitos das forças que atuam no corpo: hidrostática (imersão em repouso); hidrodinâmica (movimento da água e/ ou do corpo imerso); e termodinâmica (troca de calor entre o corpo e meio) (Preisinger e colaboradores, 1995).

Hidrostática

Segundo o princípio de Arquimedes (282 a 212 a.C.), todo corpo mergulhado em um fluido (líquido ou gás) sofre, por parte deste, uma força vertical para cima chamada "empuxo", cuja intensidade é igual ao peso do fluido deslocado pelo corpo.

Para entender quais as forças que atuam no corpo humano total ou parcialmente submerso, é preciso lembrar-se do conceito de densidade: pode ser definida como massa sobre unidade de volume (m/v), em que a massa de uma substância é a quantidade de matéria que ela compreende e seu peso é a força com a qual ela é atraída para o centro da Terra (força da gravidade) – então, o peso é igual à massa, multiplicado pela aceleração da gravidade ($9,8 \text{ m/s}^2$).

Em relação à flutuação, todo corpo composto por material menos denso que a água flutuará e sua porção que ficará submersa será igual ao volume de água deslocado, como ocorre com os icebergs.

No caso do corpo humano com uma densidade relativa de 0,95, ele flutuará e 95% dele ficará submerso, enquanto 5% ficarão emersos, como demonstra a Figura 10.7. Se a porção emersa do corpo exceder 5%, a quantidade de água deslocada pelo restante do corpo será insuficiente para sustentar o peso do corpo, e a pelve e os membros inferiores afundarão (Preisinger e colaboradores, 1995; Snow e colaboradores, 2001; Soares, 1999).

O princípio de alavanca também pode ser aplicado à flutuação de um corpo. Quanto maior o braço de alavanca, maior será o efeito do empuxo sobre este braço, como uma pessoa parcialmente submersa segurando uma pequena bola inflável nas mãos (Preisinger e colaboradores, 1995).

O efeito da flutuação aumenta na medida em que o membro se aproxima da superfície da água; se alavanca for encurtada, por exemplo, pela flexão do cotovelo, o centro de flutuação se aproxima do eixo e o momento de flutuação será menor – assim, o efeito da flutuação também é menor.

No caso do paciente osteoporótico, se for utilizado somente o princípio da flutuação no tratamento, provavelmente os efeitos desejados, como o aumento da DMO, não serão atingidos.

Quando um corpo mais denso que um líquido é totalmente imerso nesse líquido, observa-se que o valor do seu peso, dentro desse líquido, é aparentemente menor do que no ar. A diferença entre o valor do peso real e do peso aparente corresponde ao empuxo exercido pelo líquido:

$$P_{aparente} = P_{real} - E$$

Já a densidade relativa de uma substância é a relação entre a massa de um dado volume de substância e a massa do mesmo volume de água.

A densidade relativa da água pura, a 4°C, por definição, é de 1. Como esse número refere-se a uma proporção, não existe unidade. O corpo humano, constituído principalmente por água, tem densidade relativa de aproximadamente 0,95, um número que pode variar de acordo com o porcentual de gordura de cada indivíduo. Bebês e idosos apresentam densidade relativa menor que os adultos (aproximadamente 0,86). Analisando situações extremas, a densidade relativa de uma pessoa magra pode ser de 1,1 e de uma obesa 0,93, em que a segunda terá maior facilidade em flutuar (Preisinger e colaboradores, 1995; Skare, 1999).

A maioria das pessoas apresenta uma diferença positiva entre a densidade relativa da água e a do corpo humano – o corpo, ao ser colocado na água, é forçado para cima por uma força igual ao volume de água deslocado e flutuará (Preisinger e colaboradores, 1995; Skinnes e colaboradores, 1985).

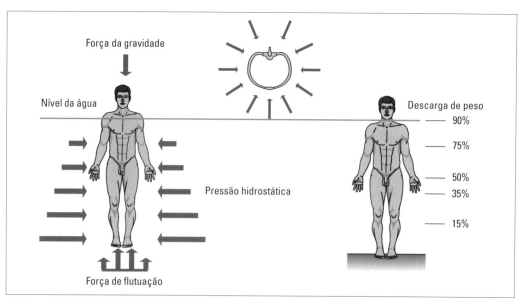

Figura 10.7 Pressões exercidas no corpo imerso e porcentagem de descarga de peso em relação à descarga de peso normal que estaria sofrendo ação somente da gravidade.

Fonte: Preisinger e colaboradores, 1995.

A inspiração, principalmente se profunda, provocará oscilação nessa proporção; com o pulmão cheio de ar, a densidade diminuirá, facilitando a flutuação do indivíduo.

Hidrodinâmica

Hidrodinâmica é uma parte da mecânica dos fluidos que relaciona o movimento dos corpos dentro da água e as consequências para o corpo em virtude do movimento da própria água.

Na hidroterapia, pode-se fazer uso do fluxo de água para oferecer equilíbrio ou estimular um ajuste postural. Esse fluxo pode ser alinhado ou turbulento dependendo das condições da terapia (Preisinger e colaboradores, 1995).

Durante o movimento, a resistência da água é maior no fluxo turbulento. Fisicamente, no fluxo alinhado a resistência da água será maior conforme a velocidade do movimento aumenta o atrito entre as moléculas do líquido e, no fluxo turbulento, além da resistência ter relação direta com a velocidade, considera-se o atrito entre a superfície da água em choque com o corpo, o que causaria um desequilíbrio maior no indivíduo. Nesse momento, há uma diferença de pressão criada no corpo quando ele se move para a frente, por exemplo. Na parte anterior, a pressão do líquido é maior e, na posterior, menor, criando-se um fluxo de água para a região de menor pressão (Preisinger e colaboradores, 1995; Snow e colaboradores, 2001).

Nesses conceitos, pode-se mover o corpo a favor ou contra uma dada correnteza. Dependendo da velocidade dessa correnteza e da forma do corpo, pode-se criar grande quantidade de resistência dentro da água.

O uso da hidrodinâmica para o paciente osteoporótico é fundamental para que ele se adapte a atividades e exercícios em solo posteriormente, já que possibilita estimular o ajuste postural com desequilíbrios e diversos tipos de apoio com a segurança de estar dentro da água, evitando sequelas de quedas.

Termodinâmica

Ao praticar exercícios físicos, sempre se promove uma alteração na temperatura independentemente se essa atividade ocorre dentro ou fora da água.

Para isso, o organismo necessita de energia disponível nos músculos e a circulação sanguínea passa a ter um papel fundamental não só no suprimento de nutrientes para determinada região que está em atividade, mas também na função de levar o calor para a superfície corpórea e para os pulmões.

Segundo Preisinger e colaboradores (1995) e Soares (1999), a realização de exercícios vigorosos em água aquecida (35°C) resulta em aumento da temperatura central para 39°C, ao contrário daqueles feitos a 18°C, que levarão à diminuição da temperatura corporal central para aproximadamente 36°C (Aldrighi e colaboradores, 2005; Barry e Kohrt, 2008). Quando se está submerso, existe uma tendência de equilíbrio térmico, em que: se a temperatura da água exceder a temperatura do corpo, o corpo submerso aquece-se pela transferência de energia calórica da água para o corpo.

No caso dos pacientes osteoporóticos, é possível listar uma série de benefícios promovidos pela termodinâmica:

- Aquecer o organismo.
- Controlar a pressão arterial.
- Aliviar a dor e relaxamento muscular.
- Ganhar na capacidade de trabalho e resistência.

Exercício na piscina terapêutica

A segurança e, consequentemente, o risco reduzido de quedas fazem com que muitas pessoas com algum déficit de força, equilíbrio ou diminuição da DMO sejam levadas para o meio aquático para iniciarem seus tratamentos.

O exercício em piscina terapêutica pode apresentar ganhos significativos nos sistemas musculoesquelético e cardiopulmonar, além de ser considerado um meio de integração, pois os exercícios podem ser realizados em grupo.

Dentro da água, o corpo sofre ação de diversas forças, como o empuxo, o arrasto e a turbulência de acordo com as condições impostas. Dependendo do exercício, a água pode exercer sua função de facilitadora do movimento ou ser usada como resistência à determinada ação. Na sua função facilitadora, o movimento deve ser feito a velocidades baixas, podendo ser, assim, uma ferramenta de reaprendizado de uma atividade que está prejudicada no cotidiano de uma pessoa com osteoporose. Para serem usados como resistência ao movimento, os exercícios precisam ser feitos em velocidades maiores e deslocar uma quantidade maior de água, agora com objetivo de ganhar força e resistência muscular.

Músculos mais fortes e resistentes, além de aumentarem a força de tração nos pontos de inserção, ajudam na proteção e na diminuição das forças de impacto nas atividades fora da água.

Segundo Thong e Graham (1999), a temperatura ideal para ser utilizada no paciente osteoporótico, de acordo com o perfil dos exercícios, será entre 31°C e 33°C no inverno e 29°C no verão (Soares, 1999).

Os autores recomendam que as atividades aquáticas (ver exemplo na Figura 10.8) com o paciente osteoporótico compreendam:

- Caminhadas para adaptação e preparo do paciente para o exercício.
- Exercícios com flutuadores e velocidade diferentes para membros superiores.
- Exercícios de tronco.
- Atividade como saltos e transposição de obstáculos estimulando o impacto controlado dentro da água.
- Exercícios respiratórios.

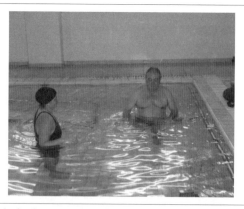

Figura 10.8 Trabalho de resistência para os membros inferiores usando a flutuação e a resistência da água.

Musculação

Entre os fatores de risco para osteoporose, o sedentarismo destaca-se como um dos mais importantes, elevando muito a taxa de pessoas osteoporóticas na terceira idade. Isso se torna um problema de saúde pública a partir do momento em que os gastos anuais com a doença são altíssimos.

Os exercícios que desencadeiam contrações musculares em decorrência do uso de resistência externa são parte fundamental de um programa que visa à manutenção de massa óssea, já que é de consenso na literatura que a perda de força pode levar não só à diminuição da DMO, mas também a instabilidades, quedas e incapacidades funcionais (Itoi e Sinaki, 1994).

A musculação, quando realizada adequadamente e desde a juventude, passa ser uma ferramenta muito importante para que as pessoas alcancem níveis ótimos de massa óssea.

A manutenção ou a elevação nos níveis de densidade óssea não são objetivos fáceis de ser alcançados. Pesquisas apontam que é necessário tempo para que um programa controlado de exercícios mostre seus reais efeitos sobre o tecido ósseo.

Rossato e colaboradores (2007) realizaram um estudo que associou treinamento resistido com pesos e de *endurance* com o objetivo de verificar as variações nos componentes corporais em mulheres em perimenopausa (período pré-menopausa). Um dos componentes corporais estudados foi a quantidade de massa óssea. Oito voluntárias participaram da pesquisa e os procedimentos foram feitos por 20 semanas, três vezes semanais. O treinamento de *endurance* foi realizado no período que precedia o treinamento de força e todas as participantes começavam com 30 minutos de caminhada conduzida com intensidade controlada pela velocidade da esteira e relativa a 65% da velocidade máxima de cada uma. Após esse período, eram conduzidos exercícios de alongamento e, na sequência, os exercícios resistidos com pesos (duas séries de 20 repetições máximas). A carga era aumentada sempre que 20 repetições máximas fossem excedidas e foi baseada na experiência do avaliador na prescrição de exercícios resistidos com pesos. Nenhuma delas tinha experiência com exercícios, como os de adução e abdução de quadril e flexões de cotovelo. Curiosamente, os resultados mostram que essa variável estudada não obteve alterações estatisticamente significativas (houve diminuição de 0,48% da massa óssea); assim, o resultado poderia indicar a ineficiência do programa de exercícios. Contudo, como já discutido neste capítulo, o processo de envelhecimento aumenta consideravelmente a perda de massa óssea na fase em que se encontravam essas mulheres (Vieira, 2009).

O objetivo do estudo foi justamente verificar se um período de treinamento poderia afetar esse processo natural e se houve estagnação das características de massa óssea, o que sugere que o ganho de massa óssea nesse grupo de voluntárias seria menor e que resultados diferentes poderiam ser encontrados caso a pesquisa fosse realizada por um período maior que 20 semanas. Este trabalho cita que o tempo de resposta óssea a um programa de treinamento não está bem claro na literatura.

Quando o assunto é o trabalho com peso, ainda existe muita discussão sobre o tema relacionado à osteoporose, mas fatores como as limitações para realizar as atividades de vida diária, o medo de quedas e a dificuldade para manter o equilíbrio podem ser minimizados por um programa de exercícios controlados, tornando os pacientes portadores de osteoporose mais confiantes durante suas tarefas.

Ao se tratar sobre promoção da saúde por meio de atividade física, costuma-se lembrar-se sempre da realização de exercícios aeróbicos e do ganho de flexibilidade. Com a diminuição natural da força muscular com a idade e o aumento do risco de aparecimento de doenças, como a osteoporose, o treinamento com peso passa a ser determinante para a independência das mulheres idosas, quando o melhor a fazer é mesclar trabalho de alongamento e exercícios aeróbicos com a musculação, sempre controlando parâmetros como frequência, intensidade e duração dos treinos (Brill e Macera, 2000).

Tanto para as mulheres, como para os homens a prática desse treinamento é importante. Porém, as mulheres tendem a ter aumentado o risco de osteopenia e posteriormente a osteoporose com mais frequência do que os homens, por razões fisiológicas.

São recomendados antes e durantes os exercícios de musculação:

- Alongamentos globais antes do exercício.
- Aquecimento com cargas abaixo do costume para preparar a musculatura.
- Aquecimento com algum exercício aeróbico, como caminhada ou bicicleta ergométrica.
- Exercícios com peso e um número de repetições acima de dez.
- Uso de faixas elásticas como resistência (Figura 10.9).
- Treinamento sensório-motor.

A musculação deve ser feita de forma regular associando exercícios tanto em cadeia cinética aberta (CCA) quanto em cadeia cinética fechada (CCF). Sem um programa de longo prazo, a musculação pouco interferirá na densidade óssea de uma região.

Corrida

Atualmente, nas grandes cidades mundiais, existe um fenômeno que também virou febre no Brasil: a prática da corrida de rua. Estima-se que mais de 4 milhões de brasileiros correm regularmente.

Esse tipo de exercício é defendido por grande parte dos profissionais da área da saúde em virtude da possibilidade de prevenção de osteoporose futura, devido ao mecanismo de carga já discutido anteriormente, aumentando ou amenizando a queda da DMO, independentemente do sexo e da idade do indivíduo (Mathias e colaboradores, 2006).

De modo geral, a corrida pode trazer diversos benefícios, como:

- Melhoria do condicionamento físico.
- Diminuição de massa gorda e do porcentual de gordura corporal.
- Sensação de bem-estar.

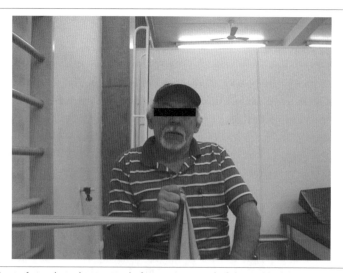

Figura 10.9 Paciente fazendo treinamento de força com uso de faixas elásticas.

Fonte: Arquivo pessoal.

- Estímulo ao desenvolvimento ósseo.
- Prevenção de problemas cardiopulmonares.
- Manutenção dos níveis adequados de colesterol.

Obviamente, a corrida também pode trazer problemas, como sobrecarga articular, alterações no ciclo menstrual e diminuição da DMO, caso não seja feita com acompanhamento especializado e sem a adequação do fator nutricional.

Outros efeitos negativos, mas que podem ser prevenidos, estão ligados ao treinamento extenuante de corrida que afeta a homeostase dos hormônios sexuais femininos, podendo causar amenorreia secundária, elevado risco de osteopenia e fragilidade óssea precoce. Para que isso não ocorra, a corrida deve ser realizada com controle da frequência, da duração e da intensidade; dependendo da idade do paciente, pode ser substituída pela caminhada.

Porém, a duração exata do exercício ainda é motivo de discussões entre os autores.

Recomenda-se que a corrida, para pessoas que buscam a prevenção da osteoporose, seja feita com calçados adequados e roupas leves e acompanhada por um especialista.

O controle da frequência cardíaca é importante para evitar que a intensidade do exercício seja muito alta.

O principal objetivo desse tipo de exercício é oferecer uma atividade aeróbica de impacto controlado; portanto, um exercício extenuante faria com que a pessoa fosse obrigada a parar antes do tempo.

Controlar a frequência cardíaca em torno dos 65% da frequência considerada máxima seria o ideal para o exercício ser mantido por tempo prolongado.

Segue um exemplo:

Para um atleta corredor de 60 anos saudável:

220 – idade = frequência cardíaca máxima ($FC_{máx}$)

220 – 60 = 160 $FC_{máx}$

65% da $FC_{máx}$ = 104 batimentos por minuto (bpm)

Portanto, o ideal seria que a pessoa mantivesse sua frequência cardíaca próxima dos 104 bpm para manter uma atividade por tempo prolongado e ter os efeitos no ganho de condicionamento cardiorrespiratório e que isso, ao mesmo tempo, estimule a estrutura óssea de sustentação, principalmente nos membros inferiores e na coluna vertebral.

CONSIDERAÇÕES FINAIS

Ao longo deste capítulo, foram discutidos os principais aspectos da osteoporose como um problema multifatorial de saúde pública grave e que merecem total atenção dos profissionais que cuidam da saúde e bem-estar dessa população, mesmo que ainda faltem muitos dados estatísticos para saber ao certo qual o atual perfil epidemiológico da doença no Brasil.

Mesmo com a falta desses dados, fica bem claro que alguns aspectos sobre a osteoporose e a atividade física devem ser salientados:

- A prevenção da osteoporose pode ser potencializada quando a prática de exercícios é iniciada precocemente; assim, os níveis de massa óssea serão maiores quando comparados àqueles dos que resolveram praticar exercícios somente na terceira idade.

- É necessário que se identifiquem os níveis de osteoporose e osteopenia antes de prescrever alguma atividade física.

- No caso de mulheres após a menopausa, deve-se adicionar o fator reposição hormonal para bloquear a perda acelerada de massa óssea, sempre com acompanhamento do médico responsável.

- Saber das condições gerais dos pacientes (musculoesqueléticas, cardiovasculares, hormonais e nutricionais) é fundamental para que seja possível a adaptação de um programa de atividade para suas necessidades individuais.

Trabalhos de campo, pesquisas laboratoriais e estudos controlados sobre o assunto se tornaram frequentes e devem continuar acontecendo para que a busca de mais informações sobre as doenças osteometabólicas e a interferência da atividade física no processo seja constante. Esses trabalhos mobilizam atualmente centenas de estudantes e profissionais, que, assim como o autor desta obra e seus colaboradores, entendem que a evidência científica é o melhor caminho.

BIBLIOGRAFIA CONSULTADA

Aldrighi JM, Alecrin IN, Oliveira PR, Shinomata HO. Tabagismo e antecipação da idade da menopausa. *Rev Assoc Med Bras.* 2005 Jan/Fev;51(1).

Barry DW, Kohrt WM. BMD Decreases over the course of the year in competitive male cyclist. J Bone Miner Res. 2008;(23):484-91.

Basset GS. Distúrbios idiopáticos e hereditários. In: Weinstein SL, Buckwalter JA. *Ortopedia de Turek*. Princípios e sua aplicação. 5. ed. São Paulo: Manole; 2000.

Bates & Hansos. *Exercícios aquáticos terapêuticos.* São Paulo: Manole; 1998. p. 21-32.

Becker BE, Cole AJ. Comprehensive aquatic therapy. Boston: Butterworth-Heinemann; 1997. p. 16-28.

Becker BE, Cole AJ. *Terapia aquática moderna.* São Paulo: Manole; 2000.

Becker EB. Aquatic physics. In: Ruoti RG, Morris DM, Cole AJ. *Aquatic rehabilitation.* New York: Lippincott; 1997. p. 15-24.

Brazier JE, Green C, Kanis JA. A systematic review of health state utility values for osteoporosis related conditions. *Osteoporos Int.* 2002;13(10):768-76.

Brill PA, Macera CA, Davis DR, Blair SN, Gordon N (2000). Muscular strength and physical function. *Med Sci Sports Exerc* 32: 412-416

Campion MR. *Hidroterapia:* princípio e prática. São Paulo: Manole; 1999. p. 14-22.

Caromano FA, Nowotny JP. Princípios físicos que fundamentam a hidroterapia. *Fisioterapia Brasil.* 2002;3(6).

Carvalho DCL, Carvalho MM, Cliquet A. Osteoporose por desuso: aplicação na reabilitação do lesado medular. *Acta Ortop Bras.* 2001 jul/set;9(3).

Chagas JCM, Szejnfeld VL, Carvalho VJAB, Puertas EB, Freitas AA, Lobão RRS, Fonseca ASM. A densitometria e a biópsia ósseas em pacientes com escoliose idiopática do adolescente. *Rev Bras Ortop.* 1998.

Chapman SL, Loyd FH, Powel P, Murdoch AP, Wattis J. Tabacco control. *Education & Debate.* 1996:97-101.

Cheema JI, Grissom L E, Harcke HT. Radiographic characterístics of lower–extremity bowing in children. Radiographics. 2003;23:871–80.

Cheng JC, Guo X. Osteopenia in adolescent idiopathic scoliosis: a primary problem or secondary to the spinal deformity? *Spine 1.* 1997;22(15):1716-21.

Chilibeck PD, Sale DG, Webber CE. Exercise and bone mineral density. *Sports Med.* 1995;19:103-22.

Costa-Paiva L, Horovitz AP, Santos A de O, Fonsechi-Carvasan GA, Pinto-Neto AM. Prevalência de osteoporose em mulheres na pós-menopausa e associação com fatores clínicos e reprodutivos. *RBGO.* 2003;25(7):507-12.

F Felsenberg D., Miller P., Armbrecht G., Wilson K., Schimmer R.C., Papapoulos S.E. (2005) Oral ibandronate significantly reduces the risk of vertebral fractures of greater severity after 1, 2, and 3 years in postmenopausal women with osteoporosis. *Bone* 37: 651–654.

Fransen M et al. (2002). Excess mortality or institutionalization after hip fracture: men are at greater risk than women. *Journal of the American Geriatrics Society,* 50(4):685- 690.

Frazão P, Naveira M. Prevalência de osteoporose: uma revisão crítica. *Rev Bras Epidemiol.* 2006;9(2):206-14.

Gali JC. Osteoporose. *Acta Ortop Bras* 2001 abr/jun;9(2).

Gibson JH, Mitchell A, Harries HG, Reeve J. Nutritional and Exercise related determinants of bone density in elite female runners. *Osteoporosis Int*. 2004;15:611-8.

Gracia CR, Sammel MD, Freeman EW, Lin H, Langan E, Kapoor S, Nelson DB. Defining menopause status: creation of a new definition to identify the early changes of the menopausal transition. *Menopause*. 2005; 12(2):128-35.

Gremion G, Rizzolo R, Sloman D, Theintz G, Bonjour JP. Oligo-amenorrheic long-distance runners may lose more bone in spine than in femur. *Med Sci Sports Exerc*. 2001;33:15-21.

Guarniero R, Oliveira LG. Osteoporose: atualização no diagnóstico e princípios básicos para o tratamento. *Rev Bras Ortop*. 2004 set;39(9).

Guia CM, Paula AP, Motta LACR. *Análise da prevalência de osteoporose e fraturas atraumáticas em mulheres idosas da cidade de São Sebastião* (DF). [Dissertação de Mestrado.] Brasília (DF): UnB; 2009.

Guyton AC. *Tratado de fisiologia médica*. 6. ed. Rio de Janeiro: Guanabara Koogan; 1988.

Hakkinen K, Alen M, Kallinen M, *et al*. Muscle CSA, Force production, and activation of leg extensors during isometric and dynamic actions in middle-aged and elderly men and women. *Journal of Aging and Physical Activity*. 8(6);232- 47.

Hakkinen K. Envelhecimento e adaptação neuromuscular ao treinamento de força. In: Komi PV. *Força e potência no esporte*. Porto Alegre: Artmed; 2006.

Helden S, Cals J, Kessels F, Brink P, Dinant GJ, Geusens P. Risk of new clinical fractures within 2 years following a fracture. *Osteoporos Int*. 2006;17(3):348-354.

Henderson KN, White CP, Eisman JA. The roles of exercise and fall reduction in the prevention of osteoporosis. *Endocrinol Metabol Clin*. 1998;27:369-87.

Hernandez JL et al. (2006). Trend in hip fracture epidemiology over a 14-year period in a Spanish population. *Osteoporosis International*, 17: 464-470.

Hulley AJ, Hill AJ. Eating disorders and health in elite women distance runners. *Int J Eat Disord*. 2001;30:312-7.

Itoi E, Sinaki M. Effect of back-strengthening exercise on posture in healthy women 49 to 65 years of age. *Mayo Clin Proc*. 1994;69:1054.

Iwamoto J, Sato Y, Takeda T, Matsumoto H. Hole of Sport in Exercise in the mantenance women bone health. *J Bone Miner Metab*. 2009.

Johnell O. The socioeconomic burden of fractures: today and in the 21st century. *Am J Med*. 1997;103:20S.

Jovile MS, Buchalla CM, Santarém EMM, Santarém JM, Aldrighi JM. Efeito do treinamento resistido sobre a osteoporose após a menopausa: estudo de atualização. *Rev Bras Epidemiol*. 2006;9(4):493-505.

Juby AG, Geus-Wenceslau CMD. Evaluation of osteoporosis treatment in seniors after hip fracture. *Osteoporos Int*. 2002;13(3):205-10.

Kelsey JF. *Osteoporosis*: prevalence and incidence. In: Proceedings of the NIH Consensus Development Conference, 1984.

Kontogianni M, Panagiotakos DB, Skopoul FN. Does body mass index reflect adequately the body fat content in perimenopausal women? *Arq Bras Endocrinol Metab*. 2005;51(3):307-13.

Kowalski SC, Sjezfeld VL, Ferraz MB. Utilização de recursos e custos em osteoporose. *Rev Ass Med Brasil*. 2001;47(4):352-7.

Krahl H, Michaelis U, Pieper HG, Quack G, Montag M. Stimulation of bone growth through sports. *Am Sports Med*. 1994;22:751-7.

Krahl H, Michaelis U, Pieper HG, Quack G, Montag M. Stimulation of bone growth through sports. *Am Sports Med* 1994;22:751-7.

Kujala UM, Kaprio J, Kannus P, *et al*. Physical activity and osteoporotic hip fracture risk in men. *Arch Intern Med* 2000;160:705.

Lane JM, Nydick M. Osteoporosis: current modes of prevention and treatment. *J Am Acad Orthop Surg*. 1999;7:19-31.

Lane, J.M. & Nydick, M.: Osteoporosis: Current modes of prevention and treatment. *J Am Acad Ortho Surg* 7: 19-31, 1999.

Lane, J.M. & Nydick, M.: Osteoporosis: Current modes of prevention and treatment. *J Am Acad Ortho Surg* 7: 19-31, 1999.

Lips P, Coper C, Agnusdei D. Quality of life in patients with vertebral fractures: validation of the quality of life questionnaire of the European Foundation for Osteoporosis (QUALEFFO). *Osteoporos Int*. 1999;10(2): 150-60.

Lobo R. *Management and treatment of menopause*. New York: Raven; 1994.

Lohman T, Going S, Pamenter R, et al. Effects of resistance training on regional and total bone mineral density in premenopausal women: a randomized prospective study. *J Bone Miner Res*. 1995;10(7):1015-24.

Marian, M., Thomson, C., Esser, M et al. Surgery Nutrition Handbook. Chapman & Hall, New York. 1996; p.2

Mathias TA, Jorge MH, Andrade OG. Morbidity and mortality due to external causes among the elderly in the South of Brazil. *Rev Latinoam Enferm*. 2006;14:17-24.

Matsudo SMM, Matsudo VKRM. Osteoporose e atividade física. *Revista Brasileira de Ciência e Movimento*. 1991;5(3)33-55.

Meunier PJ, Delmas PD, Eastell R, McClung MR, Papapoulos S, Rizzoli R, *et al*. Diagnosis and management of osteoporosis in postmenopausal women: clinical guidelines. International Committee for Osteoporosis Clinical Guidelines. *Clin Ther*. 1999;21(6):1025-44.

Mohler DG, Lane JM, Cole BJ, Winerman SA. Skeletal fracture in osteoporosis. In: Lane JM; Healey JH, et al. *Diagnosis and management of pathological fractures*. New York; 1993.

Morales-Torres J, Gutierrez-Urena S, Osteoporosis Committee of Pan-American League of Associations of Rheumatology (PANLAR). The burden of osteoporosis in Latin America. *Osteoporos Int.* 2004;15:625.

Navega MT, Faganello FR, Oishi J. Comparação da qualidade de vida entre mulheres com osteoporose acometidas ou não por fratura de quadril. *Fisioter Mov.* 2008 jul/set;21(3):101-8.

Nelson ME, Wernick S. *Mulheres fortes sempre jovens!* Um programa revolucionário de rejuvenescimento através de exercícios com pesos. Rio de Janeiro: Objetiva; 1998.

Neto AMP, Soares A, Urbanetz AA, Souza ACA, Ferrari AEM, Amaral B, *et al*. Consenso Brasileiro de Osteoporose. *Rev Bras.* 2002;42(6).

Nevitt MC, Cummings SR, Hudes ES. Risk factors for injurious falls: a prospective study. J Gerontol. 1998;46:M164.

NHLBI/WHO. Global Initiative for Chronic Obstructive Lung Disease (GOLD). *Global strategy for the diagnosis, manage and prevention of chronic obstructive lung disease.* Betheseda: National Heart, Lung and Blood Institute, 2003.

Pardini DP. Alterações hormonais da mulher atleta. *Arq Bras Endocrinol Metab* 2001;45(4):343-51.

Pardini DP. Alterações hormonais da mulher atleta. *Arq Bras Endocrinol Metab* 2001;45(4):343-51.

Pardini DP. Alterações hormonais da mulher atleta. *Arq Bras Endocrinol Metab* 2001;45(4):343-51.

Pereira SRM, Mendonça LMC. Osteoporose e osteomalácia. In: Freitas EV, PY L, Neri AL, Cançado FAX, Gorzoni ML, Rocha SM. *Tratado de geriatria e gerontologia*. Rio de Janeiro: Guanabara Koogan; 2002.

Perracini MR, Ramos LR. Fatores associados à queda em uma coorte de idosos residentes na comunidade. *Rev Saúde Pública.* 2002;36:709-16.

Preisinger E, Alacamlioglu Y, Pils K, *et al*. Therapeutic exercise in the prevention of bone loss. A controlled trial with women after menopause. *Am J Phys Med Rehabil.* 1995;74:120.

Radominski SC, Pinto Neto AM, Marinho RM, *et al*. Osteoporose pós-menopausa: *Diretrizes da Associação Médica Brasileira e Conselho Federal de Medicina*, 2002.

Ramos RH, Warren MP. The interrelationships of body fat, exercise, and hormonal status and their impact on reproduction and bone health. *Semin Perinatol* 1995;19(3):163-70.

Raso V, Andrade EL, Matsudo SMM, Matsudo VKR. Exercício com pesos para mulheres idosas. *Revista Brasileira de Atividade Física e Saúde.* 1997;2:17-26.

Rossato et al. Efeito de um treinamento combinado de força e endurance sobre componentes corporais de mulheres na fase de perimenopausa. *Rev Port Cien Desp.* 2007;7(1):92-99.

Russo LAT. Osteoporose pós-menopausa: opções terapêuticas. *Arq Bras Endocrinol Metab.* 2001;45(4).

Salkeld G, Cameron ID, Cumming RG. Quality of life related to fear of falling and hip fracture in older women: a time trade off study. *BMJ.* 2000;320(7231):341-6.

SANTAREM, J.M. *Atualização em exercícios resistidos:* conceituações e situação atual. Disponível em: http://www.saudetotal.com/artigos/atividadefisica. 2003

Santos LC, Martini LA, Cintra I de P, Fisberg M. Relationship between calcium intake and body mass index in adolescents. Arch. Latinoam. *Nutr.* 2005; 55 (4): 345-9.

Secretaria Nacional Antidrogas. Ministério da Justiça. *Primeiro Levantamento Domiciliar sobre Uso de Drogas.* CEBRID, 2001.

Shea B, Wells G, Cranney A, *et al*. Meta-analyses of therapies for postmenopausal osteoporosis. VII. Meta-analysis of calcium supplementation for the prevention of postmenopausal osteoporosis. *Endocr Rev.* 2002;23:552.

Silva CC, Teixeira AS, Goldberg TBL. O esporte e suas implicações na saúde óssea de atletas adolescentes. *Rev Bras Med Esporte.* 2003 nov/dez;9(6).

Sinaki M, Itoi E, Wahner HW, *et al*. Stronger back muscles reduce the incidence of vertebral fractures: a prospective 10 year follow-up of postmenopausal women. *Bone.* 2002;30:836.

Sinaki M, Lynn SG. Reducing the risk of falls through proprioceptive dynamic posture training in osteoporotic women with kyphotic posturing: a randomized pilot study. *Am J Phys Med Rehabil.* 2002;81:241.

Sinaki M. Critical appraisal of physical rehabilitation measures after osteoporotic vertebral fracture. *Osteoporos Int.* 2003;14:773.

Skare TL. *Reumatologia*. Princípios e prática. Rio de Janeiro: Guanabara Koogan; 1999.

Skeletal Failure in Osteoporosis: Diagnosis and Management of Pathologic Fractures, ed. J.M. Lane, J.H. Healey, *Raven Press*, New York, New York,1993.

Skinnes AT, Thomson AM. *Duffield*: exercícios na água. 3. ed. São Paulo: Manole; 1985. p. 4-22.

Snow CM, Williams DP, Lavariviere J, Fruchs RK, Robinson TL. Bone gains and losses follow season training and detraining in gymnasts. *Calcif Tissue Int.* 2001; 69:7-12.

Soares MP. *Hidroterapia nas patologias de joelho*. Rio de Janeiro: Sprint; 1999.

Specker B, Binkley. Randomized trial of physical activity and calcium supplementation on bone mineral content in 3- to 5-year-old children. *J Bone Miner Res.* 2003;18:885.

Speroff L, Glass RH, Kase NG. Menopause and postmenopausal hormone therapy. In: Speroff L, Glass RH, Kase NG. *Clinical gynecology endocrinology and infertility*. 5. ed. Baltimore: Williams & Wilkins; 1994. p. 583-649.

Speroff L, Glass RH, Kase NG. Menopause and postmenopausal hormone therapy. In: Speroff L, Glass RH, Kase NG. *Clinical gynecology endocrinology and infertility.* 5th ed. Baltimore: Williams & Wilkins; 1994. p.583 -649.

Szejnfeld VL. Epidemiologia da osteoporose e fraturas. In: Szejnfeld VL. *Osteoporose*: diagnóstico e tratamento. São Paulo: Sarvier; 2000. p. 63-74.

Thong FSL, Graham TE. Leptin and reproduction: is it a critical link between adipose tissue, nutrition, and reproduction? *Can J Appl Physiol.* 1999;24(4):317-336.

Turner CH, Burr DB. *Basic biomechanical measurements of bone:* a tutorial. Bone. 1993;14:595-608.

Van Der HAM, T.; Meulmann, J.J.; Van STrien, D.C.; Van Engeland, H. *Empirically based Subgrouping of eating Disorders in Adolescence:* A Longitudinal Study. Br J Psychiatry 170: 363-8, 1997.

Vieira A. Atividade física. *Tudo o que você queria saber sobre atividade física e promoção da Saúde.* São Paulo: Farol do Forte; 2009.

Welten DC, Kemper HCG, Mechelen WV, Twisk J, Lips P, Teule GJ. Weight – bearing activity during youth is a more important factor for peak bone mass than calcium intake. *J Bone Miner Res.* 1994;9:1089-96.

Wiggins DL, Wiggins ME. The female athlete. *Clin Sports Med.* 1997;16(4):593-612.

World Health Organization (WHO). *Conquering suffering, enriching humanity.* The World Health Report Geneva; 1997.

World Health Organization (WHO). *Prevention and management of osteoporosis.* Who Library Cataloging in Publication Date; 2003.

World Health Organization. *The tabacco epidemic:* a global public health emergency. Tabacco Alert. 1996;(special issue):1-26.

Yinglig VR, Davies S, Silva MJ. The effects of repetitive physiologic loading on bone turnover and mechanical properties in adult female and male rats. *Calcif Tissue Int.* 2001;68:235-39.

CAPÍTULO 11

Aids

VINÍCIUS DIAS RODRIGUES
WALDNEY ROBERTO DE MATOS E ÁVILA

INTRODUÇÃO

Há mais de 20 anos desde sua descoberta, existem lacunas na assistência aos portadores do vírus da imunodeficiência humana e da síndrome da imunodeficiência adquirida (HIV/Aids), principalmente no que concerne à convivência do indivíduo com a doença, na busca de atender às suas necessidades psicossociais e incentivar a capacidade de autonomia para autocuidar-se (Caetano e Pagliuca, 2006). Segundo a American International Aids Foundation (2005), há, no mundo, 40,3 milhões de pessoas com HIV/Aids (Aids/HIV, 2006). Já no Brasil, de acordo com o *Boletim Epidemiológico Aids/DST 2005*, a taxa de incidência de Aids ainda é elevada (Brasil, 2005), pois de 1980 a junho de 2005 foram registrados 371.827 casos da síndrome (Boletim, 2006). Ainda segundo esse boletim, mesmo com patamares elevados, o número de casos permanece estável. No Brasil, a média de pessoas portadoras de Aids é de 12,6 casos por cada 100 mil habitantes (Alencar, 2006). Conforme Teixeira (2006), o financiamento público, especialmente do governo federal, do combate ao HIV/Aids no Brasil revela a prioridade dada à doença em comparação a outras enfermidades.

A disseminação do vírus da Aids não necessariamente se vincula diretamente à faixa etária, e sim ao número de relações sexuais e os cuidados preconizados durante essas relações. No ano de 2005, o Brasil acumulou aproximadamente 183 mil óbitos em decorrência de Aids. A Figura 11.1 apresenta o crescimento do número de mortes por Aids no período entre 2001 e 2003 na população mundial.

As campanhas de prevenção da Aids são, em sua maioria, direcionadas aos adolescentes, porém a mesma mídia que tem o propósito de educar e discutir questões importantes acerca da doença empenha-se em veicular informação sobre medicamentos e outros tratamentos que prometem acabar com a impotência sexual. Com o aumento do número de relações sexuais, por exemplo, entre os idosos, atenção adicional deve ser dada às iniciativas de prevenção e assistência com vistas a controlar os eventos vinculados à exposição às doenças sexualmente transmissíveis, independentemente do grupo etário.

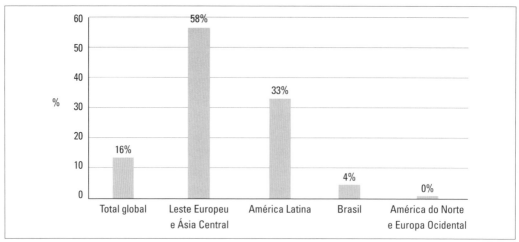

Figura 11.1 Crescimento do número de mortes por Aids 2001-2003.

Fonte: Global Report 2004 – UNAids/World Health Organization – *Boletim Epidemiológico Aids e DST*.

Como há um número crescente de idosos que buscam no treinamento físico um componente que atue para melhorar sua qualidade de vida é importante que se estudem profundamente as respostas do sistema imunológico dessa população diante do estresse exercício-induzido.

De acordo com Kumar e colaboradores (2005), a Aids é causada pelo vírus HIV, um retrovírus humano não oncogênico que pertence à família dos lentivírus. O vírus provoca uma disfunção no sistema imunológico, uma imunossupressão que resulta principalmente da infecção das células TCD4$^+$ e da perda destas, bem como de uma disfunção na atividade das células T que sobrevivem. Dessa forma, o indivíduo fica propenso a múltiplas infecções (Kumar e colaboradores, 2005). Assim, Rubin e Farber (2002) concluem que os portadores dessa síndrome não morrem da infecção por HIV em si, mas geralmente sucumbem às infecções oportunistas.

A indicação da prática de exercício físico, incentivada por inúmeros órgãos de pesquisa na área da saúde, reside nas evidências científicas que relacionaram seus efeitos do exercício e do treinamento físico sobre a saúde do ser humano (Buss, 2004; Matsudo e colaboradores, 2005; Pitanga, 2007; Ferreira e Najar, 2007). Contudo, Maughan e colaboradores (2000) afirmam que o supertreinamento pode provocar uma imunossupressão, associada, de acordo com McArdle e colaboradores (2003), com o aumento nos níveis de cortisol ocasionado pelo exercício intenso. Assim, Berk e colaboradores (1990) lembram que esse evento está relacionado à leucopenia e à linfopenia, e o cortisol deprime a síntese de DNA e RNA do tecido linfoide (Guyton, 2003).

Dessa forma, aspectos como frequência, intensidade, tipo de exercício e volume de treino têm levado a contradições, pois o organismo humano é composto por vários sistemas, moldado sob diferentes constituintes, o que leva os autores a concluírem que a mesma sobrecarga de trabalho produz efeitos diferentes neles, sobretudo no sistema imunológico e na relação de homeostasia do organismo (Ávila, 2006). Contudo, os efeitos do exercício sobre os vários sistemas do corpo e as mudanças que ele traz têm sido confirmados em pesquisas para diversos tipos de problemas de saúde.

Apesar das dúvidas a respeito de como o indivíduo infectado pelo HIV deve participar de programas de exercícios regulares e qual a intensidade deve ser prescrita para essa população, evidências sugerem uma rotina de treinamento físico para beneficiá-la em vários componentes da saúde

(Venancio, 1994). De forma geral, a atividade física é considerada segura e vantajosa para essa população, pois pode melhorar seus distúrbios psicológicos, debilitações físicas e função imunológica (Fechio e colaboradores, 1998).

Assim, este capítulo tem como objetivo apresentar a importância da prescrição segura do exercício físico para o portador de HIV/Aids, pois isso poderá levar o profissional da saúde a refletir sobre a melhor intervenção para esse indivíduo e apresentar base científica para uma atuação multiprofissional.

CAUSAS

Descrita em 1981, os primeiros casos da síndrome de imunodeficiência adquirida foram reconhecidos em virtude da aglomeração de casos de sarcoma de Kaposi (SK) e pneumonia pelo *Pneumocystis carinii* (PPC) em pacientes homossexuais masculinos, procedentes de grandes cidades norte-americanas (Nova York, Los Angeles e São Francisco). Embora já reconhecidas anteriormente, essas doenças apresentam características próprias.

A partir daí, muitos estudos foram iniciados na tentativa de identificar o agente etiológico da Aids, possivelmente um vírus, já que parecia pouco provável que outro tipo de microorganismo pudesse causar uma doença com essas características sem ser identificado. O citomegalovírus (CMV), o vírus Epstein-Barr (EBV) e o vírus da hepatite B encabeçaram a lista dos suspeitos inicialmente. Todavia, esses já eram vírus conhecidos, e a doença sob investigação era nova, o que indicava que um vírus até então desconhecido fosse o agente etiológico da doença.

Segundo Lazzarotto (1999) e Rouquayrol e Almeida Filho (2003), existem duas formas geneticamente diferentes desse vírus, chamadas HIV-NEGATIVO1, encontrado nas Américas, na Europa e no Saara Africano, e o HIV-NEGATIVO2, primeiro identificado na África Ocidental e com período de latência clínica maior do que o primeiro. Em seu trabalho, Lazzarotto (1999) relata ainda que exista grande possibilidade de o macaco chipanzé da subespécie *Pan troglodytes troglodytes* ter transmitido o HIV para o homem. De acordo com esse autor, vários chipanzés dessa subespécie analisados são portadores do vírus SIV (*Simian Immunodeficiency Virus*), um vírus semelhante ao HIV. Além disso, ele relata que esses animais eram da região centro-oeste da África, onde 66% dos casos de Aids no mundo estão concentrados.

O vírus HIV pode ser transmitido pela relação sexual com parceiros contaminados (sem o uso de preservativo), uso de seringas e agulhas entre usuários contaminados com HIV, transfusão de sangue e derivados de um indivíduo com HIV e na gravidez quando a mãe contaminada pode transmitir o vírus do HIV para seu filho. Na Figura 11.2, é apresentada a proporção de casos de HIV/Aids ocorridos no Brasil até o ano 2000 por categoria de transmissão.

A infecção pelo HIV provoca uma disfunção imune ampla, com depressão imunológica no ambiente da ativação do sistema imunológico (Rotti e colaboradores, 2003). Souza e Almeida (2003) lembram que o HIV danifica o principal componente do sistema imunológico, os linfócitos T, que atacam diretamente o microrganismo invasor. Dessa forma, o organismo estabelece uma imunodeficiência.

As primeiras vítimas do vírus são conhecidas como células CD4, que sofrem um processo infeccioso progressivo e ficam menos numerosas, enfraquecendo as defesas do organismo e tornando-o vítima fácil para inúmeras doenças (SABA, 2003). Além disso, Parslow e colaboradores (2004) relatam que esse vírus provoca a ativação policlonal dos linfócitos B, com aumento na produção de imunoglobulina (anticorpos).

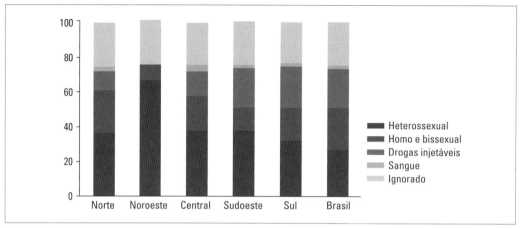

Figura 11.2 Proporção de casos de Aids por categoria de transmissão.
Fonte: CN-DST/Aids, 2000.

Para Kumar e colaboradores (2005), a molécula de CD4 é um receptor de alta afinidade para o HIV, o que explica o tropismo seletivo do vírus pelas células dendríticas. Esses mesmos autores dividem a infecção pelo HIV em três passos. O primeiro é a ligação da glicoproteína gp120 do invólucro com as moléculas CD4 (a qual resulta em um novo sítio de reconhecimento para correceptores CCR5 e CXCR4). O segundo passo envolve alterações na gp41, em que é acarretada uma inserção de um peptídeo de fusão na membrana da célula-alvo (p. ex.: células T ou macrófagos). Dessa forma, no terceiro passo, o genoma do vírus HIV entra no citoplasma da célula e o RNA do vírus sofre, assim, transcrição reversa, resultando na formação de DNAc (DNA pró-viral).

Saba (2003) e Kumar e colaboradores (2005) reconhecem três fases, descritas a seguir, que refletem a dinâmica da interação entre o vírus e o hospedeiro. A primeira é uma síndrome retroviral aguda caracterizada por alto nível de produção viral, viremia e proliferação nos tecidos linfoides; contudo, é rapidamente controlada pelo desenvolvimento de uma resposta imune. Essa fase está associada a um transtorno autolimitante de sintomas não específicos, nos quais aparecem dores de garganta, mialgias, febre, exantemas de peso e fadiga. Na segunda fase, conhecida como crônica intermediária, o vírus permanece em latência clínica, mas existe uma replicação contínua de HIV. Nesse período, os pacientes são assintomáticos ou desenvolvem linfadenopatia generalizada persistente. Na terceira e última fase, ocorre um colapso da defesa do hospedeiro, com um aumento dramático do vírus no plasma. O paciente apresenta febre de longa duração, fadiga, perda de peso e diarreia. Após indeterminado período, graves infecções oportunistas, neoplasmas secundários ou doenças neurológicas clínica aparecem, e interpreta-se o paciente como a desenvolver Aids.

Conhecida como sarcopenia, a perda de massa muscular é o relato mais frequente dos portadores de HIV, o que também é consequência do processo normal de envelhecimento. Silva e colaboradores (1998) relatam que a perda grave de peso é um problema comum associado a essa infecção. Além disso, Roubenoff e colaboradores (1999) afirmam que, mesmo não ocorrendo a perda de peso, pode haver redução da massa magra se a quantidade de água ou gordura extracelular aumentar.

No ano de 1985, já estava disponível um teste sorológico de metodologia imunoenzimática para diagnóstico da infecção pelo HIV que pode ser utilizado para triagem em bancos de sangue. Ulla e

Remor (2002) sugerem que aspectos comportamentais, psicológicos e sociais podem influir na progressão da infecção por HIV.

Existem outras alterações no processo de tratamento que ocorrem no organismo humano com vírus HIV:

- **Hipercortisolemia (síndrome de Cushing):** decorre da exposição a um excesso de glicocorticoide na circulação sanguínea. A hipercortisolemia pode ser proveniente de excessiva intervenção farmacológica de glicocorticoides sintéticos, de um aumento na secreção de ACTH (hipofisário ou ectópico) ou de uma elevação na produção adrenal.
- **Hipogonadismo:** termo médico para um defeito no sistema reprodutor que resulta na diminuição da função das gônadas (ovários ou testículos).
- **Lipodistrofia:** mais comum em pessoas que estão fazendo terapia antivirótica. Essas mudanças no corpo incluem perda de gordura nos membros e aumento dos depósitos de gordura nas áreas centrais do corpo, como nas regiões peitoral e abdominal e na área posterior do pescoço.
- Para finalizar, é preciso lembrar que um fator fundamental para a eficácia do esquema terapêutico é a adequada adesão ao tratamento. Recomenda-se, dentro das possibilidades de cada serviço prestado para esse público, a formação de grupos multidisciplinares dedicados a facilitar a adesão por parte dos pacientes e dos cuidadores.

PRINCIPAIS CARACTERÍSTICAS

Dos sistemas que compõem o organismo humano, o diretamente atingido com HIV/Aids é o imunológico. Assim, será descrita a seguir a relação desse sistema com exercício físico e o portador dessa patologia.

O sistema imunológico tem como funções básicas o reconhecimento de organismos estranhos invasores, bloquear sua disseminação e, posteriormente eliminá-los, do corpo humano. Para desempenhar tais papéis, conta com barreiras físicas, como a própria pele e as mucosas, e, principalmente, com as células de defesa. Os leucócitos (glóbulos brancos) e outras células teciduais a eles relacionadas são os principais agentes responsáveis pela resposta imune inata e adaptativa. Fazem parte da população leucocitária os linfócitos, os eosinófilos, os plasmócitos, os basófilos, os monócitos, as células dentríticas, os neutrófilos e os macrófagos. Todos têm como sítio de origem a medula óssea, onde, uma vez formadas, circulam nos líquidos corporais e, mediante ativação, são recrutadas para o local da infecção (Parham, 2001). A Figura 11.3 ilustra a complexidade do sistema imunológico humano.

Os linfócitos T, em grande parte, são responsáveis pela coordenação da resposta da maioria dos componentes da imunidade mediada por células, via sua atividade direta e também via liberação de fatores solúveis e citocinas (Maino e colaboradores, 1995).

Geralmente, as tentativas de avaliar os efeitos do exercício na função imunológica abrangem o emprego de uma diversidade de protocolos. Trata-se de um método de basicamente trocar e combinar intensidade e duração do exercício, métodos e sujeitos com diferentes níveis de condicionamento e histórico de treinamento (Rowbotton e Green, 2000). A maioria das pesquisas acerca da temática "exercício e seus efeitos no sistema imunológico" foi desenvolvida a partir de tratamentos, utilizando-se de exercícios com ênfase no componente cardiorrespiratório. Existe ainda uma carência de estudos em que sejam aplicados exercícios focados no componente neuromuscular, como os exercícios resistidos.

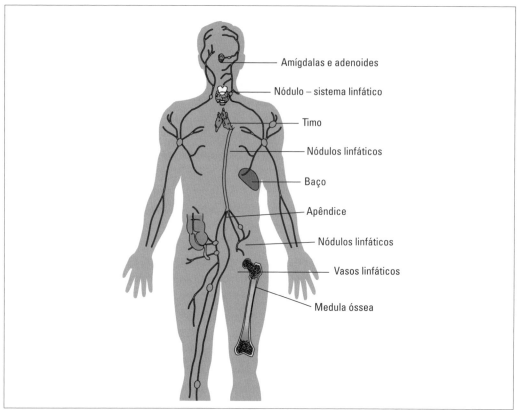

Figura 11.3 Complexo imunológico.
Fonte: Adaptada de http://extremoaobiologia.blogspot.com/.

Segundo Leandro e colaboradores (2002), o exercício físico pode proporcionar diferentes respostas no sistema imunológico. O exercício de intensidade moderada, praticado regularmente, melhora a capacidade de resposta do sistema imunológico, enquanto o exercício com alta intensidade, praticado sob condições estressantes, provoca um estado transitório de imunossupressão (Costa Rosa e Vaisberg, 2002). A Figura 11.4 ilustra a relação do exercício físico com a qualidade de vida. A relação da capacidade de defesa do organismo humano com o exercício físico é apresentada a seguir como uma atividade realizada dentro dos limites fisiológicos que não resultam em uma imunossupressão.

A função imunológica de atletas submetidos a prolongados treinamentos extenuantes é suprimida, em virtude de, particularmente, um decréscimo na atividade das células *natural-killer* (NK), e nos níveis séricos de imunoglobulinas (Sherpard, 1997). O exercício de alta intensidade (acima de 60% do $VO_{2máx.}$) se associa a uma alteração bifásica dos leucócitos circulantes. No pós-exercício imediato, é visto um incremento de 50 a 100% do número total de leucócitos, o qual se dá principalmente à custa de linfócitos, neutrófilos e, em menor proporção, monócitos (Nieman, 1994). Decorridos 30 minutos de recuperação, é detectada uma queda acentuada do número de linfócitos, que pode ser de 30 a 50% do nível pré-exercício, que perdura por 3 a 6 horas, além de uma queda do número de eosinófilos e persistência da neutrofilia (Gabriel e colaboradores, 1991).

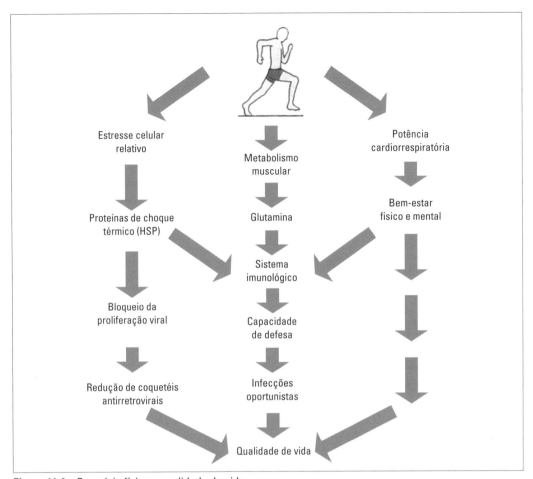

Figura 11.4 Exercício físico e qualidade de vida.

Fonte: Adaptada de www.jefersonporto.com.br.

Sharkey (1998) relata que os treinamentos moderados trazem respostas imunológicas saudáveis. Além disso, Hockenbury e Hockenbury (2003) afirmam que o exercício físico de baixa intensidade ajuda a diminuir a ação estressante após o exercício, sem sobrecarregar, dessa forma, o sistema imunológico do organismo humano. Barra Filho e colaboradores (2002) afirmam que é importante a necessidade do controle das variáveis do treinamento desportivo para evitar o estresse excessivo, visto que o supertreinamento pode acarretar um enfraquecimento do sistema imunológico, aumentando as possibilidades de infecção do organismo (Powers e Howley, 2000). Maughan e Gledson (2000) afirmam que, quando as cargas de treinamento são elevadas, pode ocorrer uma diminuição da função global do sistema imunológico. A intensidade, a duração e a frequência excessiva de treinamento podem proporcionar um mau funcionamento do sistema imunológico, em virtude da sobrecarga imposta ao organismo, que pode ocasionar fadiga (Sharkey, 1998). Portanto, o supertreinamento prolongado provoca alterações que se manifestam como redução crônica do desempenho, acompanhada de um ou mais sintomas físicos, como elevação da frequência cardíaca de repouso, perda de peso, diminuição da libido, alterações no sono, entre outros (Fahrner e Hackney, 1998; Foss & Keteyian, 1998 *apud* França e colaboradores, 2006). A Figura 11.5 ilustra a relação do treinamento em situações de imunoestimulação e imunodepressão.

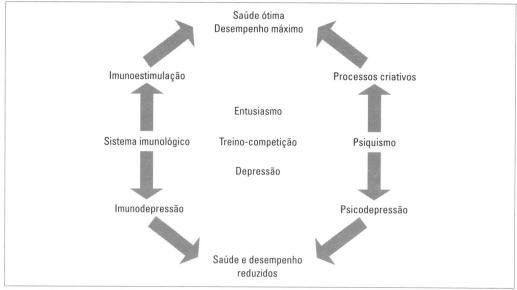

Figura 11.5 Situações de imunoestimulação e imunodepressão.

Fonte: Adaptada de www.omunododacorrida.com.br.

A leucopenia e a linfopenia estão relacionados ao aumento do cortisol que pode ser provocado pelo exercício intenso (Berk, 1990). Assim, Wilmore e Costill (2001) afirmam que o supertreinamento está associado à depressão da função imunológica. Entretanto, o exercício pode provocar a leucocitose, um aumento da quantidade de leucócitos, como efeito agudo (Ávila, 2006). A leucocitose pode ser uma resposta a infecções ou a substâncias estranhas, ou ser resultante de um câncer, de um traumatismo, do estresse ou de determinadas drogas (Parham, 2001).

O aumento do cortisol está associado à ação estressora (Hucklebridge e colaboradores, 1998) e a condições lesivas (Guyton, 2003). Maughan e colaboradores (2000) reafirmam que a lesão muscular causada pelo exercício está relacionada a aumentos substanciais no nível de cortisol plasmático, podendo este manter-se elevado durante vários dias. No entanto, o cortisol não apresenta uma única resposta ao exercício físico, estando relacionado a vários fatores, como glicemia e ritmo circadiano, mostrando-se sempre presente em situações estressantes, como infecções, traumatismo, calor ou frio intenso, na presença de noradrenalina, entre outras (Brügger, 1998).

A dinâmica de alteração dos neutrófilos polimorfonucleares a uma sessão isolada de exercício é de intensidade dependente. A neutrofilia pós-exercício decorre da demarginação provocada por alterações hemodinâmicas, associada à ação das catecolaminas (Shephard, 1997). Exercícios com intensidade superior a 60% do $VO_{2máx.}$ desencadeiam aumento na secreção do cortisol e adrenalina, além de elevarem a densidade dos receptores $ß_2$-adrenérgicos (Khan e colaboradores, 1986). Entretanto, a concentração de adrenalina decresce rapidamente com o fim do exercício; diferentemente, o cortisol pode permanecer elevado no sangue por mais de 2 horas após o exercício (Nieman e Nehlsen-Cannarella, 1994). De acordo com Weineck (1999), sob estimulação máxima, os hormônios de estresse adrenalina e noradrenalina podem apresentar aumentos de até 10 vezes dos valores basais, por até 1 hora depois da atividade; além disso, o cortisol e as catecolaminas não são somente metabólitos ativos, mas também levam a uma redistribuição dos leucócitos, apresentando, desse modo, um efeito imunossupressor. O cortisol associa-se à atividade dos leucócitos, sobretudo na sua fração linfócitária (Berk e colaboradores, 1990), desencadeando depressão na síntese de DNA e RNA do tecido linfoide (Guyton, 2003), reduzindo a produção de mediadores inflamatórios (como algumas citocinas, prostaglandinas e óxido nítrico), influenciando na produção de interleucina II pelos linfócitos ativados, inibindo a migração das células inflamatórias aos locais de inflamação, bloqueando a expressão de moléculas de adesão e, ainda, promovendo a morte por apoptose dos leucócitos e linfócitos (Parham, 2001). Wilmore e Costill (2001) lembram que o cortisol pode ser um indicador da síndrome do supertreinamento.

Como resposta aguda ao exercício, percebe-se uma leucocitose imediata, principalmente mediada pela intensidade, bem como pela duração do exercício, mas sustentada somente por um breve período após o exercício (Pedersen e Hoffman-Goetz, 2002).

Nahas (2001) lembra que a persistência da situação de estresse causa no organismo uma fase em que são liberados os hormônios glicocorticoides (cortisona, cortisol e corticosterona). Essas substâncias em doses adequadas estimulam o centro nervoso da memória e da aprendizagem; mas, quando produzidos em grande quantidade, como nos casos de estresse crônico, são prejudiciais à saúde, diminuindo a ação do sistema imunológico e tornando o organismo mais vulnerável a infecções.

Foss e Keteyian (2000) relatam que o treinamento moderado aeróbico mostrou resultados de melhora significativa nas contagens das células CD-4. Já o estudo de Oliveira e colaboradores (2002) teve como objetivo verificar os efeitos de um treinamento físico de alta intensidade sobre a contagem total e diferencial de leucócitos em ratos diabéticos. Ratos machos jovens Wistar foram distribuídos em quatro grupos: controle sedentário (CS); controle treinado (CT); diabético sedentário (DS); e diabético treinado (DT). O diabetes foi induzido por aloxana (35 mg/kg de peso corporal). Durante 6 semanas, os animais dos grupos CT e DT realizaram um protocolo de treinamento físico, que consistiu na realização de quatro séries de 10 saltos (intercaladas por 1 minuto de intervalo) em piscina, com o nível da água correspondendo a 150% do comprimento corporal e sobrecarga equivalente a 50% da massa corporal dos animais. Ao final do período experimental, amostras de sangue foram coletadas para a contagem total e diferencial dos leucócitos. A glicemia foi aumentada entre os diabéticos e a insulinêmica diminuída. Não foram observadas diferenças significativas na contagem diferencial dos linfócitos, neutrófilos, eosinófilos e contagem total de leucócitos entre os grupos estudados. Houve aumento dos monócitos entre os treinados (CS = 10,0 ± 4,5; CT = 25,4 ± 7,9; DS = 19,75 ± 7,4; DT = 25,8) e os diabéticos (CS = 125,0 ± 37,7; CT = 74,6 ± 8,2; DS = 47,5 ± 12,2; DT = 40,1 ± 16,9 mg/100 g). Esses resultados permitem concluir que o treinamento físico de alta intensidade não alterou o estado geral do diabetes, mas aumentou os monócitos, o que pode representar um efeito positivo sobre a resposta imunológica desses animais.

De acordo com o trabalho realizado por Palermo e Feijó (2003), o emprego de atividades aeróbicas até 75% do $VO_{2máx.}$ (moderada), contínuas ou intervaladas, associadas com exercícios de resistência (três séries de dez repetições até 80% de 1 Repetição Máxima) e de flexibilidade não levou a qualquer prejuízo para a imunidade. Atividades de maior intensidade somente parecem viáveis em pacientes assintomáticos e necessitam de um maior rigor e acompanhamento da carga viral e do número de células $CD4^+$. Esses autores lembram ainda que a principal ameaça à função imunológica de um indivíduo pode ocorrer durante o período de transição do estado de não treinamento para o estado treinado; se o atleta está adaptado às demandas imunológicas, ele está normal.

O treinamento de força, também conhecido como treinamento com peso (Fleck e Kraemer, 1999) ou musculação (Santarém, 1998), tem sido indicado como forma de intervenção fisiológica para aumentar a força e a massa musculares (Roubenoff e colaboradores, 1999). Meloni (2004) afirma que o treinamento de força realizado com tal finalidade tem produzido respostas positivas para os portadores de HIV/Aids.

Em 1999, Roubenoff e colaboradores realizaram um estudo com a intenção de verificar as alterações do treinamento de força na composição corporal de indivíduos com HIV/Aids. Para isso, 25 indivíduos realizaram treinamento de força, durante 8 semanas, seguida por mais 8 semanas sem treinamento. O protocolo usado consistia em exercícios três vezes por semana, durante 8 semanas, sendo, em cada sessão, realizadas três séries de oito repetições em cada exercício proposto. O teste de 1-RM foi realizado a cada duas semanas. Na primeira sessão, os participantes utilizaram 50% de 1-RM; na segunda, esse número aumentou para 60%; e, nas sessões seguintes, foi utilizada uma intensidade no intervalo de 75 a 80%. Apenas 24 indivíduos completaram a fase de treinamento de força, porém todos demonstraram aumento significativo na força muscular e na massa magra. Esse resultado positivo levou os autores a concluírem que a alta intensidade pode evitar a atrofia muscular causada pela doença. Deve-se lembrar que a Escala Percebida Relativa do Esforço de Borg (EPRE) foi usada para controlar a intensidade do trabalho – se a EPRE fosse menor que 16, a resistência era aumentada em 12 libras sem esperar o teste programado de 1-RM.

Santos (2006) relata em seu trabalho que o treinamento resistido pode contribuir para a diminuição do quadro de atrofia muscular do paciente com HIV/Aids, pois se trata de um método de treinamento capaz de provocar hipertrofia muscular (Bompa e Cornacchia, 2000; Bompa, 2001). Contudo, não se pode esclarecer se a alta intensidade prejudica o sistema imunológico em indivíduos com HIV/Aids no treinamento de força, pois não existem estudos suficientes que confirmam essa hipótese (Santos, 2006).

Fleck e Kraemer (1999) afirmam que uma sessão de treinamento pode aumentar o nível de cortisol como resposta aguda. Além disso, eles relatam que o volume do treinamento de força pode ser determinante nas respostas diminuídas em repouso. Em um estudo de caso realizado por Rodrigues (2007), que abordava um paciente com HIV/Aids, sexo masculino, 43 anos, solteiro, natural de Montes Claros, MG, que foi encaminhado para um programa de treinamento resistido de 36 sessões, no qual foram realizados exames laboratoriais das variáveis dependentes pré e pós-treino da 13ª, 25ª e 36ª sessões e também 48 horas após a 36ª sessão. Os níveis de cortisol aumentaram nas sessões coletadas: 1,8 mcg/dL (13ª sessão); 4,3 mcg/dL (25ª sessão); e 6,5 mcg/dL (36ª sessão). Já o cortisol da última coleta, quando comparada com a primeira, diminuiu 1,1 mcg/dL. Ocorreu também aumento dos níveis de leucócitos totais (LET) e linfócitos totais (LIT) nas sessões: 2.300 mm^3 LET e 2.169 mm^3 LIT (13ª sessão); 400 mm^3 LET e 18 mm^3 LIT (25ª sessão); e 700 mm^3 LET e 739 mm^3 LIT (36ª sessão). Além disso, ocorreu aumento dessas variáveis na última coleta: 800 mm^3 LET e 426 mm^3 LIT. Portanto, o programa de treinamento resistido realizado pelo paciente produziu respostas positivas, já que ocorreu a leucocitose na resposta aguda, como explicitado pela literatura. Apesar de o cortisol aumentar durante o exercício proposto, ao final do estudo, a resposta crônica dessa variável diminuiu e não ocorreu o evento da leucopenia e da linfopenia, pois os níveis de leucócitos totais e os linfócitos totais aumentaram 48 horas após a 36ª sessão. Esse trabalho mostra que o treinamento proposto trouxe respostas saudáveis para o indivíduo.

Segundo Potteiger e colaboradores (2001), Ramel e colaboradores (2003) e Natale e colaboradores (2003), o treinamento de força muscular tem menor influência sobre a imunossupressão dos leucócitos, em comparação ao treinamento aeróbico.

De acordo com o estudo de Terry (2006), um programa de treinamento aeróbico ou de resistência muscular localizada para pessoas com o quadro de HIV/Aids pode ajudar na melhora da qualidade de vida. Além disso, esta autora relata que o treinamento de resistência muscular pode ser efetivo no incremento de força e de massa muscular, tanto em pacientes com HIV/Aids que apresentam síndrome compulsiva quanto os com lipodistrofia. Corroborando com Terry (2006), Pimentel (2007) relata que o

172 EXERCÍCIOS FÍSICOS E SEUS BENEFÍCIOS NO TRATAMENTO DAS DOENÇAS

exercício físico para o portador do vírus HIV/Aids pode propiciar benefícios, como ganho de massa muscular, aumento da massa magra, aumento do apetite, melhora nos padrões de sono, melhora na aptidão cardiovascular, combate a síndrome da lipodistrofia, fortalecimento do sistema imunológico, melhora da autoestima, melhora da autoimagem e diminuição dos níveis de ansiedade e estresse.

Segundo Pimentel (2007), os exercícios físicos recomendados para os portadores de HIV/Aids, de modo geral, são os aeróbicos e os de resistência muscular localizada. Este mesmo autor afirma que a musculação com objetivo de resistência muscular localizada é considerada a modalidade mais recomendada para os portadores da síndrome, pois facilita o monitoramento das condições gerais do praticante.

Eidam e colaboradores (2005) sugerem que, para portadores de HIV/Aids, a intensidade do treinamento de força deve ser de 40 a 60% da força máxima para trabalhar a resistência muscular, e 60 a 80% para trabalhar a força dinâmica. Esses mesmos autores sugerem que deva ser de 2 a 3 dias a frequência semanal, que o tempo seja de 20 a 30 minutos ou o tempo necessário para realizar de 8 a 10 exercícios, com 1 a 2 séries e com 8 a 12 repetições (10 a 15 repetições para pessoas com idade acima 50 anos). Além disso, eles lembram que o tipo de exercício deve envolver grandes grupos musculares e os vários segmentos corporais.

No trabalho de revisão sistemática de estudos publicados no *PubMed* e *Capes*, entre 1998 e 2008, realizado por Souza e Marques (2009), foram discutidos protocolos que utilizaram apenas treinamento de força ou aeróbico e os que utilizaram ambos e a grande maioria encontrou resultados favoráveis às variáveis pesquisadas. Quanto ao modelo de prescrição para essa população, este deve ser composto por exercícios de força, de 8 a 15 repetições máximas (trabalho de hipertrofia) e por exercícios aeróbicos (contínuo ou intervalado), com duração de 20 a 60 minutos e intensidade variando de 50 a 85% da frequência cardíaca máxima ou 45 a 85% do consumo máximo de oxigênio, ambos 3 a 5 vezes por semana.

É importante ressaltar a importância do exercício físico para a manutenção da saúde. O trabalho realizado por Leite e Gori (2004) apresenta os resultados de uma pesquisa que investigou a importância da prática de atividades físicas no tratamento e na vida cotidiana de dez pacientes soropositivos, residentes em Jataí, GO. Nenhum deles tinha o hábito de realizar atividades físicas, embora nove tenham demonstrado interesse por essa prática, enumerando, inclusive, benefícios físicos e psicológicos que este tipo de atividade em grupo poderia proporcionar. Foi interessante perceber que a concepção que os pacientes investigados apresentaram sobre os exercícios físicos não é vinculada aos benefícios estéticos e de desempenho, mas sim à manutenção da saúde e da integridade física e, principalmente, relacionada aos benefícios de convívio social e melhora da autoestima. Saba (2003) lembra que o acompanhamento médico é essencial, pois o profissional da saúde saberá o real quadro clínico do paciente, o que poderá ajudar o profissional na prescrição do treinamento do portador de HIV/Aids.

PROGRAMA DE ATIVIDADE FÍSICA

Exercícios aeróbicos e resistência muscular são indicados desde que se respeitem as limitações individuais; para isso, é importante conhecer a atual condição física e fisiológica do indivíduo, para que sua condição de esforço não seja super ou subestimada.

A atividade física sistematizada e bem assistida por um profissional proporciona para o soropositivo o ganho de força muscular, aumento da massa magra, melhora na digestão, melhora do sono, melhora na aptidão cardiovascular, fortalecimento do sistema imunológico, melhora a autoestima e a autoimagem e diminui os níveis de ansiedade e estresse.

O Ministério da Saúde (1997) apresenta algumas precauções quanto à prática de esporte por pessoas infectadas pelo HIV/Aids:

- Pele exposta a sangue ou a outros líquidos orgânicos deve ser limpa o mais rapidamente possível, com água e sabão.

- Luvas impermeáveis à água devem estar disponíveis para uso, pela equipe de atendimento, na manipulação de sangue ou outros líquidos orgânicos (lavar as mãos após a remoção das luvas).

- Atleta infectado pelo HIV deve ser informado de todos os riscos de transmissão para os demais.

- Direito de sigilo referente à atleta infectado deve ser respeitado.

- Conscientizar os atletas no sentido de evitarem brigas e agressões corporais que possam facilitar o contato com sangue ou secreções.

Ainda de acordo com o Ministério da Saúde (1997), os núcleos esportivos constituem também setores que devem empreender prevenção da infecção pelo HIV, por meio de educação comportamental e prestação de informações corretas, associando-se assim, a propósito, a empresas, entidades religiosas, sindicatos e vários órgãos de outras naturezas.

As sugestões de treino apresentadas a seguir são os resumos dos estudos que apresentaram respostas positivas nos portadores de HIV/Aids. Deve-se lembrar que os métodos de treino devem ser prescritos de acordo com o estado clínico do indivíduo, ou seja, deve-se considerar para prescrição da atividade os resultados dos exames laboratoriais (hemograma completo, bioquímico do sangue, carga viral e contagem de células T) e da avaliação física.

A Tabela 11.1 apresenta a sugestão de prescrição de treinamento de força segundo as referências apresentadas neste capítulo.

Sobre a metodologia de treino, o profissional poderá prescrever:

- alternada por segmento;

- localizada por articulação;

- associada à articulação adjacente;

- direcionada por grupo muscular;

- mista.

Tabela 11.1 Prescrição do treinamento de força

AUTORES	PÚBLICO	SÉRIES	REPETIÇÕES	FREQUÊNCIA	INTENSIDADE
Rodrigues (2007)	Indivíduo (43 anos) HIV-positivo	3	10 a 15	3 vezes por semana	60 a 75% 1 RM*
Dudgeon e colaboradores (2004)	Adultos HIV-positivo	3	8	Não relatada	80% 1 RM
Ávila (2005)	Idosas HIV-negativo	2	8 a 13	Não relatada	50 a 80% 1 RM
Roubenoff e colaboradores (1999)	Adultos HIV-positivo	3	8 a 15	3 vezes por semana	50 a 80% 1 RM
Eidam, Lopes e Oliveira (2005)	HIV-positivo	1 a 2	8 a 15	2 a 3 vezes por semana	40 a 80% 1 RM
* Repetição máxima					

Quanto aos fatores relacionados ao treino, como respiração, velocidade de execução, intervalo entre os exercícios, horário do treino e duração do treino, o profissional deverá levar em conta na sua prescrição como o organismo do indivíduo reage ao treinamento. Contudo, é importante lembrar que os diferentes estágios em que o portador dessa patologia se encontra devem ter prescrições diferenciadas. Exemplo disso é o portador que se encontra no 3º estágio da doença, cujo treino deve ser em intensidades menores e com intervalos maiores do que os indivíduos que se encontram no 2º estágio da doença, pois a gravidade do problema é maior e o treino, nesse caso, não deve oferecer uma sobrecarga alta.

A Tabela 11.2 apresenta a sugestão de prescrição de treinamento aeróbico segundo as referências apresentadas neste capítulo.

O treino aeróbico pode ser contínuo ou intervalado, realizado normalmente, sempre levando em consideração os cuidados necessários para a prescrição dessa atividade (estágio da doença, local do treino e equipamento de primeiros-socorros).

Para ocorrer essa adesão a um programa de exercícios físicos, é necessária a avaliação da sua condição clínica pelo médico. A orientação de um profissional de educação física é imprescindível para a otimização dos resultados e, principalmente, evitar efeitos negativos ao seu organismo. Para finalizar, salienta-se que a presença de dor durante ou após a sessão de exercícios físicos não é um sinal de ganho, e sim um aviso de que algo está errado e deve ser modificado, pois o exercício físico deve ser sinônimo de prazer e qualidade de vida.

CONSIDERAÇÕES FINAIS

Apesar da existência de poucos estudos realizados até o momento sobre as adaptações ao exercício aeróbico e de resistência muscular em homens e mulheres com HIV/Aids, este trabalho apresentou que o exercício físico prescrito com segurança, respeitando a individualidade, pode atuar na diminuição dos efeitos colaterais resultante da terapia medicamentosa e colaborar para a melhora da saúde do portador de HIV/Aids.

A prática regular de exercício físico é importante para todos como um dos meios de promoção da saúde e da qualidade de vida, constituindo-se em uma eficaz ferramenta para desfrutar da longevidade e de sua capacidade biopsicossocial com mais prazer. Hoje, já existem programas de saúde e atividade física para o soropositivo e é essencial o papel do profissional de educação física dentro da equipe multiprofissional, capacitado para orientar esse serviço e atender a essa população. Além disso, o acompanhamento médico, nutricional e um programa criterioso de exercícios proporcionará uma melhoria

Tabela 11.2 Prescrição do treinamento aeróbico

AUTORES	PÚBLICO	DURAÇÃO	FREQUÊNCIA	INTENSIDADE
Dudgeon e colaboradores (2004)	Adultos HIV-positivo	Não relatada	3 vezes por semana	60 a 85% $FC_{máx.}$ 50 a 85% $VO_{2máx.}$
Palermo e Feijó (2003)	Adultos HIV-positivo	Não relatada	Não relatada	75% $VO_{2máx.}$
Perry e colaboradores (2003)	Adultos HIV-positivo	20 a 60 minutos	3 a 5 vezes por semana	60 a 75% $FC_{máx.}$ 50 a 60% $VO_{2máx.}$
Souza e Marques (2009)	HIV-positivo	20 a 60 minutos	3 a 5 vezes por semana	50 a 85% $FC_{máx.}$ 45 a 85% $VO_{2máx.}$

eficiente no estado de saúde geral do indivíduo, assim como melhor qualidade de vida e participação social, integralidade que pode contribuir para sua adesão à medicação antirretroviral. Contudo, é preciso lembrar que tanto um programa de exercícios físicos quanto a medicação têm como ponto de partida que, sem continuidade, não existem ganhos, ou seja, melhoria da sua qualidade de vida.

BIBLIOGRAFIA CONSULTADA

Abbas AK, Lichtman AH. *Imunologia básica:* funções e distúrbios do sistema imune. Rio de Janeiro: Revinter; 2003.

Alencar. *Montes Claros supera média nacional de Aids.* Agência de Notícias da Aids. Disponível em: http://www.agenciaAids.com.br/noticias-resultados.asp?Codigo=2816. Acesso em: 23 set 2006.

Aids/HIV Facts. *Aids.com.* Disponível em: http://www.Aids.com/fact.htm. Acesso em: 06 out 2006.

Ávila WRM. *Efeitos agudos do treinamento resistido sobre os leucócitos, linfócitos, hematócritos e hemoglobina de idosas do DF.* 30 p. [Dissertação Mestrado em Educação Física – Programa de Pós-Graduação da Universidade Católica de Brasília] UCB; 2005.

Barra Filho MG, Ribeiro LCS, Miranda R, Teixeira MT. A redução dos níveis de cortisol sanguíneo através de técnica de relaxamento progressivo em nadadores. *Rev Bras Medicina do Esporte.* 2002 Jul/Ago;8(4)1-5.

Berk LS, Nieman DC, Youngberg WS, Arabatzis K, Simpson-Westerberg M, Lee JW *et al.* The effect of long endurance running on natural killer cells in marathoners. *Med Sci Sports Exerc. 1990;*22:207-12.

Berne RM, Levy MN. *Fisiologia.* 3. ed. Rio de Janeiro: Guanabara Koogan; 1996.

Brasil. Ministério da Saúde. *A síndrome da imunodeficiência adquirida (Aids) e a prática esportiva:* 1997. Brasília: Ministério da Saúde; 1997.

Brasil. Ministério da Saúde. CN-DST/Aids. *Vulnerabilidade* às *DST/HIV.* Coordenação Nacional de DST e Aids. Disponível em: http://www.Aids.gov.br/prevencao. Acesso em: 1 de ago 2010.

Boletim Epidemiológico Aids e DST. Global report 2004. Disponível em: http://www.who.int/en/. Acesso em: 20 jul 2010.

Brasil. Boletim epidemiológico revela queda da Aids entre crianças, adultos jovens e usuários de drogas injetáveis. *Aids Gov.* Disponível em: http://www.Aids.gov.br/data/Pages/LUMISE77B47C8ITEMID19C1A-54814C943ABA872378939820706PTBRIE.htm. Acesso em: 07 nov 2006.

Bompa TO, Conhacchir ILJ. *Treinamento de força consciente: estratégias para ganho de massa muscular.* São Paulo: Phorte; 2000.

Bompa TO. *Periodização no treinamento esportivo.* São Paulo: Manole; 2001.

Bompa TO. *Periodização:* teoria e metodologia do treinamento. São Paulo: Phorte; 2002.

Brügger NAJ. Respostas imunes agudas ao exercício aeróbio contínuo e cíclico. *Atividade Física e Saúde,* 1998;3(4):49-65.

Buss PM. Promoção da saúde e qualidade de vida. *Rev Ciência e Saúde Coletiva,* 2000;3(1):163-75.

Caetano JA, Pagliuca LMF. Autocuidado e o portador do HIV/Aids: sistematização da assistência de enfermagem. *Rev Latino-Am Enfermagem,* 2006 Maio/Jun;14(3).

Canali ES, Kruel LFM. Respostas hormonais ao exercício. *Revista Paulista de Educação Física,* São Paulo, 2001: 141-53.

Costa Rosa LFPB, Vaisberg MW. Influência do exercício na resposta imune. *Rev. Bras. Medicina do Esporte,* 2002 Jul/Ago;8(4):167-72.

Coutinho MM. *Efeitos do treinamento moderado sobre o metabolismo de macrófagos de ratos envelhecidos.* 100 p. [Tese de Doutorado em Ciências] Instituto de Ciências Biomédicas/Universidade de São Paulo; 2004.

Dacie JV, Lewis SM. *Practical haematology.* 8. ed. Churchill Livingstone; 1995.

Dantas EHM. *A prática da preparação física.* 5. ed. Rio de Janeiro: Shape; 2003.

Dudgeon WD, Phillips KD, Bopp CM, Hand GA. Physiological and psychological effects of exercise interventions in HIV disease. *Aids Patient Care STDS,* 2004; 18:81-98.20.

Eidam CL, Lopes AS, Oliveira OV. Prescrição de Exercícios Físicos para Portadores do Vírus HIV. *Revista Brasileira Ciência e Movimento,* 2005 Jul/Set;13(3):81-8.

Fechio JJ. Aids, Atividade Física e Esporte. *Anais do II Congresso Paulista de Educação Física. Jundiaí;* 1998. p. 29.

Ferreira MS, Najar AL. Programas e campanhas da atividade física. *Rev Ciên Saúde Coletiva.* Rio de Janeiro 2005 Set/Dez;10(0).

Fleck SJ, Kraemer WJ. *Fundamentos do treinamento de força.* 2. ed. Porto Alegre: Artes Médicas; 1999.

França SCA, Barros Neto TL, Agresta MC, Lotufo RFM, Kater CE. Resposta divergente da testosterona e do cortisol séricos em atletas masculinos após uma corrida de maratona. *Arq Bras Endocrinol Metab.* São Paulo 2006;50(6).

Foss LM, Keteyian JS. *Fox bases fisiológicas do exercício e do esporte.* 6. ed. Rio de Janeiro: Guanabara Koogan; 2000.

Gabriel H, Urhausen A, KIndermann W. Circulating leucocyte and lymphocyte subpopulations before and after intensive endurance exercise to exhaustion. *Eur J Appl Physiol Occup Physiol.* 1991;63(6):449-57.

Guyton AC, Hall JE. *Fisiologia humana e mecanismos das doenças*. 6. ed. Rio de Janeiro: Guanabara Koogan; 1998.

Guyton H. *Tratado de fisiologia médica*. Rio de Janeiro: Guanabara Koogan; 2002.

Hockenbury DH, Hockenbury SE. *Descobrindo a psicologia*. 2. ed. São Paulo: Manole; 2003.

Houston ME. *Bioquímica básica da ciência do exercício*. São Paulo: Roca; 2001.

Hucklebridge F, Clow A, Evens P. The relationship between salivary secretory immunoglobulin A and cortisol: neuroendocrine response to awakening and the diurnal cycle. *Int J of Psichophysiology*. 1998;31:69-76.

Kapasi ZF. Effects of an exercise intervention on immunologigic parameters in frail elderly nursing home residents. *J Gerontol A Biol Sci Msd Sci*. 2003;58(7):636-43.

Khan MM, Samsoni P, Silverman ED. Beta-adrenergic receptors on human suppressor, helper, and cytolytic lymphocytes. *Biochem Pharmacol*. 1986;35:1137-42.

Kumar V, Abbas AK, Fausto N. *Patologia – bases patológicas das doenças*. 7. ed. Rio de Janeiro: Elsevier; 2005.

Lazzarotto ARA. *Concepção da atividade física dos pacientes soros positivos e doentes de Aids do serviço de assistência especializada do centro municipal de atendimento de doenças sexualmente transmissíveis e Aids de Porto Alegre*. 96p. Dissertação (Mestrado em Ciências do Movimento Humano) – Programa de Programa de Pós-Graduação da Universidade Federal do Rio Grande do Sul – UFRGS; 1999.

Leandro C, Nascimento E do, Castro RM de, Duarte JA, Castro CMMB de. Exercício físico e sistema imunológico: mecanismos de integrações. *Rev. Portuguesa de Ciência do Desporto*. 2002;2(5):80-90.

Leite GE, Gori RM. A atividade física para portadores do vírus HIV: investigando a realidade Jataiense. *Pensar a Prática*. 2004 Mar;7(1):11-27.

Maino VC, Suni MA, Ruitenberg JJ. Rapid flow cytometric method for measuring lymphocyte subset activation. *Cytometry*. 1995 Jun 1;20(2):127-33.

Marins CB, Giannichi RS. *Avaliação e prescrição de atividade física: guia prático*. 3. ed. Rio de Janeiro: Shape; 2003.

Maughan R, Gledson M, Greenhaff PL. *Bioquímica do exercício e do treinamento*. São Paulo: Manole; 2000.

Matsudo V, Guedes J, Matsudo S, Andrade D, Araujo T, Oliveira L *et al*. Políticas de intervenção: a experiência do agita São Paulo na utilização da gestão móbile do modelo ecológico na promoção da atividade física. *Rev Bras Ciên Mov*. 2005;13(3):99-108.

MCardle WD, Katch FI, Katch VL. *Fisiologia do exercício – energia e desempenho humano*. 5. ed. Rio de Janeiro: Guanabara Koogan; 2003.

Meloni VHM. Treinamento de força e Aids. Revista Virtual *EF Artigos*. Natal 2004;2(16).

Nahas MV. *Atividade física e qualidade de vida*. 2. ed. Londrina: Midiograf; 2001.

Natale VM, Brenner IK, Maldoveanu AI, Vasiliou P, Shek P, Shephard RJ. Effects of three different types of exercise on blood leukocyte count during and following exercise. *Rev Paul Med*. 2003;121(1):9-14.

Nieman DC, Nehlsen-Cannarella SL. The immune response to exercise. *Semin Hematol*.1994;31:166-79.

Oliveira CAM, Rogatto GP, Eliete Luciano E. Efeitos do treinamento físico de alta intensidade sobre os leucócitos de ratos diabéticos. *Rev Bras Med Esporte*. 2002 Nov/Dez;8(6).

Palermo PCG, Feijó OG. Exercício físico e infecção pelo HIV: atualização e recomendações. *Revista Brasileira de Fisiologia do Exercício*. 2003 Set/Dez;2(3).

Parham P. *O sistema imune*. Porto Alegre: Artmed Editora; 2001.

Parslow TG, Stites DP, Terr AI, Imboden JB. *Imunologia médica*. 10. ed. Rio de Janeiro: Guanabara Koogan; 2004.

Peakman M, Vergani D. *Imunologia básica e clínica*. Rio de Janeiro: Guanabara Koogan; 1999.

Pedersen BK, Steenberg A. Exercise and hypoxia: effects on leukocytes and interleukin-6-shared mechanisms? *Med Sci Sports Exerc*. 2002;34(12):2004-12.

Perry AC, Laperriere A, Klimas N. Acquired immune deficiency syndrome (Aids). In: Durstine JL, Moore GE, editores. *ACSM's exercise management for persons with chronic diseases and disabilities*. 2nd ed. Champaign: Human Kinetics; 2003;173-85.

Pimentel A. *HIV/Aids × exercício físico*. s.d. Disponível em: http://www.pesquisa_hfa.kit.net/. Acesso em: 20 abr 2007.

Pintanga FJG. Epidemiologia, atividade física e saúde. *Rev Bras Ciên e Mov*. Brasília 2002 Jul;10(3):49-54.

Porto J. *O estresse induzido pela atividade física coloca os sistemas fisiológicos em prontidão*. Jeferson Corrêa Porto Personal Trainer. Disponível em: www.jefersonporto.com.br. Acesso em: 22 ago 2009.

Potteiger JA, Chan MA, Haff GG, Schroeder CA, Haub MD, Chirathaworn C *et al*. Training status in influences T-cell responses in women following acute resistance exercise. *J Stregh Cond Res*. 2001;15(2):185-91.

Powers SK, Honwley ET. *Fisiologia do exercício – teoria e aplicação ao condicionamento e ao desempenho*. 3. ed. São Paulo: Manole; 2000.

Ramel A, Wagner K, Elmadfa I. Acute impact f submaximal resistance exercise on immunological and hormonal parameters in Young men. *J. Sports Sci*. 2003; 21:1001-8.

Rodrigues VD. *Efeitos agudos e crônicos do treinamento resistido nos níveis de cortisol, leucócitos totais e linfócitos totais em um paciente portador de HIV/Aids*. 63 p. Monografia (Graduação em Educação Física) – Curso de Bacharelado e Licenciatura em Educação Física da Universidade Estadual de Montes Claros – UNIMONTES; 2007.

Rotti I, Broustoff J, Male D. *Imunologia*. 6. ed. São Paulo: Manole; 2003.

Roubenoff R, McDermott A, Weiss L, Suri J, Wood M, Bloch R, Gorbach S. Short-term progressive resistance training increases strength and lean body mass in adults infection with human immunodeficiency vírus. *Aids*. 1999;13(2):232-9.

Rouquayrol MZ, Almeida Filho N. *Epidemiologia & saúde*. 6. ed. Rio de Janeiro: Medsi; 2003.

Rowbotton DG, Green KJ. Acute exercise effects on the immune system. *Medicine & Science in Sports & Exercise*. 2000;32(7):396-405.

Rubin E, Farber JL. *Patologia*. 3. ed. Rio de Janeiro: Guanabara Koogan; 2002.

Saba F. *Mexaise*: atividade, saúde e bem-estar. São Paulo: Takano; 2003.

Santarém JM. Hipertrofia muscular: aptidão física, saúde e qualidade de vida. *Saudetotal;* 1998.

Santos CAS. *Influência do treinamento de força na redução do quadro de atrofia muscular em pacientes HIV/Aids*. 30p. Monografia (Graduação em Educação Física) – Curso de Bacharelado e Licenciatura em Educação Física da Universidade Estadual de Montes Claros – Unimontes; 2006.

Sharkey BJ. *Condição física e saúde*. 4. ed. Porto Alegre: Artmed; 1998.

Shephard RJ. *Exercise physiology*. Toronto: B. C. Decker; 1997.

Silva M, Skolnik PR, Gorbach SL, Spiegelman D, Wilson IB, Fernández-DiFranco MG, Know TA. The effect of proteases inhibitors on weight and body composition *in HIV- -NEGATIVO infected patiens*. *Aids*. 1998;12(13):1645-51.

Souza MVN, Almeida MV. Drogas anti-VIH: passado, presente e perspectivas futuras. *Quím Nova*. São Paulo 2003 Maio/Jun.;26(3).

Souza HF, Marques DC. Benefícios do treinamento aeróbico e/ou resistido em indivíduos HIV +: uma revisão sistêmica. *Rev Bras Med Esporte*. 2009 Nov/Dez;15(6).

Teixeira L. Avaliação das metas de recursos previstos na declaração sobre HIV/Aids das Nações Unidas. *Rev. Saúde Pública*. 2006;40:52-9.

Terry L. HIV e exercício. *Revista da Sociedade de Cardiologia do Rio Grande do Sul*. 2006 Set/Out/Nov/Dez;15(9).

Totora GJ. *Corpo humano*: fundamentos de anatomia e fisiologia. 4. ed. Porto Alegre: Artes Médicas; 2000.

Ulla S, Remor EA. *Psiconeuroimunologia e infecção por HIV*: realidade ou ficção. Psicol Reflex Crit. Porto Alegre, 2002;15(1).

Venancio S. *Educação física para portadores do HIV*. [Tese de Doutorado] Campinas: Faculdade de Educação Física da Universidade Estadual de Campinas – Unicamp; 1994.

Wilmore JH, Costill DL. *Fisiologia do esporte e do exercício*. 2. ed. São Paulo: Manole; 2001.

Weineck J. *Treinamento ideal*. 9. ed. São Paulo: Manole; 1999.

CAPÍTULO 12

Diabetes

ALEXANDRE ARANTE UBILLA VIEIRA

INTRODUÇÃO

Descobrir que se tem diabetes é uma realidade preocupante, mas não é preciso se apavorar, pois pessoas com essa doença podem ter vidas longas, ativas e muito felizes.

O diabetes é um dos mais importantes problemas de saúde pública dos tempos atuais e alcança expressivo significado como causa de várias doenças e morte, independentemente de fatores como etnia ou localização geográfica.

Muitas pessoas ainda não sabem quais são os sintomas dessa doença que afeta grande parte da população, assim como identificar que há algo de errado com o seu organismo, o que pode levar à piora da situação. Dessa forma, é preciso conhecer os sintomas do diabetes para que ele possa ser tratado precocemente.

São inúmeras as definições do diabetes (ver níveis condicionais da doença na Figura 12.1) – o diabetes *mellitus* (DM), por exemplo, é uma doença do metabolismo da glicose causada pela falta ou má absorção de insulina, hormônio produzido pelo pâncreas (o grande responsável pelo processamento do açúcar no organismo) cuja função é quebrar as moléculas de glicose para transformá-las em energia a fim de que seja aproveitada por todas as células. A ausência total ou parcial desse hormônio interfere não só na queima do açúcar, como na sua transformação em outras substâncias (proteínas, músculos e gordura), levando a sintomas agudos e a complicações crônicas.

Quando não tratado adequadamente, causa doenças como infarto do coração, derrame cerebral, insuficiência renal, problemas visuais e lesões de difícil cicatrização, entre outras complicações (Serralha, 2009).

Embora ainda não haja uma cura definitiva para o diabetes, há vários tratamentos para controlá-lo, desde que seguidos de forma regular, proporcionando saúde e qualidade de vida para o paciente com a doença.

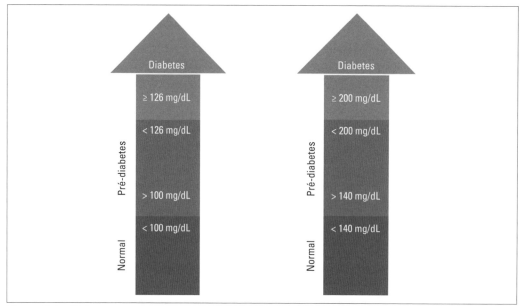

Figura 12.1 Diabetes e seus níveis condicionais.

Fonte: docediabetes.com.

O distúrbio envolve o metabolismo da glicose, das gorduras e das proteínas e tem graves consequências tanto quando surge rapidamente como quando se instala lentamente. Nos dias atuais, constitui-se em problema de saúde pública pelo número de pessoas que apresentam a doença, principalmente no Brasil. Nos Estados Unidos, o diabetes afeta mais de 16 milhões de pessoas e, a cada dia, 2.200 novos casos da doença são diagnosticados no continente americano (Rubino e Garner, 2002).

Embora haja a tendência em agrupar todas as pessoas com diabetes em um único conjunto, existem dois tipos diferentes de diabetes que são semelhantes no nível elevado de açúcar no sangue, mas diferentes em muitos outros aspectos.

Quem pensa que o diabetes só aparece em pessoas que já nasceram com essa doença está enganado, pois muitos casos aparecem quando em algum momento da vida o indivíduo apresenta pressão alta e/ou está acima do peso.

OBESIDADE E DIABETES

A obesidade é um importante desencadeador do diabetes (Figura 12.2), mas não é o único. Os outros fatores de risco são idade (estar acima de 45 anos); sedentarismo, hipertensão, colesterol e triglicérides elevados, e histórico familiar.

A principal fonte de energia do organismo são os carboidratos presentes na alimentação, encontrados nas massas, nos doces, nas frutas e em outros componentes alimentícios.

No aparelho digestivo, os carboidratos são transformados em glicose e, para entrar nas células, a glicose precisa de ajuda, a qual é vinda sob o papel da insulina, o hormônio produzido do pâncreas.

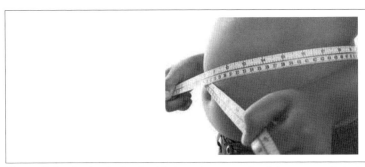

Figura 12.2 A relação da obesidade pode ser um dos fatores para diabetes.

Nos obesos, a insulina tem mais dificuldade para transportar a glicose para dentro das células. Sobra glicose na circulação, e o pâncreas reage fabricando mais insulina. Com o tempo, chega à exaustão e não consegue mais fabricar o hormônio.

Parte da glicose retirada no sangue transforma-se em sorbitol (espécie de álcool muito irritante para as terminações nervosas), o que provoca uma probabilidade cinco vezes maior de levar ao infarto do miocárdio.

Cerca de 80% das pessoas que têm diabetes tipo 2 estão acima do peso. A outra forma de diabetes (tipo 1) tem pouca relação com a obesidade. Ela depende de fatores genéticos e é caracterizada por uma resposta exagerada do sistema imune, que lança um ataque contra o pâncreas do próprio paciente. Apenas 5% dos casos são tipo 1. Como o pâncreas desses pacientes não produz insulina, eles precisam obrigatoriamente receber doses de insulina (CBDH, 2011).

As células-alvo do organismo, incluindo os músculos, sofrem frequentemente uma redução da quantidade dos receptores de insulina ou uma redução de sua ativação, deixando a insulina presente no sangue menos eficaz no transporte da glicose para o interior das células.

Os remédios agem, nesse caso, em várias frentes: estimulam o pâncreas a secretar mais insulina, inibem a ação de uma enzima que compromete o bom funcionamento do pâncreas e aumentam a habilidade da insulina de empurrar a glicose para dentro das células.

INSULINA

Descoberta em 1932, a insulina significou um enorme avanço da ciência, pois, naquela época, os mecanismos do metabolismo de nutrientes eram pouco conhecidos. Inúmeros estudos foram realizados com esse hormônio e descobriram que, além de limitar a utilização de glicose pelo músculo, a insulina trabalhava como ativadora de enzimas, como transportadora de glicose, alterava o potencial de membrana e favorecia a entrada de cátions e aminoácidos na célula (Gonçalves, 2008).

A insulina é produzida pelas células-beta (Figura 12.3), localizadas nas ilhotas de Langerhans, no interior do pâncreas, e tem a função de regular a quantidade de glicose existente no organismo.

A glicose penetra nas células graças à ação da insulina. No diabetes, há falta de insulina e, portanto, a glicose não penetra nas células, permanecendo na circulação. O nível normal de açúcar no sangue é de 70 a 110 mg/dL: acima de 110 e até 126 mg, fala-se em intolerância à glicose, e, após 126 mg, em DM.

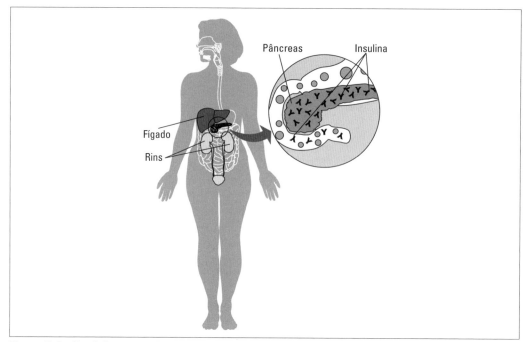

Figura 12.3 No diabetes, as células beta-pancreáticas, produtoras da insulina, tornam comum a estimulação do nível elevado de glicose no sangue.

Dessa forma, é preciso administrar a insulina que falta ao organismo da doença, que só pode ser feito por injeção, já que a insulina é destruída no estômago se for empregada oralmente. Embora a insulina administrada subcutaneamente seja tão boa quanto a produzida pelo pâncreas, ela é mais difícil de ser regulada.

O pâncreas normal sente o aumento da glicose no sangue depois de uma refeição e, imediatamente, ajusta o suprimento de insulina. A insulina injetada, porém, é absorvida pelo sangue independentemente das quantidades de glicose presentes.

Os tipos usados de insulina no tratamento do diabetes são:

1. Insulinas ultrarrápidas:
   - início de ação – 10 a 15 minutos;
   - pico de ação – 30 a 90 minutos;
   - duração de ação – 3 a 6 horas;
   - cor – transparente.

2. Insulinas rápidas:
   - início de ação – 30 a 60 minutos;
   - pico de ação – 2 a 3 horas;
   - duração de ação – 6 a 8 horas;
   - cor – transparente.

3. Insulinas intermediárias:
   - início de ação – 2 a 4 horas;

- pico de ação – 6 a 10 horas;
- duração de ação – 14 a 18 horas;
- cor – branca turva.

4. Insulinas lentas:
- início de ação – 2 horas;
- pico de ação – não faz pico (nível de ação constante, por isso causam menos hipoglicemia);
- duração de ação: 18 a 24 horas (Diabest, 2011).

DADOS ESTATÍSTICOS

O DM ocorre em todo o mundo, mas é mais comum (especialmente o tipo 2) nos países mais desenvolvidos. O maior aumento atualmente é esperado na Ásia e na África, quando o maior número de casos de diabéticos será visto em 2030. O aumento do índice de diabetes em países em desenvolvimento segue a tendência de urbanização e mudança de estilos de vida.

De acordo com a Organização Mundial da Saúde, em 2006 havia cerca de 171 milhões de pessoas com diabetes no mundo, índice que aumenta rapidamente – estima-se que, em 2030, esse número dobre.

Aproximadamente 2,8% da população mundial é acometida por esse distúrbio e, até 2030, estima-se que quase 4,4% da população de todas as faixas etárias o apresentará (Wild e colaboradores, 2001.

Segundo estimativa, cerca de 9 milhões de pessoas com idade inferior a 60 anos sofrem com a doença; há pessoas que contam com o diabetes tipo 1, geralmente presente em pessoas com idade inferior a 30 anos.

Em 2005, eram em torno de 20,8 milhões de pessoas com diabetes somente nos Estados Unidos. Além disso, de acordo com a American Diabetes Association, existem cerca de 6,2 milhões de pessoas não diagnosticadas e 41 milhões de pessoas que poderiam ser consideradas pré-diabéticas naquele país.

Os Centers for Disease Control and Prevention classificaram o aumento da doença como epidêmico nos Estados Unidos, e a National Diabetes Information Clearinghouse (NDIC) estimou um gasto com a doença de US$ 132 bilhões de dólares para o país naquele ano.

Nas Américas, o número de indivíduos portadores de DM foi estimado em 35 milhões para o ano 2000, com projeção de 64 milhões em 2025 (King e colaboradores, 1998).

No Brasil, estima-se que 12% da população é diabética (uma média de 22 milhões de pessoas), da qual metade desconhece o diagnóstico. Os principais fatores associados à maior prevalência do DM no Brasil são a obesidade, o envelhecimento populacional e a história familiar da doença (Malerbi e Franco, 1992).

O diabetes está na lista das cinco doenças de maior índice de morte no mundo, e está chegando cada vez mais perto do topo da lista. Por pelo menos nos próximos 20 anos, o número de diabéticos aumentará consideravelmente.

Como é possível que tantas pessoas não saibam que têm diabetes? Bem, às vezes, não existem sintomas até que a doença progrida, caso frequente do diabetes tipo 2. Outras vezes, os sintomas não despertam nenhuma atenção porque não parecem ser tão sérios.

CLASSIFICAÇÃO E PRINCIPAIS CARACTERÍSTICAS

O diabetes não pode ser tratado como uma doença única, mas como um conjunto de doenças em comum:

- **Diabetes tipo 1:** o pâncreas produz pouca ou nenhuma insulina. A instalação da doença ocorre mais na infância e adolescência e é insulinodependente, isto é, exige a aplicação de injeções diárias de insulina.
- **Diabetes tipo 2:** as células são resistentes à ação da insulina. A incidência da doença, que pode não ser insulinodependente, é em pessoas com mais de 40 anos de idade.
- **Diabetes gestacional:** a doença ocorre durante a gravidez e, na maior parte dos casos, é provocada pelo aumento excessivo de peso da mãe.
- **Diabetes associados a outras condições clínicas:** como as pancreatites alcoólicas, o uso de certos medicamentos etc.

Diabetes tipo 1

O DM tipo 1, mais característico quanto à herança genética, atinge de 5 a 10% de todos os casos de DM, sendo a disfunção do pâncreas na produção de insulina a sua principal causa.

É desencadeado muito cedo, acometendo a faixa etária juvenil, justamente pelo fator genético. O DM tipo 1 também pode ser chamado de diabetes *mellitus* insulinodependente (DMID), que costuma aparecer durante a infância ou adolescência e a maior causa é a hereditária. No tipo 1, a causa básica é uma doença autoimune que lesa irreversivelmente as células pancreáticas produtoras de insulina (células-beta), levando à deficiência absoluta de insulina. Assim, nos primeiros meses após o início da doença, são detectados no sangue dos pacientes diversos anticorpos, sendo os mais importantes o anticorpo anti-ilhota pancreática, o anticorpo contra enzimas das células-beta e os anticorpos anti-insulina.

Entre as causas do diabetes tipo 1, estão a hereditariedade, os fatores ambientais e as infecções causadas por vírus.

Caso uma pessoa apresente diabetes tipo 1, ela pode até mesmo perder peso porque a glicose não alcança as suas células, o que não acontece com o tipo 2 – condição na qual sempre existe alguma quantidade de insulina –, que apenas não é 100% efetivo por causa da resistência à insulina causada pela obesidade.

Como dito, pensa-se que essa incapacidade resulta de uma condição autoimune. Basicamente, o corpo está matando as suas próprias células produtoras de insulina. Os sintomas do diabetes tipo 1 são urinação muito frequente, sede aumentada e perda de peso. O ataque do organismo contra as próprias células boas é normalmente abrupto e grave.

Além disso, o diabetes tipo 1 aumenta o risco de muitas complicações sérias, como doenças do coração, cegueira, dano nos nervos e rins. O tratamento compõe-se da administração de insulina intermediária ou de longa duração ou rápidas injeções de insulina nos momentos de refeição.

Diabetes tipo 2

O DM tipo 2 é desencadeado normalmente por hábitos não saudáveis, mas a maior chance de adquiri-lo é com o avanço da idade (tendo como causa principal a autoimunidade das células à insulina, o que torna o tratamento difícil). É um tipo caracterizado, como dito, por maus hábitos e problemas de saúde, como sedentarismo e obesidade. Acomete principalmente os obesos, hipertensos e dislipidêmicos (que compreendem de 90 a 95% de todos os casos de DM).

No tipo 2, ocorrem diversos mecanismos de resistência à ação da insulina, associados a uma relativa deficiência de sua secreção, sendo o principal deles a obesidade, presente na maioria dos pacientes. O DM só pode ser prevenido no tipo II e nas formas associadas a outras alterações pancreáticas.

No DM tipo 2, na medida em que uma série de fatores de risco é bem conhecida, os portadores dessas alterações podem ser rastreados periodicamente e orientados a adotar comportamentos e medidas que os retirem do grupo de risco.

As pessoas que sofrem com o diabetes tipo 2 produzem quantidade insuficiente de insulina ou o hormônio não funciona tão eficiente quanto deveria.

Como o diabetes do tipo 2 é mais comum entre pessoas com idade superior a 45 anos, são indicados exames regulares para detectar a doença em seu estágio inicial; assim, o paciente poderá ter uma vida saudável e normal tratando a doença a partir da ausência da insulina. A principal causa do diabetes tipo 2 é a hereditariedade. Há também alguns fatores de risco que estão ligados à doença, entre eles a vida sedentária, a pressão alta, a obesidade (Figura 12.4), o consumo excessivo de álcool e a dieta rica em gordura.

Como, no diabetes tipo 2, geralmente não existem sintomas do diabetes gestacional, quando ocorrem são, com frequência, os sintomas clássicos. Diagnosticar o diabetes gestacional é importante para evitar complicações na gravidez e no parto. Por isso, é importante conhecer seus sintomas.

Características

O diabetes pode atingir pessoas em qualquer faixa etária, porém a prevalência e a taxa de mortalidade tendem a aumentar com a idade, principalmente no DM tipo 2, já que o tipo 1 é mais comum na adolescência. No Quadro 12.1, são apresentadas as diferenças entre os diabetes tipos 1 e 2.

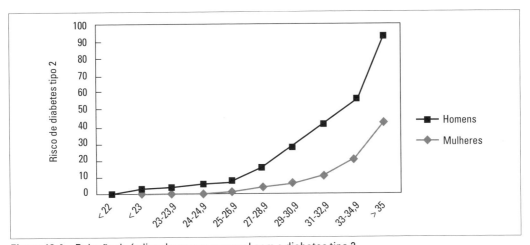

Figura 12.4 Relação do índice de massa corporal com o diabetes tipo 2.

Fonte: Adaptada de www.pesocerto.org.

Quadro 12.1 Diferenças existentes entre os diabetes tipos 1 e 2

FATORES DE DIFERENCIAÇÃO	DIABETES TIPO 1	DIABETES TIPO 2
Terapêutica	Insulina	Antidiabéticos orais
Aspecto físico	Raramente há obesidade	Geralmente há obesidade
Surgimento	Abrupto e geralmente em jovens	Gradual e geralmente em pessoas com mais de 40 anos
Hereditariedade	Predisposição genética	Forte predisposição genética

Fonte: Adaptado de Sociedade Portuguesa de Diabetologia.

O DM é uma das principais causas de hospitalização no Brasil, com frequentes manifestações crônicas. Em grande parte, isso se deve ao estilo de vida de grande parte da população (fatores ambientais e culturais) (Sartorelli e Franco, 2003).

Atualmente, mais de 8 milhões de pessoas com menos de 60 anos sofrem com o diabetes. Algumas delas têm diabetes tipo 1, que geralmente ocorre em pessoas com menos de 30 anos e é caracterizado pela falta de produção de insulina.

O diabetes tipo 2 pode ser evitado com a manutenção de um peso saudável e o hábito de fazer exercícios regularmente. Como dito anteriormente, o tipo 2 é mais comum entre pessoas com mais de 45 anos e, por isso, é recomendável que pessoas acima dessa idade façam exames para detectar a doença em seu estágio inicial e possam ter uma vida saudável, tratando a falta de insulina.

Pâncreas e sua funcionabilidade

O pâncreas (Figura 12.5) é o órgão responsável pela produção do hormônio denominado insulina, cuja função é regular a glicemia (o nível de glicose no sangue). Para que as células das diversas partes do corpo humano possam realizar o processo de respiração aeróbica (utilizar glicose como fonte de energia), é necessário que a glicose esteja presente na célula. Portanto, as células têm receptores de insulina (tirosina quinase), que, quando acionados, "abrem" a membrana celular para a entrada da glicose presente na circulação sanguínea. Uma falha na produção de insulina resulta em altos níveis de glicose no sangue, já que esta última não é devidamente dirigida ao interior das células (Epidemiologia Serviços de Saúde, 2005).

O pâncreas não é somente uma glândula endócrina, que constitui uma glândula de secreção externa, mas também produz o suco pancreático, que serve para digerir os alimentos e que é lançado no duodeno por um ducto que percorre o pâncreas em toda a sua extensão. Em um corte do pâncreas, contudo, notam-se "ilhas" de substância formada de células diversas das do resto da glândula: são as ilhotas de Langerhans, que são dotadas, justamente, de uma função endócrina.

O pâncreas produz o hormônio insulina, que regula o nível de glicose no sangue. Em certas condições, por exemplo, quando se ingere muito açúcar, o nível de glicose no sangue aumenta muito. Então, o pâncreas libera insulina no sangue. Esse hormônio aumenta a absorção de glicose nas células. Assim,

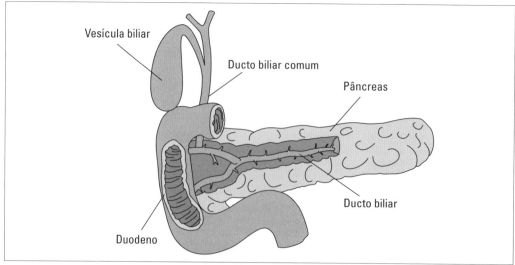

Figura 12.5 A funcionabilidade do pâncreas e o diabetes.

o excesso de glicose é retirado do sangue e o nível desse açúcar volta ao normal. Quando o pâncreas produz uma quantidade insuficiente de insulina, surge uma doença conhecida como diabetes. Nesse caso, o excesso de glicose permanece no sangue: é a hiperglicemia, constatada pela presença de glicose na urina. A incapacidade das células em absorver adequadamente a glicose do sangue provoca alguns sintomas, como sensação de fraqueza muscular e fome.

No diabetes, o pâncreas ainda produz a insulina, contudo o corpo não pode usá-la eficientemente. O tipo 2 normalmente se desenvolve em homens ou mulheres com mais de 40 anos da idade e é caracterizado por obesidade e falta da atividade física. Especialmente as pessoas com "uma forma de maçã" – com muita gordura em volta do abdome – estão em maior risco de desenvolver o diabetes.

Visando a manter a glicemia constante, o pâncreas também produz outro hormônio antagônico à insulina, denominado glucagon – ou seja, quando a glicemia cai, mais glucagon é secretado com o objetivo de restabelecer o nível de glicose na circulação. O glucagon é o hormônio predominante em situações de jejum ou de estresse, enquanto os níveis da insulina são aumentados em situações de alimentação recente.

SINTOMAS

Muitas pessoas desconhecem os sintomas que caracterizam o diabetes e, por isso, demoram em perceber que há algo de errado com seu corpo, que precisa ser tratado antes que as coisas piorem.

Os sintomas do diabetes mais comuns são sede intensa, urinação frequente, fome frequente, cansaço, perda de peso repentina, demora em curar ferimentos, pele seca, formigamento nos pés e visão borrada. Entretanto, algumas pessoas não chegam a apresentar esses sintomas.

Os sinais clássicos do diabetes são sede excessiva e vontade frequente de urinar, a ponto de fazer o diabético acordar várias vezes durante a noite. Esses dois sintomas, causados pela necessidade de se livrar do excesso de açúcar, são mais comuns no diabetes tipo 1 do que no tipo 2. Outros sinais do diabetes incluem fadiga, feridas e machucados que não curam em virtude do fraco fluxo sanguíneo (principalmente nos pés e nas mãos), infecções do trato urinário e visão embaçada.

Os vários sintomas do diabetes tipo 1 podem não parecer relacionados, mas é importante reconhecê-los para diagnosticar a doença e evitar complicações críticas.

Embora o diabetes tipo 2 frequentemente não apresente sintomas aparentes, os sintomas podem ficar evidentes quando a doença progredir, levando a complicações futuras. Mesmo que você pense que pode viver com esses sintomas, deve procurar o médico porque um diagnóstico de diabetes requer cuidados para toda a vida.

O diabetes tipo 2 muitas vezes desenvolve-se um tanto insidiosamente, mostrando poucos ou nenhum sintoma. Os sintomas são semelhantes aos do tipo 1, contudo eles se manifestam gradualmente dentro de algum tempo. Isso pode explicar por que o diabetes muitas vezes não é detectado no início. As células do corpo resistentes à insulina caracterizam a forma mais comum do diabetes tipo 2.

Apesar dos sintomas, muitas pessoas adultas têm diabetes e não sabem.

São sintomas do diabetes tipo 1:

- aumento do número de vezes de urinar: poliúria;
- sede excessiva: polidipsia;
- excesso de fome: polifagia;

- perda rápida de peso;
- fadiga, cansaço e desânimo;
- irritabilidade.

O diabetes tipo 2 pode apresentar os mesmos sintomas que o tipo 1, frequentemente com menor intensidade. Esse tipo, ainda, pode apresentar os seguintes sintomas:

- infecções frequentes;
- alteração visual (visão embaçada);
- dificuldade na cicatrização de feridas;
- formigamento nos pés;
- furunculose.

Os sintomas muitas vezes são vagos, como formigamento nas mãos e nos pés, dormências, peso ou dores nas pernas, infecções repetidas na pele e nas mucosas.

Os sintomas do aumento da glicemia são:

- sede excessiva;
- aumento do volume da urina;
- aumento do número de micções;
- surgimento do hábito de urinar à noite;
- fadiga, fraqueza, tonturas;
- visão borrada (alterações visuais);
- aumento de apetite;
- perda de peso;
- infecções fúngicas na pele e nas unhas;
- feridas, especialmente nos membros inferiores, que demoram a cicatrizar;
- neuropatias diabéticas, provocadas pelo comprometimento das terminações nervosas;
- distúrbios cardíacos e renais.

São fatores de risco para o diabetes:

- obesidade (inclusive a obesidade infantil);
- hereditariedade;
- falta de atividade física regular;
- hipertensão;
- níveis altos de colesterol e triglicérides;
- medicamentos, como os à base de cortisona;
- idade acima dos 40 anos (para o diabetes tipo 2);
- estresse emocional.

Esses sintomas tendem a se agravar progressivamente e podem levar a complicações graves: a cetoacidose diabética (no DM tipo 1) e o coma hiperosmolar (no DM tipo 2). Os sintomas das complicações envolvem queixas visuais, cardíacas, circulatórias, digestivas, renais, urinárias, neurológicas, dermatológicas e ortopédicas, entre outras.

PROGRAMA DE EXERCÍCIOS

Aptidão física pode ser considerada uma condição corporal na qual o indivíduo tem energia, vitalidade e as habilidades motoras suficientes para realizar as tarefas diárias e participar de atividades recreativas, isso sem excessiva fadiga.

Na ausência de exercícios físicos diários, os corpos tornam-se depósitos de tensões acumuladas e, sem canais naturais para que estas possam sair, os músculos tornam-se fracos e tensos (Vieira, 2009).

Como ressalta o senso comum, fazer exercícios é bom para a saúde e não estão mais em discussão os benefícios do esporte, mas sim qual a forma mais correta de praticá-lo visando a alcançar ou manter a saúde.

Açúcar em excesso circulando na corrente sanguínea é "venenoso" para todo o organismo (células), assim como sua escassez. Por isso, no diabético, existe a necessidade de um monitoramento para evitar, durante a atividade física, estados de hipoglicemia e coma hipoglicêmico (choque insulínico), ou vice-versa, hiperglicemia e, consequentemente, estado de torpor ou até mesmo coma diabético, muito menos grave e comum.

O monitoramento deverá ser realizado antes, durante e depois da atividade física. O horário de utilização de insulina lenta, rápido ou ultrarrápida cabe à interação médico-educador físico, assim como dosagem, local de aplicação e horário de ingestão de carboidratos.

A prática da atividade física (Figura 12.6) acompanhada de dieta bem elaborada reduz o perfil típico do diabético e, com isso, melhora a saúde geral dessa população, assim como diminui a pressão arterial, melhora a fórmula sanguínea e, dentro desta, as taxas de colesterol e açúcar.

No tratamento do diabetes, a atividade física tem o potencial de:

- Conscientizar o diabético da importância da prática de exercícios e manter uma vida ativa para promover a saúde.
- Reconhecer e saber avaliar os efeitos das diferentes formas de atividades físicas sobre a glicemia sanguínea de acordo com variáveis como horário, tipo de exercício, volume, intensidade.
- Saber realizar os ajustes alimentares e/ou medicamentosos para manutenção da homeostasia metabólica durante e após as práticas físicas.

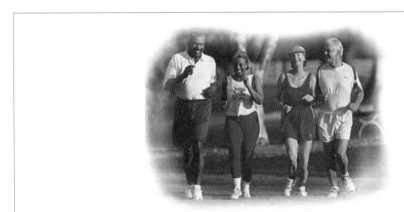

Figura 12.6 A prática de exercícios saudáveis e o tratamento da diabetes.

É preciso ter em conta que tanto a falta quanto o excesso de exercícios podem ser danosos ao organismo, especialmente em se tratando de pessoas com problemas metabólicos, como diabetes.

O diabetes pode ser evitado e precavido. Na busca por saúde, deve-se procurar sempre um profissional de educação física que seja qualificado e competente!

BIBLIOGRAFIA CONSULTADA

American Diabetes Associations. Diagnosis and classification of diabetes mellitus. *Diabetes Care*; 2007.

Angerami-Camon, V. A. O psicólogo no hospital. In: V. A. Angerami-Camon (org.). *Psicologia hospitalar:* teoria e técnica (pp. 15-28). São Paulo: Pioneira; 1995.

Arrais R. *Crescimento e diabetes tipo 1.* São Paulo; 2007.

Brasil. Ministério da Saúde. Diabetes. *Revista do Sistema Único de Saúde do Brasil:* Epidemiologia Serviços de Saúde, Brasil. 2005;14(1):12-4.

Contran, Kumar. Collins e Robbins. *Patologia instrumental e funcional.* Rio de Janeiro: Elsevier; 2000.

Diabetes – causas, sintomas e dicas. Disponível em: <http://www.webdahora.com.br>. Acessado em: 15 set 2010.

Diehl, L. *Diabetes,* 2012. Disponível em: <http://www.portalendocrino.com.br/diabetes_sintomas.shtml>. Acessado em: 17 out. 2012.

Gonçalves FS. Insulina. *Revista InfoEscola.* São Paulo; 2008 Abr.

Grov J. *Diabetes.* Centro de Diabetes de Belo Horizonte. Disponível em: <http://www.cbdh.com.br>. Acessado em: 5 jul 2006.

Guyton AC. *Tratado de fisiologia médica.* 5. ed. Rio de Janeiro: Interamericana; 1977.

Hanns J. Diabetes. International Diabetes Federation, The U.S. Department of Health and Human Services (HHS), American Diabetes Association. Disponível em: <http://www.medicalassociation.com>. Acessado em: 5 jun 2009.

Haus B. *Diabetes e obesidade.* Centro de educação em diabetes e obesidade. Hornick BA, Yarnell E. Sintomas do diabetes. Texto traduzido por HowStuffWorks Brasil. Disponível em: <http://saude.hsw.uol.com.br>. Acessado em: 5 abr 2007.

King M, Tsay S-C, Ackerman SA, Larsen NF. Discriminating heavy aerosol, clouds and fires during SCAR-B. *Journal of Geophsical Research.* 1998;103(24):989-99.

Kovacs MJ. *Morte e desenvolvimento humano.* São Paulo: Casa do Psicólogo; 2002.

Leitão MS. *O psicólogo e o hospital.* Porto Alegre: Sagra DC Luzzatto Editores; 2004.

Maikon. *Quais são os sintomas da diabetes.* Disponível em: <http://www.blogdicas.com.br>. Acessado em: 12 abr 2010.

Malerbi DA, Franco LJ. Multicenter study of the prevalence of diabetes mellitus and impaired glucose tolerance in the urban Brazilian population aged 30-69 year. *Diabetes Care.* 1992;15:1509-16.

Miguel Jr. A. *Diabetes no idoso:* controle diatético e energético. Disponível em: <http://medicinageriatrica.com.br>. Acessado em: 25 jul 2007.

Pimentel J. *Saiba o que é diabetes: sintomas e diagnóstico.* Disponível em: <http://vidasaudavel.powerminas.com>. Acessado em: 25 jun 2005.

Romano BW. *Psicologia e cardiologia:* encontros possíveis. São Paulo: Casa do Psicólogo; 2001.

Roxan T. *Diabetes, reconhecendo os sinais e sintomas.* Texto traduzido de Diabetes, Recognizing the Signs, and Symptoms. Disponível em: <http://pt.shvoong.com>. Acesso em: 26 out 2006.

Rubino F, Garner M. Potential of surgery for curing type 2 diabetes mellitus. *Rev Surgency.* 2002:236.

Sartorelli DS, Franco LJ. Tendências do diabetes mellitus no Brasil: o papel da transição nutricional. *Caderno de Saúde Pública.* Rio de Janeiro 2003;19:2-4.

Serralha E. *Diabetes.* Disponível em: <http://www.vegetarianismo.ning.com>. Acessado em: 25 jul 2009.

Silva R do C, Did SA. *Enciclopédia da Saúde, diabetes mellitus.* Rio de Janeiro: MEDS; 2001.

Sociedade Brasileira de Diabetes. *Diretrizes.* Tratamento e acompanhamento do diabetes mellitus; 2007.

Souza S de. *Quais são os sintomas do diabetes.* Disponível em: <http://www.hypescience.com>. Acessado em: 6 jul 2010.

Vieira AAU. *A atividade física destinada a diabéticos.* Disponível em: <http://www.sitemedico.com.br>. Acessado em: 5 ago 2008.

Wild S, Roglic G, Green A, Sicree R, King H. *Global prevalence of diabetes.* Estimates for the year 2000 and projections for 2030. American Diabetes Association; 2011.

CAPÍTULO 13

Hepatite

ALEXANDRE ARANTE UBILLA VIEIRA

O QUE É HEPATITE?

A hepatite pode ser considerada um grande problema de saúde pública, visto que determinadas estratégias utilizadas no âmbito nacional não dão diretamente subsídios necessários para a prevenção e a precaução da saúde da população ao tema "hepatite".

Sob esse aspecto, é importante verificar as problemáticas existentes em relação à doença como medida preventiva visando à saúde.

Hepatite é toda e qualquer inflamação do fígado, que pode ter diversas causas e resultar desde uma simples alteração laboratorial (portador crônico que descobre por acaso a sorologia positiva) até uma doença fulminante e fatal (mais frequente nas formas agudas), atingindo diretamente o fígado.

Pode apresentar diversas causas, como as infecções por vírus, uso abusivo de álcool (Figura 13.1), certos medicamentos e drogas, e doenças hereditárias e autoimunes.

É possível classificá-la como uma doença inflamatória do fígado que compromete funções específicas de seu funcionamento. Como dito, vários fatores podem causar hepatite, a qual pode ser de origem:

- **Viral**: quando causada por um vírus.
- **Autoimune**: quando o sistema imunológico reconhece seus próprios tecidos como estranhos, atacando-os para destruí-los.
- **Por reação a álcool, drogas ou medicamentos**: uma vez que é no fígado que essas substâncias são transformadas.

As hepatites podem ser agudas ou crônicas. Caracteriza-se uma doença aguda aquela que tem início repentino e geralmente apresenta sintomas nítidos. Quando o organismo não consegue se curar em até 6 meses, a doença passa então a ser considerada crônica e, muitas vezes, não apresenta sintomas.

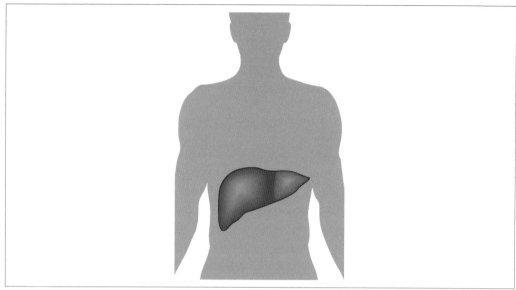

Figura 13.1 A hepatite pode ter diversas causas, como o uso abusivo de álcool.

Fonte: Adaptada de revistavivasaude.com.br.

As hepatites virais no Brasil são realmente um grande problema de saúde pública, visto que as estratégias utilizadas em caráter nacional não dão subsídios suficientes para a prevenção e precaução da saúde populacional.

A hepatite pode ser controlada por meio de melhores condições de saneamento, vacinação em massa (com divulgação e organização adequada e em conjunto a ações de saúde), informação a respeito da doença e melhora da vigilância dos casos de hepatite.

Faz-se saber que a população que vive em más condições de higiene e baixo poder aquisitivo são mais vulneráveis à doença.

As hepatites são doenças causadas por vírus que acometem milhões de pessoas em todo o mundo e constituem um grave problema de saúde pública. Uma boa parte dos casos de hepatite pode ser evitada conhecendo-se o modo de transmissão e a utilização de vacinas.

Na maioria das vezes, a doença apresenta poucos sintomas e, às vezes, somente é diagnosticada em exames de rotina ou durante a investigação de um quadro inespecífico. Poucos são os casos que evoluem para uma forma aguda grave, podendo levar à morte. A importância da cronificação da doença é o potencial para o desenvolvimento de cirrose hepática e, posteriormente, câncer de fígado.

O fígado, o maior órgão do corpo humano, localizado no lado superior direito do abdome, é responsável por aproximadamente 5 mil funções vitais, produzindo a grande maioria de substâncias essenciais para o resto do corpo e removendo as substâncias prejudiciais ao organismo. O fígado é responsável pela produção da bile que é levada ao intestino delgado para se juntar ao processo de digestão; além disso, produz hormônios, proteínas e enzimas que mantêm o corpo funcionando normalmente. Atua na participação da produção de substâncias que ajudam o sangue a coagular, assim como na decomposição do colesterol, na manutenção do açúcar no sangue e na decomposição de medicamentos.

Um fígado doente pode levar a consequências muito sérias. A doença viral é a mais comum que acomete o fígado. Quando um vírus danifica uma célula hepática, esta não funciona mais.

A hepatite pode surgir de modo mais rápido, com sintomas mais intensos (hepatite aguda), ou lento e menos sintomático (hepatite crônica). Algumas doenças, com a hepatite A, costumam causar apenas a hepatite aguda. Outras, como a hepatite B, podem apresentar um quadro agudo e, depois, manter uma inflamação menor por um longo período, tornando-se crônica. A hepatite C costuma causar apenas hepatite crônica.

Na hepatite aguda, os sintomas podem variar bastante. Dependendo da causa, eles podem não aparecer. Na maioria das vezes, a hepatite aguda surge com um quadro parecido ao de uma gripe, com mal-estar, fraqueza, febre, dores e náuseas. Quadros mais intensos podem ocorrer com icterícia, um amarelamento da pele e dos olhos causado pelo acúmulo de bile no sangue.

Felizmente, hepatites agudas graves, chamadas de fulminantes e subfulminantes, são raras. Além dos sintomas habituais, surgem alterações de comportamento, sonolência e confusão, sinais de que o fígado não está conseguindo eliminar toxinas do organismo (encefalopatia hepática).

É importante destacar que existem diferenças significativas entre os vírus, sendo a mais comum das hepatites virais a causada pelo vírus A, o qual produz uma inflamação aguda do fígado (hepatite), porém nunca crônica, e o paciente pode ficar doente por alguns dias ou semanas. Disseminado o vírus, a infecção acaba e não há destruição progressiva do fígado. É muito raro acontecer uma infecção grave por hepatite A que possa acarretar a morte ou necessitar de um transplante de emergência, e, na hepatite B, a melhora pode chegar em até 95% dos casos.

No caso da hepatite C, que ocorre geralmente na adolescência e n vida adulta, a infecção consegue manipular o sistema imunológico (de proteção do corpo contra bactérias e vírus) e sobrevive levando o processo a uma doença crônica. Por isso, mais de 85% das pessoas infectadas pelo vírus C mantêm evidências (laboratoriais e/ou clínicas) de uma infecção.

Na hepatite D, o vírus ocorre em conjunto à hepatite B e trabalha como um parasita, podendo transformar-se em uma infecção atenuada pelo vírus B, tornando-se uma doença de características agressivas e destrutivas para o fígado. Em decorrência desta doença, os vírus E, F e G são denominados e conhecidos mais raramente.

CAUSAS E TIPOS

Até o momento, existem sete tipos de hepatites virais específicas conhecidas – A, B, C, D, E, F e G. Cada uma delas é causada por um vírus diferente. Além disso, há outros vírus que atacam inicialmente outros órgãos e podem, de maneira secundária, comprometer o fígado, como o herpesvírus ou o citomegalovírus.

Como abordado anteriormente, a hepatite pode ter outras causas além da viral, como por uso de drogas (anti-inflamatórios, anticonvulsivantes, sulfas, derivados imidazólicos, hormônios tireoidianos, anticoncepcionais, entre outras), distúrbios metabólicos, transinfecciosa e pós-choque. Contudo, é comum em todas as hepatites um grau de destruição das células hepáticas.

A hepatite autoimune, por exemplo, é caracterizada pelo fato de o sistema imunológico atacar células do próprio corpo, causando inflamação. Sua etiologia ainda é desconhecida.

A hepatite medicamentosa, também caracterizada por ototoxicidade – o uso de medicamentos dependerá da dose utilizada e da suscetibilidade individual. Inúmeros medicamentos de uso comum e irrestrito podem causar hepatite, como paracetamol, eritromicina, tetraciclina, anabolizantes e amiodarona (específico para tratar arritmia cardíaca).

CAPÍTULO 13 | **HEPATITE** 193

A hepatite alcoólica está relacionada diretamente ao uso abusivo de qualquer bebida alcoólica – quanto maior o tempo de ingestão, maior o risco de hepatite e cirrose hepática.

Hepatite A

É uma hepatite infecciosa aguda causada pelo vírus da hepatite A, que pode cursar de forma subclínica. Altamente contagiosa, sua transmissão é do tipo fecal-oral, ou seja, ocorre contaminação direta de pessoa para pessoa ou pelo contato com alimentos e água contaminados, e os sintomas iniciam em média 30 dias após o contágio.

É transmitida por água e alimentos contaminados ou de uma pessoa para outra. A doença fica incubada entre 10 e 50 dias e normalmente não causa sintomas, porém, quando presentes, os mais comuns são febre, pele e olhos amarelados, náusea e vômitos, mal-estar, desconforto abdominal, falta de apetite, urina com "cor de Coca-Cola" e fezes esbranquiçadas.

Esse vírus é eliminado nas fezes e seu modo de transmissão, como dito, é chamado fecal-oral. Por isso, essa forma de hepatite é bastante comum em países menos desenvolvidos e em locais com precárias condições de higiene e saneamento básico. Acomete principalmente crianças, na faixa etária entre 2 e 6 anos, mas qualquer indivíduo pode ter a doença, caso ainda não tenha tido.

A detecção se faz por exame de sangue e não há tratamento específico, esperando-se que o paciente reaja sozinho contra a doença. Apesar de existir vacina contra o vírus da hepatite A (HAV), a melhor maneira de evitá-la se dá por saneamento básico, tratamento adequado da água, alimentos bem cozidos e ato de lavar sempre as mãos antes das refeições.

É mais comum onde não há ou é precário o saneamento básico. A falta de higiene ajuda na disseminação do vírus.

O uso na alimentação de moluscos e ostras de águas contaminadas com esgotos e fezes humanas contribui para a expansão da doença. Uma vez infectada, a pessoa desenvolve imunidade permanente. Existe vacina segura para hepatite A.

Deve-se ressaltar que, quando os sintomas aparecem, o vírus já começa a desaparecer das fezes, isto é, a fase de maior transmissibilidade já está terminando. Mesmo assim, recomenda-se um período de isolamento (não ir à escola, creche etc.) de mais ou menos 7 dias, a partir do início dos sintomas. Em raros casos, pode evoluir de forma grave, com hepatite fulminante. Por isso, pode apresentar-se em surtos e epidemias. Uma característica de extrema importância é que esse tipo de hepatite não se cronifica.

A transmissão também pode ocorrer por meio de agulhas ou sangue, porém é rara. Os sintomas são de início súbito, com febre baixa, fadiga, mal-estar, perda do apetite, sensação de desconforto no abdome, náuseas e vômitos. Pode ocorrer diarreia. A icterícia é mais comum no adulto (60%) do que na criança (25%). A icterícia desaparece em torno de 2 a 4 semanas. É considerada uma hepatite branda, pois não há relatos de cronificação e a mortalidade é baixa. Não existe tratamento específico.

Hepatite B

O modo de transmissão desse vírus é pelo uso compartilhado de seringas e agulhas (entre usuários de drogas), relação sexual sem preservativo, acidentes perfurocortantes (como durante cirurgias) e durante o parto (quando a mãe pode transmitir o vírus para o recém-nascido). É considerada também uma doença sexualmente transmissível. E pode ser adquirida por tatuagens, piercings, no dentista e até mesmo em sessões de depilação. Os sintomas são semelhantes aos das outras hepatites virais, mas a hepatite B pode cronificar e provocar a cirrose hepática. Uma forma de transmissão comum no passado era a transfusão de sangue.

Hoje, com a melhoria das condições de higiene e de saneamento das populações, a vacinação contra a Hepatite B e as novas técnicas moleculares de diagnóstico do vírus da Hepatite C estão entre esses avanços importantes, no combate e controle da doença. As condições do nosso país: sua heterogeneidade socioeconômica, a distribuição irregular dos serviços de saúde, a incorporação desigual de tecnologia avançada para diagnóstico e tratamento de enfermidades, são elementos importantes que devem ser considerados na avaliação do processo endemo-epidêmico das hepatites virais. Na forma aguda, pode evoluir mais frequentemente que a hepatite A com hepatite fulminante, podendo levar à morte.

Apresenta importante taxa de cronificação da doença, pois o vírus fica latente no organismo, mesmo que o indivíduo não apresente sintomas. Assim, esse tipo de hepatite apresenta evolução para cirrose e também para câncer de fígado. O risco de cronificação depende da idade em que a pessoa foi infectada, de forma que, em adultos, mais ou menos 10% evolui para a cronicidade, enquanto, em recém-nascidos infectados durante o parto, essa taxa chega a 90%.

Daí a importância do acompanhamento pré-natal e da vacinação. A prevenção é feita utilizando preservativos nas relações sexuais e não empregando materiais cortantes ou agulhas que não estejam devidamente esterilizados. Recomenda-se o uso de descartáveis de uso único. Quanto mais cedo se adquire o vírus, maiores as chances de haver uma cirrose hepática. Existe vacina para hepatite B, dada em três doses intramusculares e que deve ser repetida a cada 10 anos. O período de incubação do vírus da hepatite B é de 90 dias.

Hepatite C

Pode ser adquirida por meio de transfusão sanguínea, tatuagens, uso de drogas, piercings e na manicure; contudo, ainda não foi comprovado que pode ser contagiosa por relações sexuais. É de grande preocupação para a saúde pública. A grande maioria dos pacientes é assintomática no período agudo da doença, mas seus sintomas podem ser semelhantes aos das outras hepatites virais. O modo de transmissão é semelhante ao do vírus B, porém, durante o parto, é bem menor. Antigamente, a principal causa de hepatite C era pela transmissão por transfusão de sangue, mas atualmente existem exames bastante eficazes na realização de triagem das amostras em bancos de sangue, o que diminuiu esse modo de transmissão. Esse tipo de hepatite apresenta também potencial para desenvolvimento de formas crônicas.

Estima-se que 3% da população mundial esteja contaminada, atingindo níveis 10 vezes maiores no continente africano. A hepatite C é perigosa porque pode cronificar e provocar a cirrose hepática e o hepatocarcinoma (neoplasia maligna do fígado).

Não existe vacina para a hepatite C, que é considerada pela Organização Mundial da Saúde o maior problema de saúde pública, a maior causa de transplante hepático e transmite-se pelo sangue mais facilmente do que a Aids.

Aproximadamente metade dos pacientes tratados ficarão curados. Têm melhores resposta ao tratamento os pacientes com idade inferior a 40 anos, do sexo feminino, com genótipos 2 ou 3, que não apresentem cirrose e de peso inferior a 85 kg. O período de incubação do vírus da hepatite C é de 45 dias.

Hepatite D

O modo de transmissão da hepatite D é o mesmo do vírus B. Trata-se de um tipo de hepatite que só ocorre em indivíduos infectados pelo vírus B, pois o vírus D precisa dele para poder multiplicar-se.

Causada por RNA-vírus (tão pequeno que é incapaz de produzir seu próprio envelope proteico e infectar uma pessoa), só tem importância quando associada à hepatite B, pois a potencializa. Isoladamente, parece não causar infecção. Geralmente, é encontrada em pacientes portadores do vírus HIV e está mais relacionada à cronificação da hepatite e ao hepatocarcinoma.

Hepatite E

Hepatite infecciosa aguda causada pelo vírus da hepatite E, que pode ser curada em sua forma subclínica. Sua transmissão é do tipo fecal-oral, pelo contato com alimentos e água contaminados, e os sintomas iniciam em média 30 dias após o contágio. É mais comum depois de enchentes. O modo de transmissão é o mesmo do vírus A. Ocorre em países menos desenvolvidos, em formas de epidemias. Em grávidas, pode levar mais comumente a formas graves.

Não existe vacina para a hepatite E, cujos sintomas, de início súbito, são febre baixa, fadiga, mal--estar, perda do apetite, sensação de desconforto no abdome, náuseas e vômitos. Pode ocorrer diarreia. É considerada uma hepatite branda, apesar do risco aumentado para gestantes, principalmente no 3º trimestre gestacional, que podem evoluir com hepatite fulminante. Não existe tratamento específico.

Hepatite F

Observada por meio de extratos de fezes de macacos infectados. Ainda não há relatos de casos em humanos.

Hepatite G

Hepatite descoberta mais recentemente (em 1995), é provocada pelo vírus VHG (vírus mutante do vírus da hepatite C), o qual se estima ser o responsável por 0,3% de todas as hepatites víricas.

Supõe-se que o VHG se encontre em 20 a 30% dos que fazem uso de drogas injetáveis e em 10% das pessoas que se sujeitaram a uma transfusão de sangue. Em cerca de 20% dos doentes com infecção pelos VHB ou VHC, é possível detectar anticorpos para o VHG, mas essa coinfecção não parece influenciar a evolução daquelas hepatites. Não foi ainda possível determinar com exatidão as consequências da infecção com o vírus da hepatite G. A infecção aguda é geralmente "suave" e transitória e existem relatos duvidosos de casos de hepatite fulminante (os especialistas ainda não chegaram a uma conclusão definitiva sobre suas causas). De 90 a 100% dos infectados tornam-se portadores crônicos, mas podem nunca vir a sofrer de uma doença hepática.

SINTOMAS

Os sintomas da hepatite podem ser considerados inespecíficos, predominando fadiga, mal-estar geral e sintomas digestivos. Somente 20 a 40% dos casos têm história prévia de hepatite aguda sintomática.

Diante de um quadro clínico (primeiros 3 a 10 dias), é possível considerar uma pessoa com hepatite aquele que apresente os seguintes sintomas:

- náuseas;
- cefaleia;
- mal-estar;

- inapetência;
- febre;
- mialgia.

Nas hepatites virais, existe um período inicial sem sintomas (de incubação), no qual o vírus está se multiplicando no organismo. Esse período é variável e, logo depois, começam a surgir os sintomas.

Inicialmente, o paciente apresenta um quadro semelhante ao de uma gripe, com febre, náuseas e vômitos, mal-estar, dores no corpo, falta de apetite e desânimo. O paciente pode apresentar também dores nas juntas.

A hepatite C geralmente não apresenta fase aguda, e o indivíduo só descobre que é portador do vírus em exames de rotina.

As outras causas de hepatite apresentam quadros bastante específicos, muitas vezes parecidos com os de hepatite viral aguda, acrescidos de outros sintomas especiais. No caso da hepatite alcoólica, é evidente a história de alcoolismo crônico e pesado.

A hepatite autoimune é mais comum em mulheres, que podem apresentar comprometimento de outros órgãos, determinando sintomas variados. As doenças hereditárias são raras.

Não é raro que essas formas não virais de hepatite, e mesmo as virais, sejam descobertas apenas quando o fígado já está cronicamente acometido, algumas vezes já com cirrose hepática.

Os sintomas produzidos pela hepatite viral podem variar dependendo se a hepatite é crônica ou aguda. Muitos casos de hepatite podem ser leves e inespecíficos, passando por uma simples infecção viral como uma gripe. A hepatite aguda causa menos danos ao fígado que a crônica, cujos sintomas, são, respectivamente, fadiga intensa, olhos amarelados, pele amarelada, urina escura, febre baixa e desconforto gastrintestinal, no caso da primeira, e fadiga, dor nas articulações, vermelhões na pele e perda da memória, na segunda.

Os sintomas que caracterizam o quadro clínico de hepatites agudas virais são bastante semelhantes e independem do tipo de vírus envolvido.

Na fase inicial, o paciente apresenta um quadro de mal-estar geral, que pode ser acompanhado de febre baixa, dores nas articulações, náuseas, vômitos e perda de apetite. Algumas vezes, manifesta-se com sinais de infecção das vias respiratórias superiores que se assemelha a um estado gripal.

Em alguns pacientes, a doença manifesta-se por icterícia clássica evidenciada pela coloração amarelada dos olhos, da pele e das mucosas, urina escurecida, fezes mais claras (descoradas) e fígado aumentado e doloroso à palpação (evidenciado pelo exame físico). O período de icterícia dura em geral de 4 a 6 semanas. Na fase de convalescença, os sintomas desaparecem e os exames laboratoriais tendem à normalização, que, em geral, ocorre até o 4º mês.

Muitas vezes, esses sintomas estão ausentes ou são tão discretos que passam despercebidos e o diagnóstico é feito posteriormente, quando o paciente realiza exames de rotina e descobre que tem ou teve hepatite. A única maneira de saber com segurança qual é o tipo de hepatite é por meio dos exames de sangue específicos.

Os portadores crônicos das hepatites B e C geralmente são assintomáticos, a não ser em estágios mais avançados da doença, quando se manifestam graves sinais clínicos da doença.

Por conseguinte, tanto na forma aguda como na crônica da hepatite, a doença pode manifestar-se com sintomas poucos evidentes e, por isso, não é rara a situação clínica em que o paciente procura a assistência médica já apresentando sinais clínicos de insuficiência hepática, consequentes a uma hepatite crônica de longa duração não diagnosticada.

PROGRAMA DE EXERCÍCIOS

Sabe-se que o único meio de prevenir os males da inatividade é permanecer ativo, não durante um mês, mas por toda a vida (Vieira, 2009).

É de extrema necessidade salientar que os benefícios da atividade física e do exercício (Figura 13.2) são os efeitos:

- antropométricos e neuromusculares;
- metabólicos; e
- psicológicos.

A quantidade de pessoas que não praticam nenhum tipo de atividade é muito grande, fazendo o sedentarismo ser visto atualmente como um problema mundial de saúde pública.

Na maioria dos casos em pessoas com hepatite C, o fator é assintomático, mesmo quando o fígado já está bastante afetado pela doença.

Existem casos que podem ocorrer uma forma aguda da doença, que antecederá a forma crônica e assim provocar os seguintes sintomas: náuseas, mal-estar, vômitos, pele amarelada, perda de peso, dores musculares e fadiga.

Pode ocorrer também a chamada ascite (barriga d'água) e confusão mental, podem ser sinais de que a doença atingiu estágios ainda mais avançados.

Infelizmente, a maioria das pessoas com a doença somente percebe que está doente anos após o contato com o vírus, na qual apresenta um quadro grave de hepatite crônica com risco de desenvolver complicações, como cirrose, câncer no fígado e insuficiência hepática.

Diante do tema abordado, pelas complicações existentes, não existe tratamento para a forma aguda. Se necessário, apenas sintomático para náuseas e vômitos, sendo o repouso considerado importante pela própria condição do paciente.

Diante de muitos estudos sobre a hepatite e suas variáveis, com relação direta com a atividade física e exercícios adequados, infelizmente houve piora na atividade da hepatite relacionada ao trabalho físico extenuante, contudo não há contraindicação à atividade física saudável (exercícios físicos regulares, aeróbicos) na hepatite B (exceto em portadores de cirrose hepática com varizes esofágicas de alto risco de sangramento).

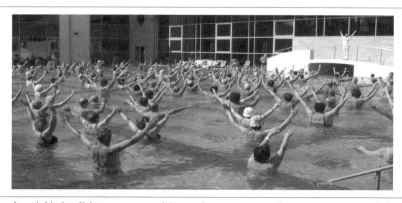

Figura 13.2 As atividades físicas e os exercícios podem nos proporcionar enormes benefícios.

Apesar de não haver demonstração clara dos benefícios em relação à história natural da doença, a atividade física saudável está associada à melhora na qualidade de vida, à redução da fraqueza crônica e da depressão e à melhora do sistema imunológico, podendo melhorar, portanto, a evolução da doença e a resposta ao tratamento (HepCentro, 2001).

BIBLIOGRAFIA CONSULTADA

Barbosa JA, Figueiredo LO, Rodrigues PTC, Miguez T dos SC, Carvalho TO *estresse no profissional de enfermagem.* Disponível em: www.artigonal.com. Acesso em: 30 jun 2010.

Bibliomed. *Hepatite.* Disponível em: www.boasaude.uol.com.br. Acesso em: 15 jul 2010.

Brasil. Ministério da Saúde. Biblioteca Virtual em Saúde. *Hepatite:* dicas em saúde. Disponível em: www.bvsms.saude.gov.br. Acesso em: 5 dez 2007.

Brasil. Ministério da Saúde. Vigilância epidemiológica. Secretaria de Vigilância em Saúde. Departamento de Vigilância Epidemiológica. *A, B, C, D, E de hepatites para comunicadores.* Brasília; 2005.

Clínica Marchesini. *Hepatites virais:* o fígado e suas funções. Disponível em: www.gastronet.com.br. Acesso em: 10 maio 2010.

Jorge SG. *Hepatites.* Disponível em: www.hepcentro.com.br. Acesso em: 2 maio 2001.

Pereira M do C. Prevalência dos marcadores sorológicos dos vírus das hepatites B e D na área indígena Apyterewa, do grupo Parakanã, Pará, Brasil. *Caderno Saúde Pública.* Rio de Janeiro 2007;11:2767-79.

Portal Brasil. Portal. *Hepatite: Medicina e Saúde.* Disponível em: www.portalbrasil.com.br. Acesso em: 5 out 2009.

Rang HP, Dale MM, Ritter JM. *Farmacologia.* 4. ed. Rio de Janeiro: Guanabara Koogan; 1999.

Vieira AAU. *Atividade física:* tudo o que você queria saber sobre qualidade de vida e promoção da saúde. São Paulo: Farol do Forte; 2009. 198 p.

CAPÍTULO 14

Hipertensão arterial

DANIELA PATRICIA VAZ
ALEXANDRE ARANTE UBILLA VIEIRA

INTRODUÇÃO

Conceitua-se hipertensão a elevação da pressão arterial acima dos valores considerados normais. É uma doença do sistema cardiovascular, associada a fatores intrínsecos e extrínsecos. De risco importantíssimo, pode ser hoje o principal fator de morte e de incapacidade nos indivíduos no país. Caracteriza-se pelo aumento da pressão arterial acima dos níveis normais, que, em seus primeiros anos de doença, instalado normalmente, não apresenta sintomas ou sinais característicos; porém, no decorrer dos anos a hipertensão pode provocar lesão dos vasos sanguíneos e dos principais órgãos vitais, como coração, cérebro e rins.

Conhecida como hipertensão arterial sistêmica (HAS), é o mais importante fator de risco do sistema cardiovascular (Figura 14.1), estando associada a condições frequentes principalmente nos idosos, como doença arterial coronariana (DAC), doença renal terminal, doença vascular periférica, hipertrofia ventricular esquerda (HVE), doença cerebrovascular (DCV) e disfunção diastólica.

A HAS é uma situação clínica de natureza multifatorial caracterizada por níveis de pressão arterial elevados. No Brasil, estima-se que 15% dos indivíduos adultos possam ser hipertensos, prevalência que aumenta com a idade. A HAS multiplica o risco de danos cardiovasculares, contribuindo para aumentar a morbimortalidade e os custos sociais com invalidez e absenteísmo ao trabalho. O controle adequado dessa situação reduz significativamente os riscos individuais e os custos sociais.

A hipertensão essencial, definida como hipertensão provocada pela elevação do volume sanguíneo, ocorre quando há redução da excreção renal de sódio e maior resistência periférica pela liberação de agentes vasoconstritores.

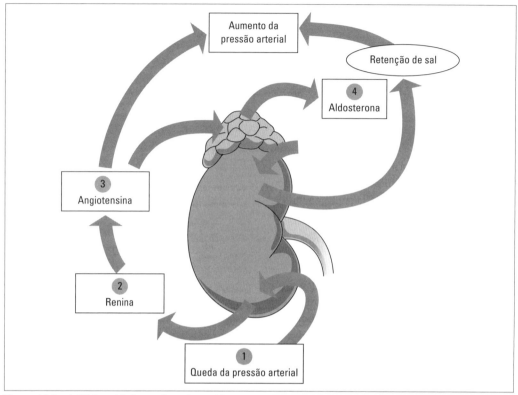

Figura 14.1 A HAS multiplica o risco de problemas cardiovasculares.

MEDIDA DA PRESSÃO ARTERIAL

Trata-se de um ato médico que deve ser realizado em toda consulta, qualquer que seja a especialidade médica. O esfigmomanômetro de mercúrio é o instrumento ideal para as medições casuais (Figura 14.2). Os aparelhos do tipo aneroide, quando usados, devem estar cuidadosamente calibrados. São requisitos para uma adequada mensuração:

- Lugar confortável.
- Braço apoiado em um nível equivalente ao coração.
- Repouso do paciente por 5 minutos, no mínimo.
- Manômetro calibrado e de fácil visualização.
- Manguito que cubra 40% do perímetro da circunferência do braço (adulto: 12 cm de largura ideal para braço com 30 cm de circunferência).
- Inflação rápida até 30 mmHg acima do desaparecimento do pulso arterial distal e desinflá-lo a uma velocidade de 2 a 4 mmHg/s.
- Consideração do aparecimento dos sons para identificação da pressão sistólica (PAS) e o desaparecimento (fase V de Korotkoff) para identificação da pressão diastólica (PAD).
- Desinflação total do manguito após a aferição e aguardo de pelo menos 1 a 2 minutos para nova medida.

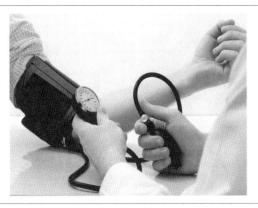

Figura 14.2 Exemplo de aparelho para medir a pressão arterial.

A aferição da pressão arterial é influenciada pelas seguintes situações: exercício; refeição; estresse; distensão vesical; dor; fumo; frio e calor excessivo. O paciente deve ser informado quanto os valores encontrados e à eventual necessidade de tratamento e acompanhamento.

CRISE HIPERTENSIVA

Constitui em uma situação clínica na qual ocorre brusca elevação dos níveis pressóricos, frequentemente acompanhada de sinais e sintomas, como alterações visuais recentes e vasoespasmo ao exame de fundo de olho e cefaleia.

Saber distinguir urgência de emergência hipertensiva é muito importante na clínica médica.

Nas urgências hipertensivas, os aumentos da pressão arterial, por mais elevados que sejam, não são acompanhados de risco imediato de vida ou de algum dano a um órgão-alvo, bem como o controle da pressão arterial pode ser feito em até 24 horas, sem prejuízos ao hipertenso.

Nas emergências hipertensivas, a crise é acompanhada de sinais que indicam lesões em órgão-alvo em progressão, como encefalopatia hipertensiva, edema agudo de pulmão, infarto do miocárdio, evidências de hipertensão maligna ou de dissecção aguda da aorta. Nesses casos, há um iminente risco de vida ou de lesão orgânica irreversível, o hipertenso deve ser admitido em um hospital e podem ser administrados vasodilatadores endovenosos, como nitroprussiato de sódio ou hidralazina. A hidralazina tem contraindicação relativa nos casos de cardiopatia isquêmica (ou infarto do miocárdio) e de dissecção aguda de aorta, por induzir ativação simpática (com taquicardia e aumento da pressão de pulso). Uma vez obtida a redução imediata dos níveis pressóricos, deve-se iniciar a terapia anti-hipertensiva de manutenção, permitindo, assim, a interrupção da medicação parenteral. No caso das emergências hipertensivas, o socorro ao paciente precisa ocorrer em 2 horas no máximo.

Em ambos os casos, como se trata de uma elevação exacerbada da pressão arterial, é preciso direcionar ao paciente atenção e tratamento imediatos (Figura 14.3).

FISIOLOGIA DA PRESSÃO ARTERIAL

A pressão arterial tem como função corpórea manter a perfusão de órgãos vitais. É a pressão que o sangue exerce sobre a parede das artérias durante sua circulação na luz do vaso.

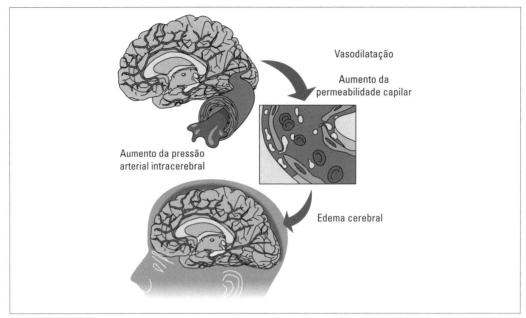

Figura 14.3 O não tratamento da HAS pode ocasionar diversos problemas de saúde.

Para considerar a instalação de hipertensão, é preciso levar em consideração valores previamente determinados como normais, nos quais se encontram a medida da pressão arterial em milímetros de mercúrio (mmHg) (Tabela 14.1).

A hipertensão arterial ocorre quando o coração, ao bombear sangue, exerce uma força excessiva contra a parede das artérias.

Quando o ventrículo esquerdo realiza a sístole e impulsiona o sangue para a artéria aorta, proporciona um fluxo sanguíneo pulsátil e intermitente, porém a liberação de sangue para a circulação periférica é contínua. Então, a artéria aorta necessita ter complacência para expandir-se durante a sístole ventricular, armazenando energia para se recolher durante a diástole e impulsionando o sangue para a periferia. A relação entre as variações de volume e de pressão é o que define a complacência.

A distensão aórtica na sístole provoca uma onda que se propaga por toda a aorta e por seus ramos, fenômeno chamado de "onda de pulso". O pulso gerado nos vasos periféricos é resultado dessa onda de pulso, e não um reflexo direto do fluxo sanguíneo. Ao chegar à periferia, a onda bate e volta, formando a denominada onda reflexa, que retorna à circulação central, interferindo na fisiologia aórtica. Fatores que alterem a complacência aórtica afetarão essas propriedades e, por conseguinte, a circulação periférica e a função ventricular.

Tabela 14.1 Valores dados para parâmetro da pressão arterial

CARACTERÍSTICA	SISTÓLICA (mmHg)		DIASTÓLICA (mmHg)
Normal	< 120	e	< 80
Pré-hipertensão	120 a 139	ou	80 a 89
Estágio 1	140 a 179	ou	90 a 109
Estágio 2	≥ 180	ou	≥ 110

Quando ocorre diminuição da complacência da aorta, ocorre uma variação de pressão para um mesmo volume impulsionado na parede do vaso, ou seja, a hipertensão arterial.

ENVELHECIMENTO ARTERIAL

As alterações das propriedades vasculares da aorta com o envelhecimento têm importante papel na gênese e na progressão da HAS. Existe uma correlação entre o envelhecimento e a diminuição da complacência aórtica.

No envelhecimento normal, ocorrem um aumento considerável no diâmetro da artéria aorta e, histologicamente, uma distorção da orientação das fibras da parede aórtica, seguida de diminuição e fragmentação da elastina com um aumento do colágeno, o que diminui a elasticidade do vaso, o que, somado à arteriosclerose, aumenta a resistência vascular periférica.

Com esse enrijecimento aórtico, há um aumento na velocidade da onda de pulso, que eleva, também, a velocidade da onda reflexa, o que contribui para uma elevação da pressão sistólica.

A diferença entre a PAS e a PAD é chamada de pressão de pulso, cujo aumento é um importante fator de risco cardiovascular em idosos; portanto, o endurecimento da aorta contribui para a ocorrência da hipertensão sistólica isolada nos idosos.

Com o aumento da pressão sistólica, ocorre uma elevação do estresse da parede do ventrículo esquerdo (VE), o que, acompanhado da diminuição da complacência aórtica, ocasiona um enrijecimento desse ventrículo, mesmo com uma ausência de hipertrofia. Uma redução significativa do relaxamento ventricular é causa frequente de insuficiência cardíaca nos idosos, mesmo com a função sistólica ventricular normal. Esse fato se dá pela disfunção diastólica.

FISIOPATOLOGIA DA HIPERTENSÃO ARTERIAL

O desenvolvimento da hipertensão arterial depende da interação entre os fatores de predisposição genética e os ambientais.

Está associada às alterações funcionais do sistema nervoso autônomo simpático, que se relaciona com o estado hiperdinâmico (mensurações de catecolaminas plasmáticas, como noradrenalina aumentada e alteração da resposta reflexa dos barorreceptores) e renal (natriurese alterada, retenção de sódio e água, liberação alterada de renina – que aumenta a pressão arterial – e de prostaglandina – que deprime a pressão arterial), bem como com sistema renina-angiotensina (envolvido no controle fisiológico da pressão arterial e de sódio). O papel do sistema renina-angiotensina-aldosterona nos níveis cardíaco, vascular e renal é mediado pela produção ou pela ativação de diversos fatores de crescimento e substâncias vasoativas, induzindo vasoconstrição e hipertrofia celular), e de outros mecanismos humorais, além da disfunção endotelial. Assim, a hipertensão resulta de várias alterações estruturais do sistema cardiovascular que tanto aumentam o estímulo hipertensivo quanto causam dano cardiovascular.

REGULAÇÃO DA PRESSÃO ARTERIAL

É realizada a partir do controle do volume sanguíneo com base:

- na concentração de sódio;
- no uso de mineralocorticoides;
- em fatores natriuréticos.

Já a resistência periférica é regulada por:

- vasoconstritores (aumentam a resistência vascular – angiotensina I, catecolaminas, tromboxano, leucorienos e endotelina);
- vasodilatadores (quininas, prostraglandinas, óxido nítrico e adenosina).

ETIOLOGIA DA HIPERTENSÃO ARTERIAL

Apesar de ser uma doença multifatorial e que associa fatores etiológicos, é possível citar algumas das principais causas da elevação da pressão arterial:

- doenças renais vasculares (estenose da artéria renal), aumento da secreção de renina;
- neoplásica: carcinoma renal, tumor de Wilms (neoplasia secretora de renina);
- doenças endócrinas, excesso de catecolaminas, aldosteronismo, excesso de aldosterona, síndrome de Cushing – excesso de cortisol;
- excesso de mineralocorticoides;
- anfetaminas (aumento do tônus simpático);
- contraceptivos orais (retenção de sódio);
- hipercalcemia (constrição arteriolar);
- psicogênica.

TRATAMENTO

O tratamento da hipertensão arterial, de evolução silenciosa e lenta, requer mudanças dietéticas e comportamentais, além de rigor ao seguir a prescrição medicamentosa. E, ainda, os desfechos prevenidos por esses cuidados são de longo prazo: lesão de órgãos-alvo e mortalidade.

Em relação à hipertensão arterial sistólica isolada, o seguimento é ainda mais difícil, já que é condição relacionada à faixa etária mais avançada.

Existem várias estratégias de tratamento para a hipertensão arterial e os mais variados consensos de especialidades a respeito.

Existem alguns fatores que aumentam as chances de um indivíduo desenvolver hipertensão, sendo parte deles passível de prevenção. Uma alimentação não balanceada, especialmente carregada de sal, pode levar a um quadro hipertensivo, bem como o consumo de bebidas alcoólicas, o sedentarismo e a obesidade. Uma alimentação balanceada, nesse sentido, se faz muito necessária nos indivíduos hipertensos.

Tratamento não medicamentoso

Nos casos de hipertensão arterial primária, o tratamento inclui atitudes não medicamentosas, denominadas mudanças do estilo de vida, bem como medidas medicamentosas que deverão ser individualizadas para cada situação clínica. A mudança do estilo de vida é uma atitude que precisa ser estimulada em todos os indivíduos hipertensos, durante toda a vida, independentemente dos níveis de pressão arterial.

Existem medidas de modificação do estilo de vida que têm valor comprovado na redução da pressão arterial, como perda de peso, redução da ingestão de sal, diminuição ou abolição do consumo de álcool e exercícios. Também existem medidas cujo valor em reduzir a pressão arterial não está totalmente estabelecido (ingestão de cálcio, magnésio, potássio etc.).

Tratamento medicamentoso

Diuréticos

Os tiazídicos em baixas doses são fármacos de primeira escolha como monoterapia. Nos pacientes com insuficiência renal, optam-se pelos diuréticos de alça.

Antagonistas do canal de cálcio

Os antagonistas de cálcio diidropiridínicos são fármacos seguros, porém seu perfil de efeitos colaterais pode limitar o uso em alguns idosos por piorar sintomas relativamente frequentes, como constipação intestinal, edema de membros inferiores e aumento do volume urinário.

Inibidores da enzima conversora de angiotensina (ECA)

Diminuem eventos cardiovasculares, principalmente em pacientes de alto risco. Idosos portadores de insuficiência cardíaca ou disfunção ventricular esquerda assintomática têm indicação absoluta de receber um inibidor da ECA em dose adequada. Esses medicamentos mantêm sua eficácia nos idosos, apesar da diminuição fisiológica da reninemia com o envelhecimento. Tosse e alteração do paladar são eventos adversos que podem limitar seu uso em idosos.

Betabloqueadores

Devem ser usados em todos os idosos portadores de insuficiência coronariana (principalmente após infarto) ou insuficiência cardíaca, exceto nos casos com real contraindicação (como de broncoespasmo, insuficiência arterial periférica grave ou insuficiência cardíaca congestiva descompensada). Os betabloqueadores menos lipossolúveis, como atenolol, metoprolol e bisoprolol, devem ser preferidos pelo menor risco de efeito colateral no sistema nervoso central (depressão, sonolência, confusão, distúrbio do sono).

Antagonistas da angiotensina II

Entre as classes de anti-hipertensivos, são os que apresentam menor risco de efeitos colaterais. Como regra prática, é possível dizer que devem ser usados em todos os casos em que há indicação de um inibidor da ECA, porém houve intolerância.

Outros

Os simpatolíticos têm seu uso restrito em idosos pelo alto risco de efeitos colaterais. Os agentes de ação central podem causar sonolência, déficit de memória, depressão e alucinações, enquanto os de ação periférica apresentam alto risco de hipotensão ortostática. Além disso, em uma análise interina de um grande estudo, o alfabloqueador doxazosin apresentou maior risco de insuficiência cardíaca que a hidroclorotiazida. Portanto, devem ser usados em casos em que há contraindicação aos outros fármacos ou em hipertensos graves, nos quais a associação das outras classes não foi suficiente. Os medicamentos dessa classe devem ser utilizados com cuidado, iniciando com doses baixas e ajuste lento até a menor dose eficaz ou maior dose tolerada.

Terapia combinada

Principalmente em idosos, é comum o uso de terapia combinada. Os diuréticos podem melhorar a eficácia dos outros anti-hipertensivos, praticamente sem aumentar o custo. Normalmente, o uso de doses baixas de dois medicamentos reduz a pressão arterial de forma mais eficaz.

HIPERTENSÃO E ARTERIOSCLEROSE

Doença metabólica fundamental da parede do vaso, a arteriosclerose é uma doença sistêmica que afeta predominantemente as artérias de médio calibre (como as coronárias, as carótidas, as renais, as cerebrais e basilares e, também, a aorta, sobretudo no nível abdominal, e as artérias ilíacas e femorais) e que se caracteriza por alteração da motricidade vascular (da dilatação dos vasos), por inflamação e pelo acúmulo de lipídeos (colesterol e outros elementos de gordura), cálcio e restos celulares por baixo da camada íntima (mais interna do vaso, que está em contato direto com o sangue), dando origem a lesões, inicialmente amareladas, que formam as chamadas estrias lipídicas ou de gordura, sobretudo nas ramificações ou nas bifurcações das artérias afetadas, ou seja, refere-se ao grupo de distúrbios que têm em comum o espessamento e a perda da elasticidade das paredes arteriais.

Pode ser encontrada por três tipos: aterosclerose (fibrogordurosa); esclerose (Mönckeberg – deposição de cálcio); e arteriosclerose (associada à hipertensão)

Essas lesões são progressivas e sua formação é precoce, ainda na infância, culminando, em dado momento, na invasão do lúmen da artéria. Lesões iniciais, constituídas essencialmente por células de origem inflamatória cheias de colesterol e derivados, com origem na circulação, no colesterol presente nas LDL e em outras gorduras aterogênicas, são capazes de evoluírem para lesões mais graves e constituir a lesão ateromatosa clássica, conhecida como placa aterosclerótica (Figura 14.4).

Prevalente na idade adulta, a placa aterosclerótica é composta por elementos celulares (células musculares lisas, monócitos e linfócitos T), fibras colagênicas e outros elementos de tecido fibroso, rodeando o núcleo lipídico, constituído por restos necróticos, com origem na morte das células espumosas das lesões iniciais, lipídeos extracelulares, cristais de colesterol calcificado e materiais sanguíneos.

As lesões de ateroma podem passar por processos de enriquecimento lipídico, com exposição a fatores locais e sistêmicos que favoreçam a ocorrência de complicações na placa instável com ruptura ou ulceração da placa e exposição dos seus componentes para ficarem livremente no sangue circulante.

Esses materiais presentes na placa aterosclerótica (lipídeos, colágeno e cálcio) são favorecedores da ocorrência e formação de trombose (com chamada e ativação de elementos presentes na circulação – as plaquetas – que se acumularão e impedirão a formação da coagulação) e das complicações agudas resultantes da redução súbita do fluxo sangue e da chegada de oxigênio e nutrientes aos tecidos.

Fatores de risco para o desenvolvimento do ateroma são: idade; histórico familiar; hipertensão (que acelera a aterogênese); tabagismo; hábitos alimentares (hipercolesterolemia); diabetes; obesidade; estilo de vida estressante e sedentário; níveis elevados de LDL e diminuídos de HDL. Como se percebe, é uma doença multifatorial (Figura 14.5).

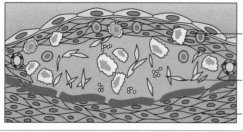

Figura 14.4 Placa aterosclerótica.

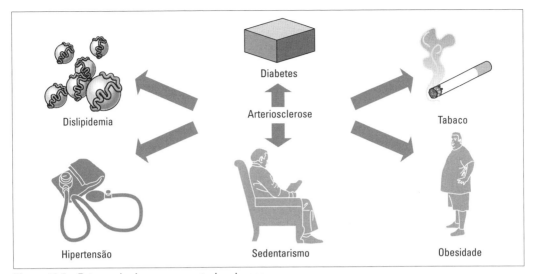

Figura 14.5 Fatores de risco para a arteriosclerose.

Consequentemente, para se reduzir os riscos de formação das placas, deve-se intervir diretamente na diminuição ou eliminação dos fatores de risco (Figura 14.6).

DOENÇAS VASCULARES NA HIPERTENSÃO

Em indivíduos hipertensos, há aumento e aceleração da aterogênese (aparecimento e progressivo desenvolvimento das lesões de aterosclerose), alterações estruturais das artérias que potencializam tanto a dissecação quanto a hemorragia cerebrovascular e provocam a alteração de vasos pequenos, principalmente os renais (arteriosclerose: endurecimento e perda da elasticidade dos vasos).

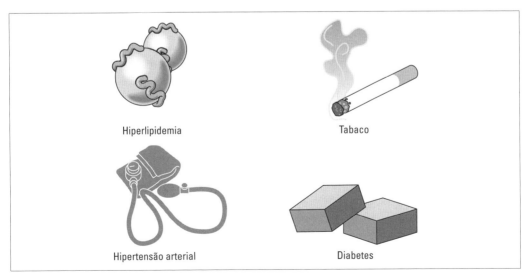

Figura 14.6 Deve-se evitar o uso de substâncias prejudiciais ao organismo.

COMPLICAÇÕES DA HIPERTENSÃO

1. Insuficiência cardíaca congestiva (ICC) (Figura 14.7).
2. Infarto agudo do miocárdio (IAM) (Figura 14.8).
3. Insuficiência renal (Figura 14.9).
4. Acidente vascular cerebral (AVC) (Figura 14.10).

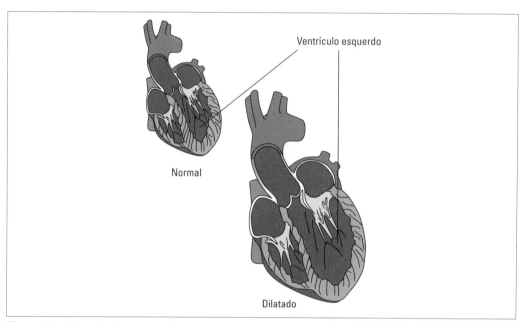

Figura 14.7 Coração demonstrando aumento do ventrículo esquerdo.

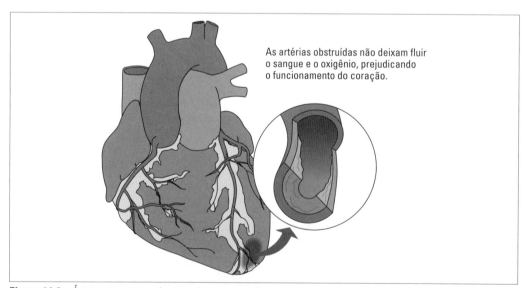

Figura 14.8 Área com escurecimento demonstrando o infarto.

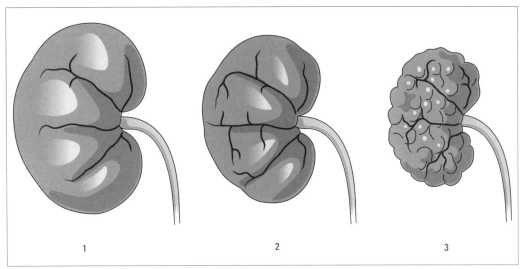

Figura 14.9 (1) Insuficiência renal. (2) Rim normal. (3) Insuficiência renal crônica.

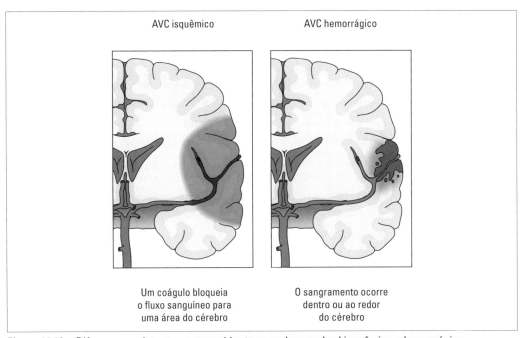

Figura 14.10 Diferenças existentes entre acidente vascular cerebral isquêmico e hemorrágico.

PROGRAMA DE EXERCÍCIOS

A hipertensão arterial é o principal fator de risco para problemas cardíacos e também aumenta a probabilidade de doenças renais, derrames e aneurismas. Portanto, a prática regular de atividade física é benéfica e de grande importância para aqueles que têm a doença (Figura 14.11).

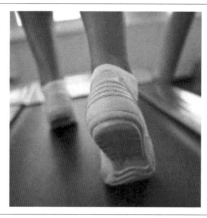

Figura 14.11 A necessidade da prática de exercícios físicos no combate direto à HAS.

Obviamente, a combinação de dieta, atividade física, perda de peso e terapias farmacológicas reduze muito o risco de complicações na saúde dos hipertensos, o que acaba por proporcionar uma melhor qualidade de vida a essas pessoas.

Todo hipertenso deve fazer atividade física, desde que esteja com a pressão arterial controlada e os exercícios sejam feitos de forma adequada.

A prática regular de um programa de treinamento físico acarreta benefícios aos pacientes portadores de hipertensão, como perda de peso corporal, diminuição das taxas de açúcar e gordura, aumento do HDL (bom colesterol), redução de LDL (mau colesterol) e diminuição dos níveis de ansiedade.

Diante dessa realidade e da magnitude do problema, fica clara a necessidade de diferentes tipos de intervenção com o intuito de prevenir e tratar, assim como ampliar e aperfeiçoar os métodos para diagnóstico e tratamento da hipertensão arterial.

Seu tratamento envolve tanto a abordagem medicamentosa como uma série de medidas complementares (não medicamentosas), sendo uma delas a prática de atividade física monitorada.

A atividade física praticada regularmente faz com que a pressão arterial seja reduzida em aproximadamente 6 a 10 mmHg, agindo preventivamente em pessoas com predisposição à hipertensão.

O exercício físico estimula um aumento da rede de capilares sanguíneos (pequenos vasos que transportam o sangue) nos músculos, facilitando a difusão (distribuição) do sangue pelo corpo.

A atividade física ajuda a reduzir a pressão e a dosagem de medicamentos, chegando muitas vezes a eliminar a necessidade de usá-los. Além disso, ajuda a controlar outros fatores de risco normalmente associados à hipertensão, como obesidade, colesterol, diabetes e estresse.

Segundo consensos internacionais, o exercício físico regular reduz a pressão arterial, além de produzir benefícios adicionais, como diminuir o peso corporal, atuar como coadjuvante no tratamento das dislipidemias e apresentar benefícios na resistência à insulina, no abandono do tabagismo e no controle do estresse. Contribui, ainda, para a redução do risco de indivíduos normotensos desenvolverem hipertensão.

Os programas de exercício físico que incluem exercícios aeróbicos (cardiorrespiratórios) são os que exigem um comprometimento do pulmão e coração em níveis adequados (entre 60 e 80% da sua frequência máxima), aproximadamente.

Já os anaeróbicos (força), como a prática de musculação, não são recomendados, pois levam a um grande aumento de pressão em decorrência da vasoconstrição momentânea que pode acarretar problemas nessa população.

Entre os exercícios indicados, estão caminhadas, dança, patinação e atividades nas quais se utilizem grandes músculos do corpo, em associação a uma exigência do sistema cardiorrespiratório; os exercícios resistivos de baixa intensidade associados aos aeróbicos são indicados aos pacientes hipertensos, enquanto o treinamento de alta intensidade (força/hipertrofia) deve ser evitado.

Indivíduos hipertensos aerobicamente aptos, isto é, aqueles que praticam caminhadas ou corridas por mais de 10 minutos contínuos, demonstram uma taxa de mortalidade 60% mais baixa que indivíduos normotensos (pressão arterial normal) sedentários.

Uma recomendação ao paciente hipertenso é o aeróbico, de 3 a 5 vezes por semana, com duração média de 40 a 50 minutos e intensidade de leve a moderada – ou seja, alcançando de 50 a 70% da frequência cardíaca máxima. Esse exercício auxilia a redução da pressão arterial. Para a saúde global do indivíduo, devem ser feitos também exercícios localizados e de alongamento. Obesidade, vida sedentária, estresse e ingestão excessiva de álcool ou sal na alimentação podem ter um papel importante em pessoas predispostas à hipertensão arterial.

O estresse tende a fazer com que a pressão aumente temporariamente, voltando aos valores normais assim que cessam os fatores de tensão. O álcool tende a causar dificuldade na circulação sanguínea, aumentando a resistência das arteriais, elevando a pressão e dificultando o tratamento.

A supervisão médica, durante as sessões de exercício, não é necessária, a não ser que o hipertenso tenha alguma doença cardíaca. Mas, se for acompanhado por um professor de educação física, desenvolverá um trabalho mais eficiente, completo e com menos riscos à sua saúde.

É preciso que se realize uma avaliação física para determinar com eficácia os exercícios que devem ser trabalhados com fidedignidade.

São diversos os benefícios diretos e indiretos da atividade física no controle da pressão (Matsudo, 1999):

- **Alterações cardiovasculares:** diminuição da frequência cardíaca de repouso, débito cardíaco no repouso e resistência periférica.
- **Alterações endócrinas e metabólicas:** diminuição da gordura corporal, dos níveis de insulina e da atividade do sistema nervoso simpático, aumento da sensibilidade à insulina, melhora da tolerância à glicose.
- **Composição corporal:** efeito diurético, aumento da massa muscular e aumento da força muscular.
- **Comportamento:** diminuição do estresse e ansiedade.

É preciso lembrar que, se você faz parte deste quadro de pessoas hipertensas, a prática de uma atividade física tende realmente a melhorar sua saúde, porém procure profissionais com qualificação e sinta a diferença!

BIBLIOGRAFIA CONSULTADA

Arauz-Pacheco C, Parrott MA, Raskin P. American Diabetes Association. Hypertension management in adults with diabetes. *Diabetes Care.* 2004;27(Suppl 1):S65-7.

Lip GYH, Beevers DG. A survey of the current practice of treating hypertension in primary care: the rational evaluation and choice in hypertension (REACH) study. *Drug Dev Clin Pract* 1996;8:161-9.

Diretrizes Brasileiras de Doença Renal Crônica. *J Bras Nefrol.* 2004;26(Supl. 1):44-6.

Fuchs FD et al. Resumo CSBC. *Arquivo Brasileiro de Cardiologia;* 2001.

Gusmão JL, Ginani GF, Silva GV, Ortega KC, Mion JD. Adesão ao tratamento em hipertensão arterial sistólica isolada. *Rev Bras Hipertens.* 2009;16(1):38-43.

Gusmão JL. *Avaliação da qualidade de vida e controle da pressão arterial em hipertensos complicados e não complicados* [doutorado]. São Paulo: Escola de Enfermagem da Universidade de São Paulo; 2005.

Hion D Jr., Pierin AMG, Ignez E, Ballas D, Marcondes M. Conhecimento, preferências e perfil dos hipertensos quanto ao tratamento farmacológico e não farmacológico. *J Bras Nefrol.* 1995;17:229-36.

IV Grupo Brasileiro de Trabalho em Diretrizes de Hipertensão Arterial. IV Diretrizes Brasileiras de Hipertensão Arterial. *Arq Bras Cardiol.* 2004;82(Suppl 4):7-22.

Matsudo VKR. Vida ativa para o novo milênio. Revista Oxidologia. 1999 Set/Out:18-24. Miranda RD, Perrot-ti TC, Bellinazzi VR, Nóbrega TM, Cendoroglo MS, Toniolo NJ. Hipertensão arterial no idoso: peculiaridades na fisiopatologia, no diagnóstico e no tratamento. *Rev Bras Hipertens.* 2002;9(3).

Miranda RD, Perrotti TC, Moraes GVO, Guarnieri AP, Povinelli BMS, Cendoroglo MS, *et al.* Evolução da hipotensão ortostática em idosos hipertensos, após o controle pressórico (Tema Livre Oral). *Arq Bras Cardiol.* 2001;77(2):325.

Negão CE, Forjaz CLM, Brum PC. *Exercício físico e hipertensão arterial. Hiperativo.* 1994;1:18-22.

PIerin AMG, Strelec MAAM, Mion D Jr. O desafio do controle da hipertensão arterial e a adesão ao tratamento. In: Pierin AMG. *Hipertensão arterial:* uma proposta para o cuidar. São Paulo: Manole; 2004. p. 275-89.

Strelec MAAM, Pierin AMG, Mion D Jr. A influência do conhecimento sobre a doença e a atitude frente à tomada dos remédios no controle da hipertensão arterial. *Arq Bras Cardiol.* 2003;81:343-8.

CAPÍTULO 15

Distúrbios do sistema respiratório

SAMUEL JESUS GOMES
ALEXANDRE ARANTE UBILLA VIEIRA

INTRODUÇÃO

O sistema respiratório tem como função fornecer o oxigênio necessário para o corpo e remover o gás carbônico pelo processo de troca gasosa ou hematose. Para que isso ocorra de forma correta, é necessário que o ar esteja aquecido e umidificado: a partir de uma série de tubos que compõem o sistema respiratório, além de ele ser revestido por uma membrana mucosa, que, por meio de suas células caliciformes, produz uma substância chamada "muco", que proporciona a umidade do sistema.

Anatomicamente, o sistema respiratório é formado por nariz, faringe, laringe, traqueia, brônquios, bronquíolos e alvéolos (Figura 15.1) – o ar é inspirado pelo nariz e percorre todas essas vias até os pulmões, nos quais é realizada a troca gasosa. A troca ocorre apenas na região final dos pulmões e o sistema respiratório tem uma porção condutora, responsável por transportar o ar até as áreas de troca gasosa, que engloba as vias aéreas superiores (formadas por nariz, boca, faringe e laringe) e que tem como função aquecer, umidificar e filtrar o ar através dos pelos localizados no interior das narinas e de um muco mais espesso encontrado na região do nariz, protegendo, assim, as vias aéreas de corpos estranhos.

O aquecimento do ar ocorre pelas conchas nasais, que são alterações no relevo dos ossos do crânio vistas na porção lateral da cavidade nasal – quando o ar passa por elas, sofre um processo de turbilhonamento e é, então, aquecido. Outra região responsável por esse processo são os seios paranasais, que são definidos como cavidades localizadas nos ossos do crânio que têm como função aquecer o ar, tornar o crânio mais leve e melhorar a acústica da voz; localizados ao lado das fossas nasais, comunicam-se com elas s por intermédio de canais e óstios (seios frontais, maxilares, etmoidais e esfenoidais – Figura 15.2).

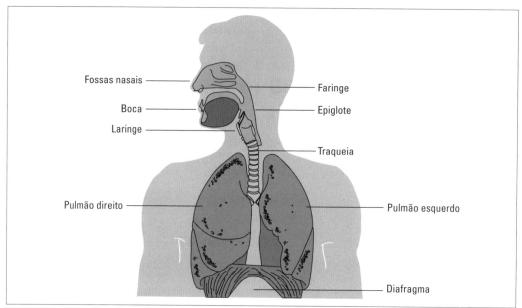

Figura 15.1 Anatomia do sistema respiratório.

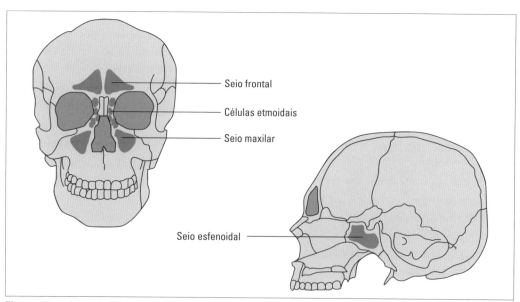

Figura 15.2 Seios da face.

Como dito, as vias aéreas inferiores fazem parte do sistema de condução, sendo formadas por traqueia, brônquios e bronquíolos que terminam em uma estrutura sacular chamada de alvéolos, os quais formam a porção respiratória responsável por realizar a troca. Além de auxiliarem no aquecimento do ar, as vias aéreas fazem parte do mecanismo de defesa do sistema respiratório, que inclui o reflexo irritante, o sistema mucociliar e a imunidade secretória.

O reflexo irritante ocorre toda vez em que uma substância penetra a via aérea estimulando receptores irritantes específicos que provocam um reflexo involuntário de contração – chamado de tosse –, que tem como função evitar que substâncias estranhas penetrem no pulmão. O sistema mucociliar é o responsável pela produção de muco toda vez em que um corpo estranho penetra a via aérea, a fim de isolá-lo e, então, removê-lo para a via aérea superior, a fim de ser eliminado pela expectoração. Já a imunidade secretória se dá pela liberação de anticorpos nas secreções da mucosa, dando início à resposta imunológica.

Os pulmões têm o formato de um cone com uma base inferior que descansa sobre o músculo diafragma e um ápice superior que faz limite com as clavículas (Figura 15.3). O pulmão direito apresenta duas fissuras – uma oblíqua e uma horizontal –, dividindo-o em três lobos (superior, médio e inferior). Já o pulmão esquerdo tem apenas uma fissura oblíqua dividindo-o em dois lobos (superior e inferior) e abrange um espaço para acomodar o coração, chamado de incisura cardíaca. Além desses cinco lobos, o pulmão é dividido em estruturas menores, chamadas segmentos broncopulmonares – cada um deles é suprido por meio de um brônquio segmentar. Os dois pulmões estão separados por uma estrutura chamada mediastino, no qual se encontram estruturas importantes, como o coração.

Os pulmões são revestidos por uma membrana serosa dupla denominada pleura – a mais interna, que se adere ao pulmão, recebe o nome de pleura pulmonar e a mais externa, que se adere à parede torácica, é chamada pleura parietal. Entre elas, existe um líquido chamado líquido pleural, que evita o atrito das pleuras durante o processo respiratório.

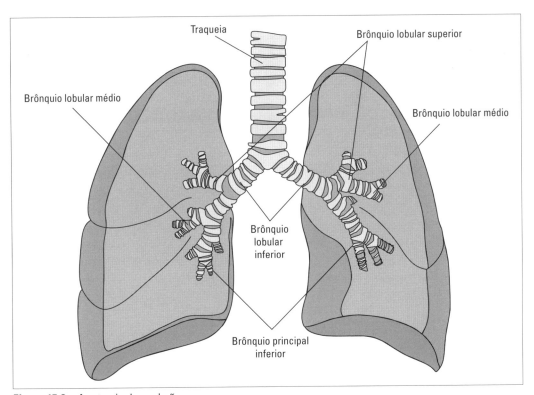

Figura 15.3 Anatomia dos pulmões.

OBSTRUÇÃO DE VIAS AÉREAS SUPERIORES

Ocorre quando um dos órgãos das vias aéreas superiores se torna parcial ou totalmente bloqueado, interrompendo o fluxo de ar. Diversas situações podem provocar a obstrução das vias aéreas superiores, como má-formação de septo nasal e hipertrofia de cornetos. Essas obstruções, quando parciais, podem levar à respiração bucal, reduzindo, assim, a expansão torácica, que, na criança, altera o seu desenvolvimento, e levando a certas deformações no tórax e a distúrbios respiratórios, como insuficiências respiratórias e infecções de repetição.

A síndrome do respirador bucal ocorre normalmente em crianças em virtude da obstrução de via aérea superior. Quando não tratada e solucionada, essa síndrome pode levar à alteração de face e a sérios distúrbios posturais, pois, na intenção de melhorar a respiração, a criança muda a sua postura, como alterar o movimento da cabeça, fletindo o pescoço e retificando sua curvatura cervical, o que facilita, assim, a entrada do ar pela boca; essa flexão da cabeça e a retificação da curvatura provocam alteração da musculatura do pescoço e da cintura escapular, levando à elevação da escápula e a uma depressão da região anterior do tórax. Com todo esse comprometimento, a criança passa a realizar uma respiração mais curta e rápida – provocando uma deficiência na oxigenação do sangue e um aumento do abdome (em virtude da diminuição da ação dos músculos diafragma e abdominais).

Nas obstruções totais, como tumores, traumatismos e objetos estranhos, toda vez em que houver esse tipo de movimentação, este deve ser corrigido o mais rápido possível, pois essa obstrução pode levar a um quadro de hipoxemia (diminuição de oxigênio no sangue) seguido de hipóxia, o que podendo levar a perda de consciência e morte. Muitas vezes, são necessárias a abertura da traqueia para passagem do ar, processo que recebe o nome de traqueotomia, ou a passagem de um tubo pela boca que pode ser permanente ou não, o que é chamado de traqueostomia (Figura 15.4).

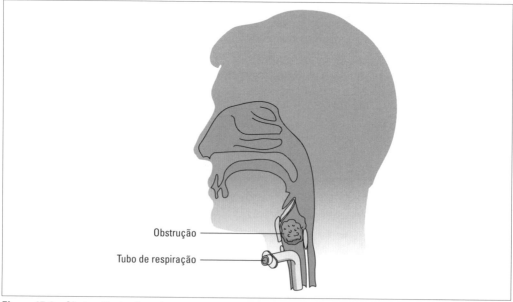

Figura 15.4 Obstrução de vias aéreas e traqueostomia.

DOENÇAS DA PLEURA

Pneumotórax

É considerado o acúmulo de ar no espaço pleural que ocorre em virtude da ruptura de uma das pleuras (Figura 15.5). Entre as principais causas, estão o pneumotórax traumático causado por um trauma como fratura de costela ou acidente por arma de fogo ou arma branca; o espontâneo, considerado aquele sem uma causa definida (o mais comum ocorre em indivíduos fumantes); e o longilíneo (iatrogênico e hipertensivo), quando ocorre a ruptura da pleura, formando um mecanismo de válvula que favorece a entrada de ar nas pleuras, o que faz a bolha de ar aumentar, e levando ao desvio de mediastino. Como sintomas, o indivíduo apresenta dor torácica, dificuldade respiratória e diminuição da expansão do tórax do lado da lesão, sendo necessário drenar o pneumotórax por meio de um dreno especial colocado entre os espaços intercostais.

Derrame pleural

É considerado o acúmulo de líquido no espaço pleural e, na maioria das vezes, representa uma complicação de outras doenças (Figura 15.6).

O líquido presente no derrame pleural pode ser sangue nos casos de traumas, pus em caso de infecções ou ocorrer por alterações do sistema linfático em virtude da ruptura de ducto torácico, devendo também ser drenado o líquido, pois prejudica a função pulmonar.

A troca gasosa ocorre no interior dos alvéolos pela difusão de troca de gases na membrana respiratória do gradiente de maior concentração para o de menor concentração, ou seja, o oxigênio que é inspirado do ar atmosférico é maior do que aquele que se encontra no interior dos capilares sanguíneos e o gás carbônico encontrado nos capilares é maior que aquele encontrado nos alvéolos; então, terá a passagem do oxigênio dos alvéolos para os capilares e o gás carbônico dos capilares para os alvéolos.

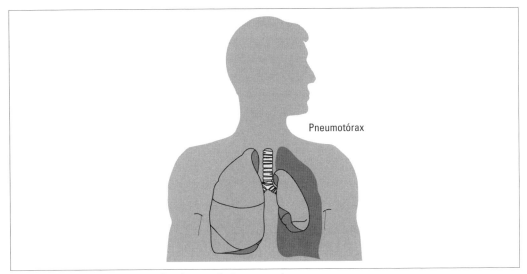

Figura 15.5 Pneumotórax localizado no pulmão esquerdo.

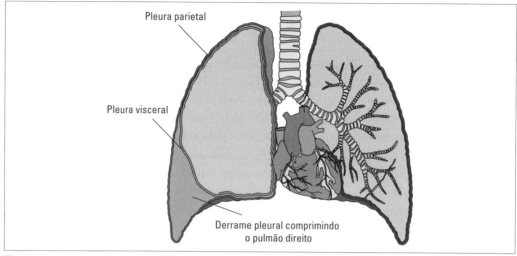

Figura 15.6 Derrame pleural localizado na base do pulmão direito.

Os alvéolos são formados por células epiteliais, entre elas os pneumócitos um – responsáveis por formar as paredes alveolares – e os pneumócitos dois responsáveis pela fabricação de uma substância formada por lipídeos, que tem a função de manter uma tensão superficial ao redor dos alvéolos, evitando o seu colabamento, chamada de substância surfactante. Esta começa a ser produzida no 8º mês de gestação, o que explica por que vários bebês prematuros desenvolvem problemas respiratórios em decorrência da falta desse elemento.

A quantidade de oxigênio e gás carbônico trocada nos alvéolos depende da ventilação e perfusão de sangue, ou seja, a ventilação se refere à quantidade de ar que penetra nos alvéolos e a perfusão e a quantidade de sangue nos capilares pulmonares. A relação entre ventilação e perfusão é chamada de razão V/Q, responsável por expressar a eficácia das trocas gasosas, para o que é necessário que ocorram ventilação e perfusão equiparadas – qualquer alteração de uma delas responderá por alteração inadequada, comum em distúrbios respiratórios, em situações como êmbolos pulmonares que fazem o suprimento sanguíneo não chegar aos alvéolos, ou, como já citado, em casos de pneumotórax, nos quais não ocorre ventilação.

DOENÇAS RESPIRATÓRIAS

Entre os principais distúrbios respiratórios, estão a doença pulmonar obstrutiva crônica (DPOC), distúrbio pulmonar caracterizado por obstrução do fluxo de ar. Nesse conjunto, enquadram-se a asma, a bronquite e o enfisema pulmonar.

Asma

A palavra "asma" tem origem no grego "Asthma", que significa sufocante. É caracterizada como uma doença obstrutiva em que ocorrem vasoconstrição dos bronquíolos e dispneia (dificuldade respiratória), que pode ser paroxística ou persistente, apresentando sibilos (sons emitidos ao realizar a respiração), que, na maioria das vezes, pode ser reversível com uso de substâncias broncodilatadoras.

Essa hipersensibilidade dos bronquíolos ocorre em virtude da formação de um tipo de anticorpo chamado IGE, que reage com antígenos complementares. Na asma, esse anticorpo se fixa a um tipo de célula especial encontrada no interstício pulmonar chamada de mastócito. Nas Figuras 15.7 e 15.8, respectivamente, são mostradas a musculatura de um brônquio normal e a vasoconstrição da mesma musculatura.

Quando a pessoa entra em contato com determinada substância alérgica, esta reage com o anticorpo localizado nos mastócitos, fazendo essa célula liberar uma série de substâncias chamadas mediadores químicos (entre elas, está a histamina, que leva a edema da parede de pequenos bronquíolos, espasmo do músculo liso e resistência da via aérea aumentada).

Vários fatores podem desencadear uma crise de asma, como mudança brusca de temperatura, estados emocionais (p. ex.: ansiedade e nervosismo) e exercícios físicos em excesso. O indivíduo com crise de asma tem dificuldade de realizar a inspiração, o que o faz forçar a musculatura da porção superior do tórax; com o passar do tempo, isso pode causar deformidades no tórax, conhecidas como "tórax em barril". Normalmente, para essa população, recomendam-se exercícios respiratórios fora da crise

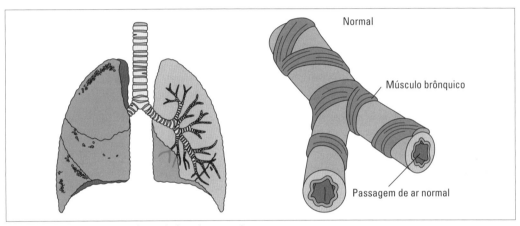

Figura 15.7 Musculatura de um brônquio normal.

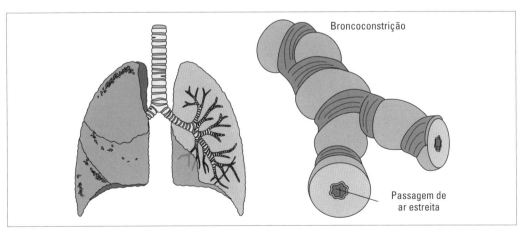

Figura 15.8 Desenho de um brônquio, com vasoconstrição de sua musculatura, mostrando a diminuição de seu calibre.

para que ocorra uma melhora da capacidade pulmonar; durante as crises, é sempre orientado que o indivíduo permaneça calmo e realize respirações do tipo freno-labial, ou seja, respirações prolongadas com os lábios semicerrados, como se estivesse pedindo silêncio.

Bronquite

É considerada a inflamação dos brônquios, quando os cílios param de eliminar o muco presente nas vias respiratórias. Pode se dividir em aguda ou crônica (Figura 15.9): em ambas, os sintomas são muito parecidos, diferenciando-se apenas com relação ao tempo de crise e ao agente agressor.

A bronquite aguda está associada à inalação de substâncias tóxicas, presença de vírus ou bactérias como *Chlamydia pneumoniae* e *Bordetella pertusis*, sendo mais comum em estados de gripe, em que o sistema imunológico se encontra deficiente.

Na bronquite crônica, ocorrem alterações na mucosa paralisação dos cílios e hipertrofia da glândula mucosa em exposição prolongada a um agente irritante, como a poluição ambiental ou, na maioria das vezes, o cigarro. Para fechar um quadro de bronquite crônica, é necessário que o indivíduo apresente tosse com muco por pelo menos três vezes ao ano por um período de 2 anos consecutivos. Diferentemente da asma, esse indivíduo apresenta como sintomas tosse produtiva (ou seja, com secreção), falta de ar em decorrência de acúmulo de secreção e paralisação dos cílios.

Enfisema pulmonar

É considerada uma dilatação anormal e permanente do ácino respiratório (espaço aéreo distal dos bronquíolos terminais), acompanhada pela destruição das paredes alveolares (Figura 15.10). Diferentemente do que muitos acreditam, o enfisema não é causado somente pelo cigarro, mas pode ser de origem genética pela deficiência de inibidor de alfa-1-antitripsina, responsável por inibir a ação da enzima elastase.

O tabagismo é responsável pela estimulação de uma enzima chamada elastase, responsável por destruir a elasticidade do pulmão, tornando o espaço aéreo dilatado e com dificuldade de retorno. Isso faz com que o ar permaneça no interior dos alvéolos, além de dificultar a troca gasosa em virtude do espessamento do espaço aéreo, o que provoca no indivíduo falta de ar ao menor esforço e, com o passar do tempo, deformação de tórax (chamada também de "tórax em barril"), que em virtude da distensão pulmonar excessiva.

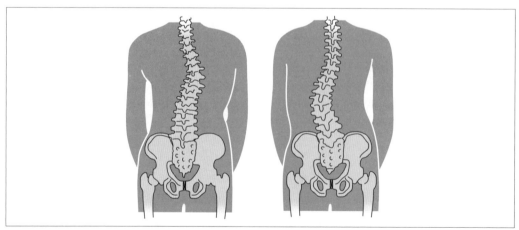

Figura 15.9 Brônquio com acúmulo de secreção e mucosa com edema típico de bronquite crônica.

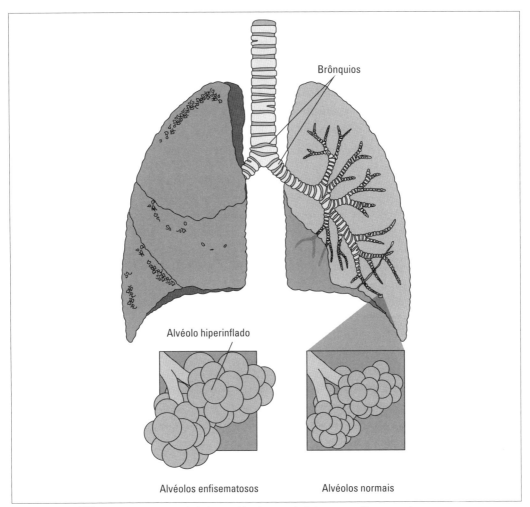

Figura 15.10 Diferenças entre um alvéolo saudável e um alvéolo com enfisema pulmonar.

O enfisema é classificado, de acordo com a localização anatômica dentro do lóbulo, em centrolobular e panlobular.

Enfisema centrolobular

Considerado o enfisema mais comum, ocorre nas partes centrais dos lóbulos, envolvendo os bronquíolos respiratórios e poupando os alvéolos distais. Esse tipo de enfisema acomete as regiões mais superiores dos pulmões, causando alterações na ventilação e perfusão. Os capilares estão íntegros, porém o oxigênio não chega até eles em virtude das lesões das vias aéreas proximais.

Enfisema panlobular

Aquele que acomete os lóbulos de maneira uniforme, em que é possível perceber dilatações dos bronquíolos terminais até os alvéolos distais. Ocorre mais em lobos inferiores e, normalmente, está associado à deficiência de alfa-1-antitripsina; seu efeito é menor em relação à ventilação-perfusão.

Tratamento fisioterapêutico para os pacientes com DPOC

O tratamento fisioterapêutico dos pacientes portadores de DPOC visa à correção de deformidades posturais, facilitação na ventilação pulmonar e, por consequência, a melhora do condicionamento físico.

Apesar de o tratamento fisioterapêutico ser considerado de grande importância para esse paciente, antes de tratá-lo, a prevenção é a melhor forma de tratamento, em que, por meio de palestras, instrui-se o paciente sobre a sua doença, bem como seus principais riscos de crises, como poeira, cigarro, pelos de animais, carpetes, exercícios intensos e fatores emocionais.

Na fase aguda da doença (ou seja, em sua fase crítica), o fisioterapeuta se baseia na eliminação da produção excessiva de secreção pulmonar, fazendo com que o paciente tenha uma respiração confortável e melhore os seus parâmetros ventilatórios, o que é feito por meio de técnicas de higiene brônquica. Trata-se de uma técnica realizada com manobras de tapotagem (Figura 15.11) realizada com as mãos em diversas percussões em forma de concha, sendo contraindicada em paciente com crise asmática, fratura de costelas, cardiopata grave e com edema agudo de pulmão.

A vibrocompressão é uma técnica na qual é realizada uma contração isométrica de ombro, cotovelo e punho sobre a parede torácica durante a fase expiratória, sentido hilo-pulmonar, facilitando, assim, a drenagem da secreção para a região dos brônquios lobares. Outra técnica usada é a estimulação de tosse manual, feita pelo fisioterapeuta treinado que estimula dolorosamente a região da fúrcula, provocando, então, uma tosse involuntária do paciente.

Outra técnica muito usada na fisioterapia, além da higiene brônquica, é a drenagem brônquica ou drenagem postural, que tem como objetivo fazer com que a secreção passe de regiões de bronquíolos para brônquios maiores, podendo, assim, ser eliminada pela tosse ou por técnica de aspiração. Porém, esse processo nem sempre é passível de ser realizado em todos os pacientes, sobretudo naqueles com graus de dispneia (dificuldade respiratória) intensa.

As posições da drenagem baseiam-se na anatomia da árvore traqueobrônquica, sendo elaboradas para áreas específicas do pulmão (Figuras 15.12 a 15.16). Sabe-se que os pulmões são cortados por fissuras – o pulmão direito por duas fissuras (uma oblíqua e uma horizontal, levando-o a ter três lobos) e o pulmão esquerdo, apenas uma fissura oblíqua (que o leva a ser formado por apenas dois lobos); ainda, é preciso lembrar que cada lobo do pulmão é dividido por segmentos menores.

O paciente com secreção em virtude da ação da gravidade tem um acúmulo maior de secreção nas regiões distais, ou seja, nas áreas de base pulmonar. Isso faz com que a drenagem ocorra em posição contrária, em que o ombro fica em um ângulo mais baixo que o quadril, facilitando, assim, a passagem da secreção para as regiões mais superiores, medida que favorece a sua eliminação.

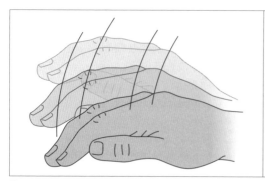 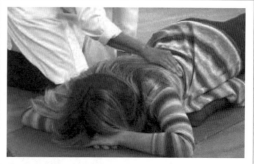

Figura 15.11   Técnica de tapotagem.

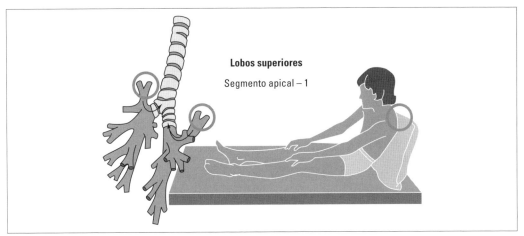

Figura 15.12 Drenagem de lobo superior/segmento apical na posição sentado.

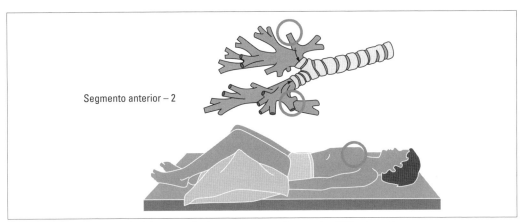

Figura 15.13 Drenagem de lobo superior/segmento anterior em decúbito dorsal.

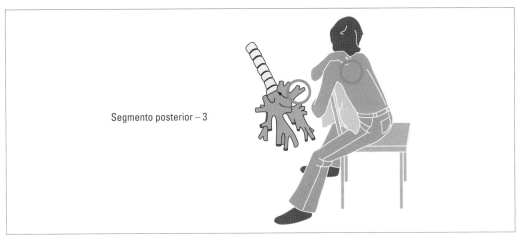

Figura 15.14 Drenagem de segmento posterior na posição sentado.

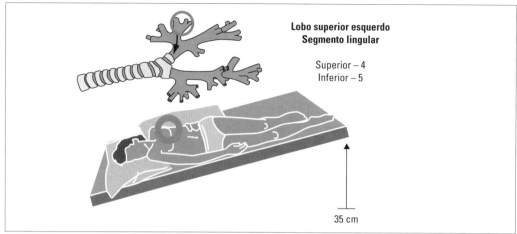

Figura 15.15 Drenagem de lobo superior esquerdo pela posição Trendelenburg.

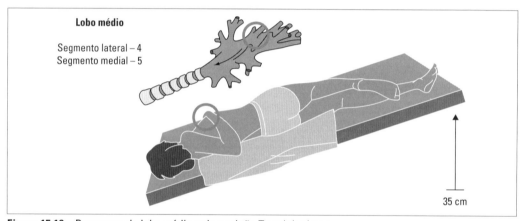

Figura 15.16 Drenagem de lobo médio pela posição Trendelenburg.

A reeducação respiratória é de fundamental importância nesse tipo de paciente, com o objetivo de amenizar o gasto energético usado por ele e evitar o uso de músculos acessórios. Ela pode ser associada a exercícios de movimentos de membros superiores (com uso de bastões) e elevação dos membros superiores, o que melhora a amplitude de movimento dos membros e da caixa torácica, a força muscular e a circulação. É possível usar elevação dos membros associados a respiração em três ou dois tempos de acordo com a capacidade do paciente – esse exercício deve ser acompanhado nas primeiras sessões por um fisioterapeuta para orientação quanto à postura adequada do paciente.

Os exercícios com os lábios franzinos ou freno labial também são outra técnica usada nesses pacientes visando a uma melhora da ventilação e da oxigenação. Nessa técnica, pede-se ao paciente que inspire o ar tranquilamente e expire suavemente, sem contrair o músculo retoabdominal franzindo os lábios.

Para auxiliar os pacientes com DPOC, podem ser usadas também técnicas de reeducação postural, como pompages, para relaxar a musculatura do trapézio, do esternocleidomastóideo e do diafragma, o que facilita a reeducação respiratória.

PROGRAMAS DE EXERCÍCIOS

Na atual sociedade, os problemas respiratórios estão ligados diretamente ao mau tempo, sendo a principal causa a poluição. Mas, afinal, quem não apresenta algum tipo de problema respiratório?

Os cuidados devem ser redobrados para manter e/ou absorver uma qualidade de vida melhor, mas esta não é uma tarefa fácil como se imagina.

A tecnologia e o progresso trouxeram facilidades, isso é inquestionável. Contudo, também incrementaram as doenças silenciosas, formando uma epidemia que se estabelece sem maiores sintomas em suas primeiras fases e vai gradativamente se desenvolvendo ao longo dos anos. Essas doenças são identificadas como doenças crônicas degenerativas, cuja origem está em uma série de fatores, como predisposição genética, influência do meio externo e hábitos de vida e, neste último item, destaca-se o grau de atividade física praticado.

Apesar da "fórmula milagrosa" que é a atividade física, abordada dessa forma em quase todos os meios de comunicação, cada vez mais a população apresenta problemas relacionados com a falta de exercícios.

A desculpa mais frequente é a falta de tempo ou de condições para a prática, agravada pela economia de movimentos na rotina, como as comodidades do controle remoto, o telefone celular, os elevadores e as escadas rolantes, sem falar nas horas diárias dedicadas a televisão ou ao computador. Infelizmente, este parece ser um fenômeno de dimensões mundiais, pois uma das doenças associadas à falta de exercícios, a obesidade, tem prevalência em quase todo o planeta.

A atividade física atua na melhoria da autoestima, do autoconceito, da imagem corporal, das funções cognitivas e de socialização, na diminuição do estresse e da ansiedade, e na redução do consumo de medicamentos. Guedes (1995), por sua vez, afirmam que a prática de exercícios físicos habituais, além de promover a saúde, influencia na reabilitação de determinadas patologias associadas ao aumento dos índices de morbidade e da mortalidade.

Após a chegada do outono, por exemplo, os hospitais já registram um aumento considerável do número de crianças com distúrbios respiratórios, cujas causas, nesta época do ano, são as mudanças bruscas de temperatura, a velocidade de vento e a baixa umidade do ar aliadas à poluição ambiental. Além disso, em ambientes internos, a poeira doméstica, englobando ácaros, epitélios de animais e fragmentos de insetos, entre outras sujeiras, é um poluente agressivo ao aparelho respiratório.

As temperaturas mais baixas e o maior confinamento em dependências fechadas e pouco arejadas também favorecem o aumento dos casos de gripes e resfriados.

É de extrema importância salientar que distúrbios respiratórios devem ser analisados e verificados com um médico especialista e jamais a automedicação deve ser realizada, pois pode levar a sérios problemas a uma pessoa.

Muitas pessoas acham que por terem problemas respiratórios como asma, bronquite, enfisema, classificados como DPOC, devem evitar os exercícios físicos ou de grande intensidade, porém esse tipo de atividade, na maioria dos casos, pode melhorar e muito os desconfortos causados por tais problemas.

Muitas doenças respiratórias debilitam a capacidade do sangue de se tornar oxigenado, o que, além de impossibilitar exercícios que exijam maior ventilação, atinge cada paciente de forma diferenciada.

O treinamento da musculatura que mobiliza a caixa torácica pode melhorar a força e a resistência dos músculos respiratórios e, por esta razão, devem-se priorizar exercícios que trabalhem diretamente a resistência muscular localizada nos grupos musculares dos membros superiores e da caixa torácica como um todo, a fim de que estes músculos se tornem suporte para uma expansão da capacidade pulmonar.

Manter uma rotina de exercícios físicos pode aumentar muito os níveis de tolerância ao esforço físico e limites fisiológicos, fazendo com que fiquem mais resistentes às crises, podendo levar não à cura, mas a uma vida ativa e normal.

Exercícios físicos para pessoas com problemas respiratórios só devem ser prescritos após avaliação do grau de incapacidade respiratória, realizada por testes de função pulmonar.

A escolha das atividades a serem realizadas que mais se enquadrem em cada caso também sofrerá influência de dados técnicos, como ventilação pulmonar, frequência respiratória e volume de ar corrente. Esses dados fisiológicos servem de base à prescrição individual de cada prática física a ser ministrada.

Alguns médicos acreditam e até mesmo afirmam que os exercícios físicos não recuperam pacientes com problemas respiratórios, mas, na realidade, pacientes que mantêm uma rotina regular de atividades físicas orientadas, podem aumentar muito seus níveis de tolerância ao exercício físico e limites fisiológicos, em comparação àqueles que não realizam exercícios físicos regulares, o que os faz ficar mais resistentes às crises de suas doenças, podendo levar uma vida normal.

Para melhores resultados, a atividade aeróbica e de resistência devem realizadas de forma adequada a cada caso, aumentando a capacidade respiratória e pulmonar, assim como a força e a resistência dos músculos respiratórios. Nos casos mais complicados, o monitoramento constante do aluno pelo professor e o uso de monitor cardíaco são de extrema importância para o bom desenvolvimento do exercício.

Atividades dentro da água, como natação, hidroginástica e até mesmo hidroterapia, além de serem muito prazerosas para a maioria das pessoas, favorecem muito a adaptação ao exercício pela presença da umidade, que facilita a respiração em algumas doenças.

Para quem não gosta ou não se sente bem com atividades aquáticas, uma boa opção é o treinamento de musculação integrado ao trabalho aeróbico, que apresenta ótimos resultados.

É possível afirmar que pessoas com doenças respiratórias crônicas e graves não ficam curadas, mas ficam mais resistentes e capazes de sobreviver a uma crise mais aguda, tornando-se, em última análise, mais saudáveis e com alto grau de tolerância às crises de suas doenças, em virtude da atividade física.

É preciso sempre procurar orientação médica e realizar exercícios físicos com orientação de um profissional qualificado da área de educação física e competente para auxiliar na solução desses distúrbios.

BIBLIOGRAFIA CONSULTADA

Antonio M. *Problemas respiratórios e o exercício físico*. Disponível em: <http//:www.acquastudio.blogspot.com>. Acessado em: 25 jul 2010.

Campos MV. Problemas respiratórios afetam principalmente as crianças durante o sono. Disponível em: <http//:www.revistavigor.com.br>. Acessado em: 21 abr 2008.

Santos NB dos. *Atividade física e doenças respiratórias*. Disponível em: <http//:www.saudenainternet.com.br>. Acesso em: 1 maio 2000.

GUEDES, J. E. R. P. *Exercício físico na promoção da saúde*. Londrina: Midiograf, 1995. 73-75 p.

Vieira AAU. *A relação entre a atividade física e os distúrbios respiratórios*. Disponível em: <http//:www.webartigos.com>. Acessado em: 20 jan 2009.

Vieira AAU. *Atividade física:* tudo o que você queria saber sobre qualidade de vida e promoção da saúde. São Paulo: Farol do Forte; 2009. 198 p.

CAPÍTULO 16

Distúrbios posturais

MAURÍCIO BEZERRA DA SILVA (*IN MEMORIAM*)
ALEXANDRE ARANTE UBILLA VIEIRA

O QUE É POSTURA?

A postura pode ser definida como a posição e a orientação do corpo em tempo e espaço para a execução de movimentos de qualidade. É uma resposta neuromecânica – chamada "atividade postural" – que estabiliza o sistema musculoesquelético e coloca o organismo em perfeita harmonia quando da passagem do estado estático para o dinâmico funcional. Na postura, ocorre uma relação entre várias estruturas do corpo, como tendões, ligamentos, músculos e articulações, para obtenção da harmonia necessária para a sustentação do corpo humano e os gestos funcionais. Na conquista de uma postura favorável, há um constante desequilíbrio compensado por meio de alterações de tônus muscular e mecanismo reflexos.

BOA POSTURA

Atitude na qual os segmentos corporais ocupam a posição mais próxima possível da de equilíbrio mecânico ou, ainda, que estes segmentos estejam equilibrados na posição de menor esforço e máxima sustentação (Figura 16.1).

Fatores de influência no equilíbrio postural

- Deformidades congênitas ou adquiridas.
- Vícios posturais.
- Excesso de peso corporal e insuficiência alimentar.
- Atividades físicas sem orientação, insuficientes e inadequadas, durante o desenvolvimento corporal.

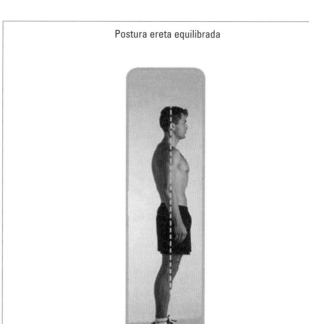

Figura 16.1 Representação de uma boa postura.

- Desequilíbrios das cadeias musculares.
- Frouxidão ligamentar.
- Falhas ergonômicas em postos de trabalho.
- Alterações respiratórias.

Cuidados especiais

O desalinhamento postural resulta em sobrecarga nas estruturas responsáveis pela sustentação de uma boa postura, como músculos, tendões, ligamentos e componentes articulares. A postura inadequada prolongada poderá interferir no automatismo de retorno à postura natural e estabelecer alterações posturais permanentes.

Formas de avaliação postural
Subjetivas

Podem avaliar pela anatomia palpatória ou pela inspeção visual analítica do posicionamento do paciente em relação a um simetrógrafo (Figura 16.2). O paciente pode ser avaliado nas visões anterior, posterior, perfil direito e perfil esquerdo (Figura 16.3).

Objetivas
Biofotogrametria

Podem avaliar por meio de programas computadorizados (Figura 16.4) que, a partir de fotografias digitalizadas do indivíduo, possibilitam a mensuração da avaliação postural, bem como por diagnósticos por imagem, como radiografias (Figura 16.5).

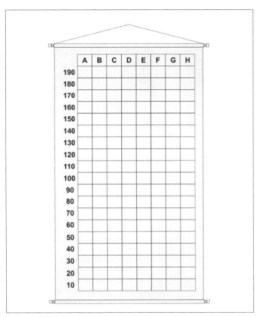

Figura 16.2 Simetrógrafo utilizado para avaliação postural analítica.

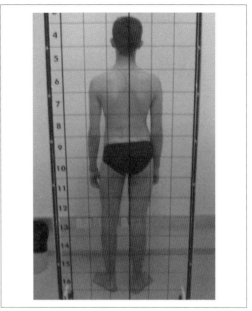

Figura 16.3 Avaliação posterior com a utilização do simetrógrafo.

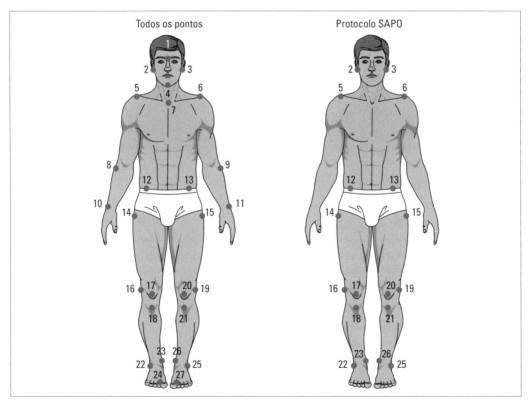

Figura 16.4 Imagem do programa SAPO (*software* para avaliação postural).

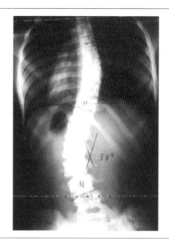

Figura 16.5 Imagem radiográfica representando uma escoliose torácica, à direita, e lombar, à esquerda.

Fonte: Adaptada de radiologia.com.

COLUNA VERTEBRAL

Estrutura óssea flexível (Figura 16.6) formada por uma série de ossos denominados vértebras, os quais se superpõem um sobre o outro. É dividida em cinco regiões: cervical; torácica; lombar; sacral; e coccígea. A estabilidade da coluna é proporcionada principalmente pelos músculos e os ligamentos. As vértebras são conectadas entre si pelas articulações posteriores entre os corpos vertebrais e os arcos neurais. Elas se articulam de modo a conferir estabilidade e flexibilidade à coluna, atributos necessários para a mobilidade do tronco, da postura, do equilíbrio e do suporte de peso; em seu interior, há o canal vertebral, eixo central que contém a medula espinal.

Entre as vértebras, que funcionam como se fossem "amortecedores", têm-se os discos intervertebrais, que se encontram em toda a coluna vertebral, exceto entre a primeira e a segunda vértebra cervical. Os dois componentes básicos da estrutura do disco são o anel fibroso (parte externa) e o núcleo pulposo (parte interna).

As vértebras totalizam-se em 33 ou 34, sendo: 7 cervicais; 12 torácicas; 5 lombares; 5 sacrais; e 4 ou 5 coccígeas.

Os músculos da coluna vertebral desempenham importante função na manutenção de sua estabilidade e equilíbrio, na movimentação dos membros e participam dos mecanismos de absorção dos impactos, protegendo a coluna de grandes sobrecargas. Eles atuam, na coluna vertebral, integrados e em harmonia. Todas as vértebras e discos são conectados entre si pelos ligamentos, sendo os principais o longitudinal anterior, o amarelo, o interespinal e supraespinal. Entre suas funções, estão o de estabilizar e possibilitar o movimento da coluna e seu retorno à posição ereta ao flexioná-la, em decorrência de sua elasticidade. Nestas tarefas, os ligamentos são auxiliados pelos tendões e músculos.

Na região da coluna vertebral lombar, na altura entre a primeira e a segunda vértebra (L1 e L2), termina a medula nervosa espinal dentro do canal vertebral em uma formação conhecida como cone medular. A medula espinal encontra-se no interior do canal vertebral, estendo-se do cérebro até a primeira vértebra lombar – ela é parte essencial do sistema nervoso central, com o cérebro. Da medula espinal, emergem os nervos espinais: o nervo espinal deixa o forame intervertebral e divide-se em ramo anterior (ventral) e posterior (dorsal). Entre suas funções, cita-se o de inervar a pele, as articulações posteriores e os músculos da coluna, do tórax, do abdome e dos membros superiores e inferiores.

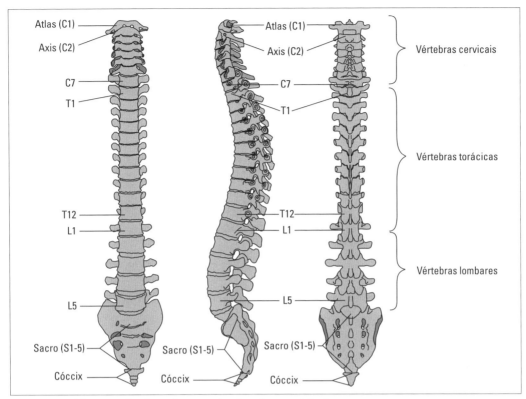

Figura 16.6 Vista anterior, lateral e posterior da coluna vertebral.

Fonte: Adaptada de Sogab.com.br.

Função da coluna vertebral

- Proteção da medula espinal.
- Movimentação e marcha.
- Manutenção da posição ortostática.
- Suporte de peso corporal.
- Ligação de todas as regiões desde o occipital até o sacro.

Movimentos da coluna vertebral

- Flexão-extensão no plano sagital.
- Inclinação lateral, no plano frontal.
- Rotação no plano transversal.

Curvaturas fisiológicas

- Lordose cervical.
- Cifose dorsal.
- Lordose lombar.
- Cifose sacrococcígea.

DISTÚRBIOS POSTURAIS

Coluna vertebral
Escoliose

Alteração postural com presença de uma ou mais curvaturas laterais da coluna vertebral no plano frontal (Figura 16.7).

Classificação

- **Não estrutural**: secundária a uma doença de base. Não ocorrem alterações estruturadas de seus elementos, como vértebras, ligamentos e discos vertebrais. Pode ser ocasionada por defesa antálgica, vícios posturais, discrepância de membros inferiores.
- **Estrutural**: deformidade da coluna na qual ocorrem alterações estruturadas de seus elementos. Não é passível de correção com exercícios físicos. Pode ser ocasionada por alterações neurológicas, congênitas, reumáticas, tumorais ou idiopáticas.

Curva principal

É aquela que apresenta maiores angulação e rotação vertebral. Nas inclinações laterais, é a menos passível de correção.

Curva compensatória

Aquela que se desenvolve para compensar o desequilíbrio do tronco causado pela curva principal. É a curva com menor rotação vertebral e com maior flexibilidade do que a principal.

Gibosidade

Corresponde à proeminência dos arcos costais do lado convexo da curvatura causada pela rotação vertebral de uma escoliose. Na sua avaliação, o paciente fica em posição ortostática (de frente para o avaliador), realiza uma flexão anterior do tronco e, nesta posição, caso tenha escoliose e suas vértebras apresentem uma rotação, aparecerá uma gibosidade no lado convexo da curvatura escoliótica (Figura 16.8).

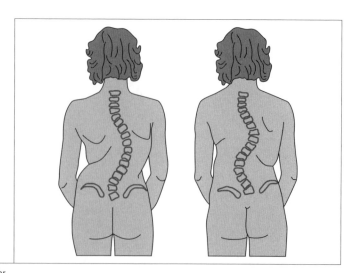

Figura 16.7 Curvas laterais de escoliose.

Fonte: Adaptada de patologiadacoluna.com.br

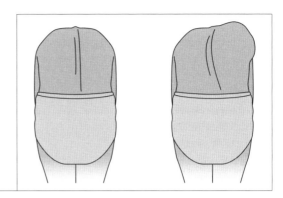

Figura 16.8 Gibosidade torácica.

Fonte: Adaptado de vittalistudio.wordpress.com.

Escoliose simples

Apresenta uma única curvatura anormal em uma das regiões da coluna (torácica direita ou esquerda/lombar direita ou esquerda) (Figuras 16.9 e 16.10).

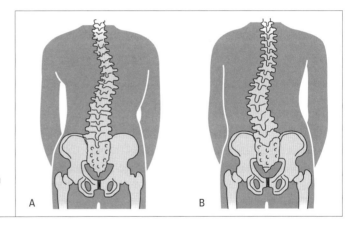

Figura 16.9 (A) Escoliose torácica direita. (B) Escoliose torácica esquerda.

Fonte: Adaptada de colunaepostura.com.

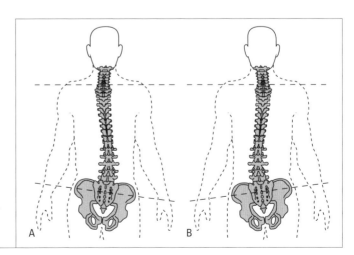

Figura 16.10 (A) Escoliose lombar direita. (B) Escoliose lombar esquerda.

Escoliose total

Apresenta uma única curvatura anormal que atinge mais do que uma região da coluna vertebral (direita ou esquerda) (Figura 16.11). Conhecida também como escoliose em "C".

Escoliose dupla ou tripla

São escolioses que apresentam duas ou três curvaturas, sendo uma em cada região da coluna vertebral (Figura 16.12).

Lordoescoliose

Escoliose acompanhada pelo amento da lordose lombar.

Cifoescoliose

Escoliose associada ao aumento da cifose torácica.

Escoliose congênita

- Defeito de segmentação.

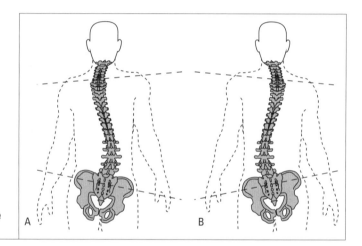

Figura 16.11 (A) Escoliose toracolombar direita. (B) Escoliose toracolombar esquerda.

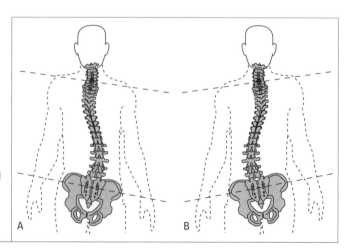

Figura 16.12 (A) Escoliose cervical direita, torácica esquerda e lombar direita. (B) Escoliose cervical esquerda, torácica direita e lombar esquerda.

- Defeito de formação (hemivértebras).
- Defeito misto.

Consequências

- Dor.
- Alteração das atividades de vida diária e profissional.
- Função pulmonar prejudicada.
- Mortalidade; somente em curvaturas torácicas acima de 100°.
- Fatores psicossociais: deformidade estética.
- Progressão da curva: depende do tipo da curva, da idade (quanto maior a idade, menor o risco) e do grau da curva (cirúrgica com graus acima de 50°).

Sinais para avaliação

- **Vista anterior:** desnivelamento das mamas, dos dois pontos acromiais, da cabeça, dos dois pontos das espinhas ilíacas anterossuperiores, gradil costal unilateral proeminente, alteração do tamanho de uma das mamas.
- **Vista posterior:** desnivelamento de ombros e escápulas, assimetria de triângulos de tales, pregas glúteas assimétricas.

Hiperlordose cervical

Acentuação da curvatura lordótica da coluna cervical, na avaliação em perfil, que se anterioriza em relação à linha de gravidade (Figura 16.13).

Retificação cervical

Diminuição da curvatura lordótica da coluna cervical, na avaliação em perfil, que se posterioriza em relação à linha de gravidade (Figura 16.14).

Hipercifose torácica

Acentuação da curvatura convexa posterior da coluna dorsal, na avaliação em perfil, que se porterioriza em relação à linha de gravidade (Figura 16.15). Provoca descida das costelas com insuficiência da amplitude torácica (curvatura anormal acima de 40°).

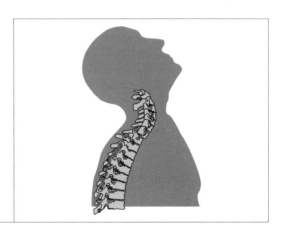

Figura 16.13 Hiperlordose cervical.

Figura 16.14 Imagem em perfil de uma retificação da coluna cervical.

Fonte: Adaptada de medicinanet.com.br

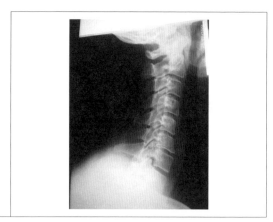

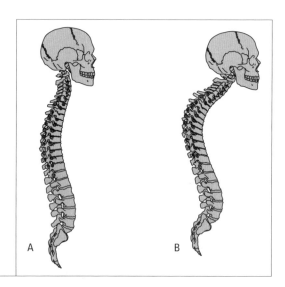

Figura 16.15 (A) Figura representando a cifose fisiológica. (B) Hipercifose torácica.

Fonte: Adaptada de saudemedicina.com.

Hipercifose flexível

Atitude cifótica que é passível de correção, com contrações musculares voluntárias e a reorganização da postura, que colocará a coluna torácica na sua posição normal. É comum em pessoas que apresentam vícios posturais nas atividades de vida diária e profissional.

Hipercifose rígida

Atitude cifótica, porém, ao contrário da hipercifose flexível, não é passível de correção com contrações musculares voluntárias e reorganização postural. Pode ser ocasionada por anomalias congênitas e estruturadas.

Retificação dorsal ou dorso plano

Diminuição da curvatura convexa posterior da coluna dorsal, na avaliação em perfil, que se aproxima da linha de gravidade (Figura 16.16).

Hiperlordose lombar

Acentuação da curvatura côncava da coluna lombar, causada geralmente pela retração da musculatura lombar e flexora do quadril, colocando a cavidade cotiloide fora da linha de gravidade (Figura 16.17). Ocorre a projeção anterior do abdome, e pode ser uma das causas de lombalgias.

Retificação lombar

Diminuição da curvatura côncava posterior da coluna lombar (Figura 16.18). A retificação está associada à retroversão da pelve, originando uma costa plana, com diminuição da mobilidade.

Pés
Pé normal

Indolor, tem equilíbrio muscular normal, há ausência de contratura e apresenta três pontos de sustentação (calcanhar central e artelhos) (Figura 16.19). Faz parte da base do equilíbrio inferior.

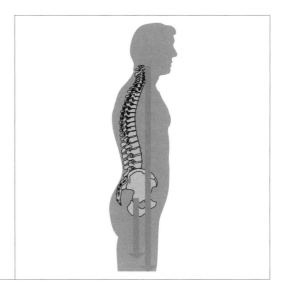

Figura 16.16 Retificação da coluna dorsal ou dorso plano.

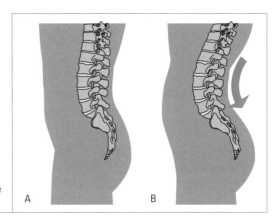

Figura 16.17 (A) Lordose normal. (B) Hiperlordose lombar.

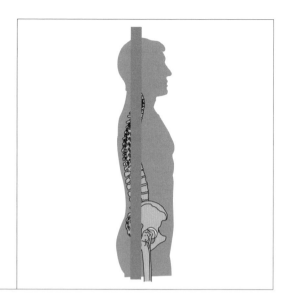

Figura 16.18 Retificação lombar.

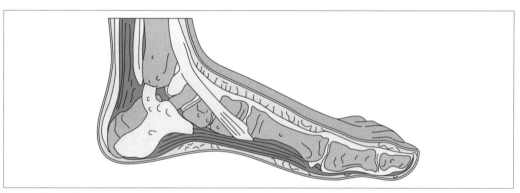

Figura 16.19 Pé normal.

Descarga de peso

- Tuberosidade posterior do calcâneo: 50%
- Cabeça do primeiro metatarsiano: 33%
- Cabeça do quinto metatarsiano: 17%

Na Figura 16.20, são apresentadas áreas de descarga de peso nos pés.

Arco longitudinal interno

Composto de cinco peças ósseas (Figura 16.21):

- 1º metatarsiano;
- 1º cuneiforme;
- Navicular;
- tálus;
- calcâneo.

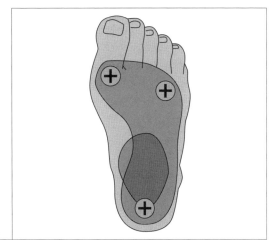

Figura 16.20 Áreas de descarga de peso nos pés.

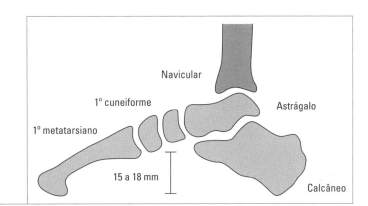

Figura 16.21 Arco longitudinal interno (de 15 a 18 mm do solo).

Arco longitudinal externo

Composto de três peças ósseas (Figura 16.22):

- 5º metatarsiano;
- cuboide;
- calcâneo.

Arco transverso

Arco que vai da cabeça do primeiro metatarso à cabeça do quinto metatarso (Figura 16.23).

Eixos dos pés

- **Sagital:** movimentos de flexão dorsal e plantar.
- **Transversal:** inversão, eversão, abdução e adução.

Pés patológicos

Suas causas são genéticas, traumáticas, por alterações ósseas ou músculo-ligamentares provocadas por doenças (osteoporose, poliomielite, paralisia cerebral) (Figura 16.24).

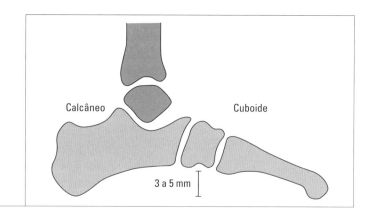

Figura 16.22 Arco longitudinal externo (de 3 a 5 mm do solo).

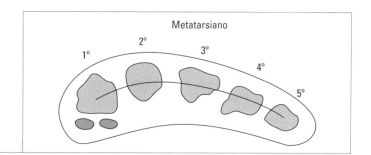

Figura 16.23 Arco transverso.

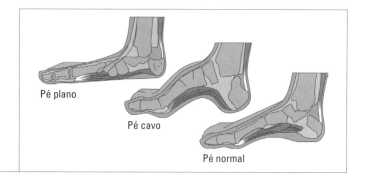

Figura 16.24 Pés plano, cavo e normal.

Pé plano

Perda parcial ou total do arco plantar longitudinal (Figura 16.25). Há diminuição de mobilidade dos artelhos e hipotonia da musculatura flexora dos artelhos, o que dificulta a estabilidade, o equilíbrio e a marcha funcional.

Pé cavo

Ocasionado pelo aumento do arco plantar longitudinal que frequentemente é acompanhado de inversão e de dedos em "garras" (Figura 16.26). Pode ser flexível (passível de correção) ou neurológico, relacionado a uma distonia, a uma paralisia consequente de uma deformidade vertebral ou a distúrbios nervosos centrais. Altera a estabilidade, o equilíbrio e a marcha funcional.

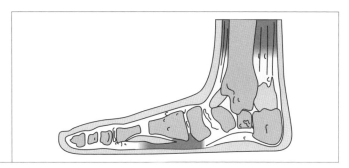

Figura 16.25 Representação de pé plano.

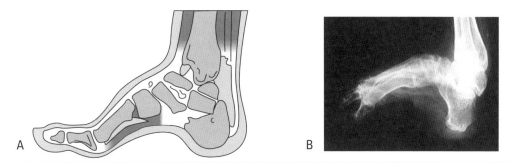

Figura 16.26 (A) Pé cavo. (B) Radiografia de um pé cavo.

Pé varo

Caracteriza-se pela projeção do tendão calcâneo ou de Aquiles para fora da linha média do corpo (Figura 16.27). Apresenta diminuição ou ausência do arco transversal.

Pé valgo

Caracteriza-se pela projeção do tendão calcâneo ou de Aquiles para dentro da linha média do corpo (Figura 16.28). Conhecido também como pé pronado.

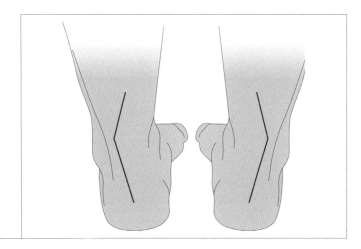

Figura 16.27 Pés varo.

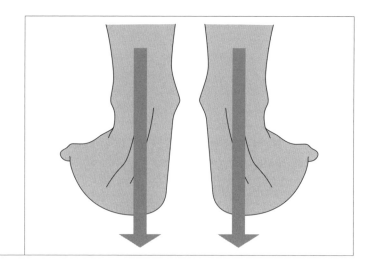

Figura 16.28 Pés valgos.

Hálux valgo

Popularmente conhecido como joanete, é um desvio lateral acentuado do primeiro pododáctilo ou hálux (Figuras 16.29 e 16.30). O desvio lateral pode ocorrer na articulação metatarsofalangeana, formando o joanete clássico, com a proeminência óssea na base do hálux, ou entre as duas falanges, formando o hálux valgo interfalangeano, ou interfalângico. Essa deformidade pode ter causas intrínsecas (ligadas à pessoa) e extrínsecas (ligadas ao meio). Entre as intrínsecas, destacam-se os fatores genéticos (história familiar), as doenças sistêmicas preexistentes (artrite reumatoide ou outras doenças reumáticas), a anatomia óssea do pé, a frouxidão ligamentar etc. Já entre as extrínsecas, é possível mencionar principalmente o uso de calçados inadequados, com destaque para os de salto alto e ponta estreita, que formam uma estrutura que confere um caráter triangular ao antepé.

Pé abduto

Projeção dos pés para fora da linha média do corpo (Figura 16.31), provavelmente causada pelo encurtamento da musculatura abdutora do tornozelo, pela rotadora externa da coxa ou pela retroversão de quadril.

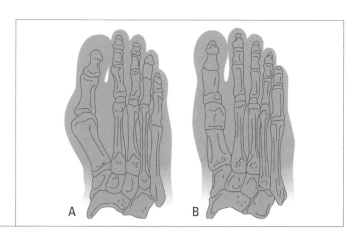

Figura 16.29 (A) Hálux valgo e (B) anatomia óssea do pé considerada adequada.

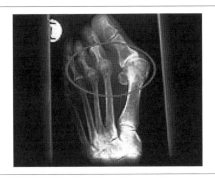

Figura 16.30 Radiografia de um hálux valgo.

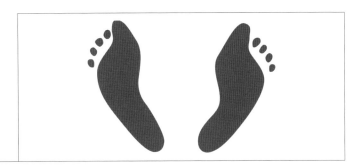

Figura 16.31 Pé abduto.

Pé aduto

Projeção dos pés para dentro da linha média do corpo (Figura 16.32), causada, geralmente, pelo encurtamento da musculatura adutora do tornozelo, pela rotadora medial da coxa ou pela retroversão de quadril.

Pé equino

Apoio no antepé geralmente causado pelo encurtamento do tendão calcâneo ou dos músculos gastrocnêmios (Figura 16.33). Pode ser ocasionado por acometimentos neurológicos.

Pé calcâneo

Quando o antepé não encosta no chão no momento em que o indivíduo se coloca em posição ortostática (Figura 16.34).

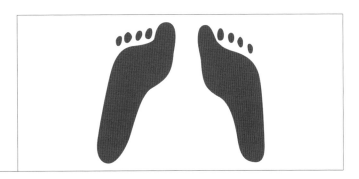

Figura 16.32 Pé aduto.

CAPÍTULO 16 | DISTÚRBIOS POSTURAIS

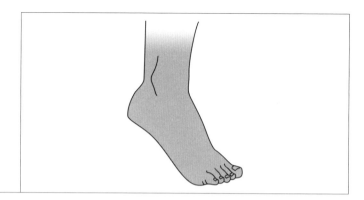

Figura 16.33 Pé equino.

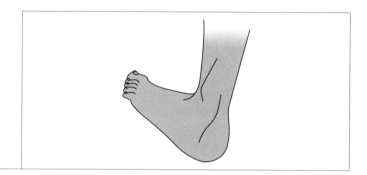

Figura 16.34 Pé calcâneo.

Plantigrama

Na utilização do plantigrama, pede-se ao sujeito a ser testado que suje a planta dos pés com tinta (p. ex.: tinta guache) e pise em uma folha de papel, distribuindo o peso igualmente nos dois pés. O plantigrama é uma forma simples de avaliação de alterações posturais nos pés, mas existem outras formas mais complexas de análise, como o podoscópio ou a baropodometria.

Tipos de pés

Para avaliar alterações posturais nos pés, é preciso conhecer os tipos de pés existentes, já apresentados no texto, mas exemplificados na Figura 16.35.

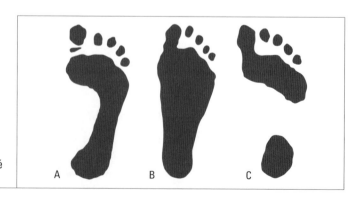

Figura 16.35 (A) Pé normal. (B) Pé plano. (C) Pé cavo.

Observações

- Alterações nos pés aparecem associadas a alterações nas articulações da perna, da coxa e da pelve: efeitos em cadeia sobre a postura e a locomoção.
- Recomenda-se sempre utilizar calçados adequados, eliminar o excesso de peso e procurar desenvolver uma marcha funcional e harmoniosa.
- Deve-se realizar uma avaliação postural analítica para relacionar distúrbios dos pés com outras partes do corpo.

Joelhos
Joelho varo

Projeção dos joelhos para fora da linha média do corpo (Figura 16.36), causada, geralmente, pela retração da musculatura medial da coxa e/ou hipotonia da musculatura lateral da coxa.

Joelho valgo

É a projeção dos joelhos para dentro da linha média do corpo (Figura 16.37), causada, geralmente, pela retração da musculatura lateral da coxa e/ou pela hipotonia da musculatura medial da coxa.

Joelho flexo

Projeção dos joelhos para a frente da linha de gravidade (Figura 16.38), provocada pela retração dos músculos flexores da perna e da coxa.

Joelho recurvado

Projeção dos joelhos para trás da linha de gravidade (Figura 16.39), causada pela hipertrofia dos músculos extensores da perna; pode estar associado ao aumento da lordose lombar.

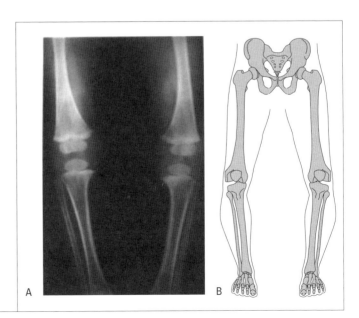

Figura 16.36 (A) Joelho varo. (B) Radiografia de joelho varo.

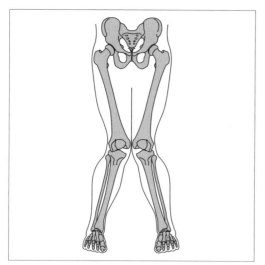
Figura 16.37 Representação de joelhos valgo.

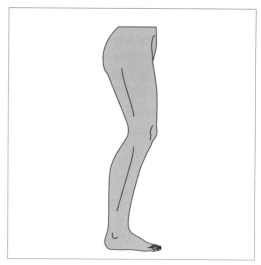
Figura 16.38 Representação de joelho flexo.

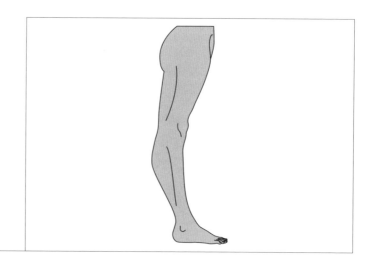
Figura 16.39 Representação de joelho recurvado.

Cintura pélvica
Inclinação pélvica anterior (anteroversão)

Projeção, com giro, da espinha ilíaca anterossuperior inferiormente. Inclinação para a frente do eixo vertical lateral (Figura 16.40). O ângulo de anteversão é maior que 14°. Faz a cabeça do fêmur ficar "descoberta" e a pessoa tender a girar os artelhos para dentro para compensar. Pode estar relacionada à hiperlordose lombar.

Inclinação pélvica posterior (retroversão)

Projeção, com giro, da espinha ilíaca anterossuperior superiormente (Figura 16.41). Inclinação posterior ao eixo vertical lateral. A diminuição do ângulo de anteversão pode levar a uma tendência de aumento da cifose torácica e retificação lombar.

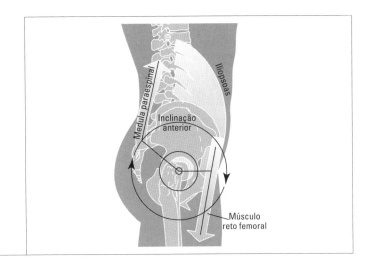

Figura 16.40 Representação da inclinação pélvica anterior.

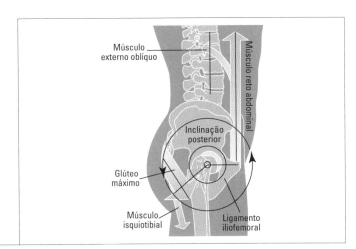

Figura 16.41 Representação da inclinação pélvica posterior.

Quadril
Coxa normal

Apresenta um ângulo de 120 a 135° e fica entre o eixo do colo femoral e o corpo do fêmur.

Coxa vara

Ângulo entre o eixo do colo femoral e o corpo do fêmur patologicamente menor que 120°. Os músculos abdutores são mais efetivos, a cabeça do fêmur recebe menos carga, porém o colo é mais sobrecarregado. A coxa vara unilateral leva a uma perna relativamente mais curta com joelho valgo associado ao lado homolateral.

Coxa valga

Ângulo entre o eixo do colo femoral e o corpo do fêmur patologicamente maior que 135°. Os músculos abdutores ficam menos efetivos, aumenta-se a carga na cabeça do fêmur e diminui-se a carga no colo. A coxa valga unilateral leva a uma perna relativamente mais longa com joelho varo associado ao lado homolateral.

Esses desequilíbrios posturais causam lesões, criando posturas assimétricas e compensações de pelve, joelho, pé e tornozelo.

Na Figura 16.42, são apresentadas representações das coxas vara, normal e vaga.

PROGRAMA DE EXERCÍCIOS

Atualmente, com a correria de trabalho, muitas pessoas se queixam de problemas posturais, quando passam a submeter o seu corpo a uma série de problemas, como posturas inadequadas, impactos e esforços feitos sem nenhum cuidado.

Contudo, os males posturais são perfeitamente evitáveis – basta se conscientizar de como preservar a boa postura adequadamente.

Gestos como andar, sentar e até mesmo dirigir o carro podem representar a diferença de uma coluna saudável ou não. Muitos danos podem ocorrer se se insistir em uma postura errada. Quanto antes os erros forem corrigidos e trabalhados, mais fácil será eliminá-los.

As pessoas com problemas posturais necessitam de um trabalho de musculação para fortalecer os músculos que estão relaxados ou flácidos, e de muito alongamento para relaxar os músculos tensos, além de proporcionar maior flexibilidade, evitando lesões em quedas e movimentos bruscos, como estiramento e distensão muscular.

Para aqueles que apresentam algum problema na coluna vertebral, são necessários cuidados para manter uma qualidade de vida primordial. Algumas atitudes ruins levarão mais cedo ou mais tarde a muitos problemas.

No Quadro 16.1, é descrita uma relação básica entre alguns distúrbios posturais e os exercícios físicos que podem corrigi-los.

Os exercícios são uma importante forma de prevenção dos problemas posturais. Quando a pessoa tem os sintomas desse tipo de distúrbio, deve fazer um tratamento sintomático, ou seja, por meio de medicação e fisioterapia. Quando a pessoa sai da fase de dor, é indicado que faça alguns exercícios físicos.

Os exercícios físicos, sem dúvida, contribuem muito para evitar lesões e também corrigir problemas já detectados, pois músculos fortes, treinados e com boa flexibilidade protegem o corpo, diminuindo o risco de lesões.

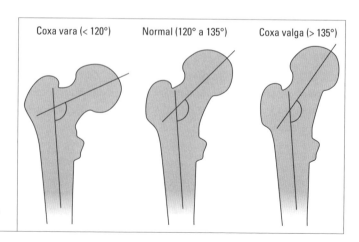

Figura 16.42 Figura de coxa vara, normal e valga.

Quadro 16.1 Distúrbios posturais e exercícios físicos que podem corrigi-los

DESVIO	CAUSA	CORREÇÃO	EXERCÍCIOS CORRETIVOS
Lordose cervical (acentuação da concavidade da coluna cervical)	Hipertrofia da musculatura posterior do pescoço.	Fortalecimento da musculatura anterior do pescoço	Postura da cabeça Flexão da cabeça em decúbito dorsal, com a cabeça pendente Flexão da cabeça com auxílio
Cifose (acentuação da convexidade da coluna torácica, colocando o ponto acromial à frente da linha de gravidade)			
Cifose flexível ou atitude cifótica	Causada por maus hábitos posturais e pela hipertrofia da musculatura anterior do tórax.	Por meio de contração muscular voluntária.	Trabalho para a musculatura posterior do tórax Remada curvada Crucifixo inverso Abrir cabos no puxador
Cifose rígida ou fixa	A musculatura anterior do tórax está muito hipertrofiada, e a musculatura posterior, muito alongada.	A correção já não pode mais ser obtida com uma simples contração muscular e, posteriormente, nem com correção manual, em virtude da frequência da atitude cifótica.	Idem à cifose flexível Suspensão alongada com apoio dorsal Deslocamento de ombros
Lordose lombar	Acentuação da concavidade lombar.	Hipertrofia da musculatura lombar ou por enfermidades; necessita de um trabalho para a musculatura abdominal	Abdominal remador Encolhimento de pernas na prancha inclinada Postura lombar com retroversão do quadril, contraindo o abdome Flexão do tronco com os joelhos flexionados e pés fixos Elevação da cintura escapular, em decúbito dorsal
Costa plana	Hipertrofia da musculatura abdominal e pela hipotonia da musculatura lombar.	Trabalhar a musculatura lombar	Ponte – em decúbito dorsal, ficar apoiado nas mãos e nos pés, arqueando o corpo; extensão da coluna – decúbito ventral, mão à nuca, fazer a extensão total da coluna e voltar à posição inicial
Escolioses (deformações ou desvios laterais da coluna vertebral)			
Escoliose total ou escoliose em C	Causada por diferença de tamanho entre os membros inferiores, por posturas erradas de estudo e, também, pela hipertrofia de uma das musculaturas laterais da coluna.		Exercícios unilaterais (escoliose dorsal direita) Exercícios unilaterais (escoliose lombar esquerda) Suspensão alongada com elevação do ombro que estiver mais baixo ou com elevação do quadril que estiver mais baixo
Escoliose simples	Essas escolioses podem apresentar seis maneiras diferentes (torácica direita, torácica esquerda, lombar direita, lombar esquerda, escoliose dorsal direita, escoliose dorsal esquerda).		Exercícios corretivos (escoliose total direita) Exercícios unilaterais: flexão lateral do tronco para o lado da curvatura Suspensão alongada Alongamentos sem suspensão

Quadro 16.1 Distúrbios posturais e exercícios físicos que podem corrigi-los

DESVIO	CAUSA	CORREÇÃO	EXERCÍCIOS CORRETIVOS
Escoliose dupla ou em S ou Z	Causada pela compensação da escoliose simples, geralmente localizada no desvio lateral inferior ou por encurtamento de algum membro inferior.	Para corrigir essas escolioses, deve-se atuar primeiro no desvio	Suspensão alongada
Escoliose tripla		Primário, geralmente na região lombar, para, depois, atuar nos desvios compensatórios	Alongamento sem suspensão
Geno valgo	Projeção do joelho para a parte interna do corpo.	Causada pela hipertrofia da musculatura lateral da coxa; necessita de um trabalho para a musculatura interna da coxa	Adução da coxa / Andar no bordo externo do pé / Flexão da coxa sobre o quadril / Extensão da coxa sobre o quadril
Geno varo	Projeção do joelho para a parte externa do corpo.	Hipertrofia da musculatura interna da coxa; necessita de um trabalho para a musculatura lateral da coxa	Abdução da coxa no puxador duplo / Andar no bordo interno do pé / Alongamento passivo com *medicineball* entre os tornozelos
Geno recurvado	Projeção do joelho para trás, fazendo com que a linha da gravidade passe à frente dos joelhos.	Causado pela hipertrofia da musculatura extensora do joelho	Flexão do joelho na mesa romana ou sapato de ferro (armadura para a proteção dos pés, em especial do peito dos pés)
Geno flexo	Projeção dos joelhos para a frente.	Causado pela hipertrofia da musculatura flexora do joelho; necessita de um trabalho para a musculatura extensora do joelho	Extensão dos joelhos na mesa romana / Agachamento / Alongamento da musculatura posterior da coxa
Pé plano	Perda total ou parcial da curvatura do pé; causado pela hipotonia da musculatura flexora dos dedos.	Necessita de um trabalho para essa musculatura	Andar no bordo externo do pé / Andar na ponta dos pés / Elevação do corpo na ponta dos pés / Puxar um pano com a ponta dos pés / Andar na areia fofa
Pé cavo	Aumento da curvatura plantar do pé causado pela hipertrofia dos músculos peroneiro lateral longo e flexor dos dedos.	Necessita de um trabalho para a musculatura flexora dorsal do pé	Andar no bordo interno do pé / Flexão dorsal do pé / Andar para trás com apoio nos calcanhares
Pé valgo	Projeção do calcâneo para fora do corpo, fazendo com que o tendão de Aquiles se projete para a parte interna do corpo.	Para correção, deve-se trabalhar os músculos tríceps sural, tibial anterior e posterior	Elevação do corpo na ponta dos pés, separando os calcanhares / Andar no bordo externo do pé
Pé varo	Projeção do tendão de Aquiles para a parte externa do corpo fazendo com que o calcâneo se projete para dentro.	Para correção, deve-se trabalhar os músculos extensor dos dedos e peroneiro anterior	Andar no bordo interno do pé
Pé abduto	Pés voltados para fora da linha do corpo.		Andar com os pés voltados para dentro da linha média do corpo
Pé equino	Causado pelo encurtamento do tendão de Aquiles.	Somente possível por meio de cirurgia	
Pé calcâneo	Causado pelo encurtamento do tendão do músculo tibial anterior.	Somente por meio de cirurgia	

BIBLIOGRAFIA CONSULTADA

Amadio AC (Coord.). *Fundamentos Biomecânicos para a Análise do Movimento Humano.* São Paulo: Laboratório de Biomecânica/EEFUSP; 1996.

Barrôco R, Caio N, Alfonso AN. Pé plano adquirido por disfunção do tibial posterior: resultados cirúrgicos. *Revista Brasileira de Ortopedia.* 2002 Jun;37(6).

Daniel L, Worthingham C. Análise e avaliação do alinhamento corporal. In: Daniel L, Worthingham C. *Exercícios terapêuticos para alinhamento e função corporal.* 2. ed. São Paulo: Manole; 1983. p. 1-36.

Dutton M. *Fisioterapia ortopédica: exame, avaliação e intervenção.* 2. ed. Porto Alegre: Artmed; 2010.

Hamill J, Knutzen KM. *Bases biomecânicas do movimento humano.* São Paulo: Manole; 1999.

Hebert S, Xavier R. *Ortopedia e traumatologia:* princípios e prática. 4. ed. Porto Alegre: Artmed; 2009.

Hoppenfeld S. *Propedêutica ortopédica: coluna e extremidades.* Rio de Janeiro: Atheneu; 2001.

Kapandji AI. Fisiologia articular. 5. ed. São Paulo: Panamericana; 2000.

Kendall FP, MCcreary EK, Provance PG. Postura: alinhamento e equilíbrio muscular. In: Kendall FP, McCreary EK, Provance PG. *Músculos:* provas e funções. 4. ed. São Paulo: Manole; 1995. p. 69-118.

Kisner C, Colby LA. *Exercícios terapêuticos: fundamentos e técnicas.* 5. ed. São Paulo: Manole; 2009.

Lamotte ACS, Figueiredo F. Contribuições da musculação na postura em portadores de escoliose estrutural. *Rev Bras Ativ Fís Saúde.* 2005 Maio-Ago;10(2).

Lee KM, Chung CY, Park MS, Lee SH, Cho JH, Choi IH. Reliability and validity of radiographic measurements in hindfoot varus and valgus. *J Bone Joint Surg Am.* 2010 Out;92(13):2319-27.

Magee DJ. *Avaliação musculoesquelética.* 5. ed. São Paulo: Manole; 2010.

Moffat M, Vickery S. *Manual de manutenção e reeducação postural: da American Physical Therapy Association.* Porto Alegre: Artmed; 2002.

Netter FH. *Atlas de anatomia humana.* 4. ed. Rio de Janeiro: Elsevier; 2008.

O'Sullivan SB, Schmitz TJ. *Fisioterapia: avaliação e tratamento.* 4. ed. São Paulo: Manole; 2004.

Rodrigues S, Montebelo MIL, Teodori RM. Distribuição da força plantar o oscilação do centro de pressão peso e posicionamento do material escolar. *Rev Bras Fisioter.* 2008 Jan/Fev São Carlos;12(1):43-8.

Sharma L, Song J, Dunlop D, Felson D, Lewis CE, Segal N et al. Varus and valgus alignment and incident and progressive knee osteoarthritis. *Ann Rheum Dis.* 2010 Nov;69(11):1940-5.

Souchard PE. *RPG: fundamentos da reeducação postural global – princípios e originalidade.* São Paulo: É Realizações; 2005. 71 p.

Tosato JP, Caria PHF. Avaliação da atividade muscular na escoliose. *Rev Bras Crescimento Desenvolvimento Hum.* 2009;19(1):98-102.

CAPÍTULO 17

Audição
avaliação e programa de exercícios

RENATA COELHO SCHARLACH
ALEXANDRE ARANTE UBILLA VIEIRA

INTRODUÇÃO

A possibilidade de comunicação por meio da fala é inerente ao ser humano. Pelo código oral, ele é introduzido na sociedade e, a partir desta, têm facilitados os múltiplos contextos de interação social que compõem o universo de apreensão do universo simbólico e cultural. Assim, o ser humano desenvolve-se e compartilha seus pensamentos, ideias, conhecimentos – em essência, representa atuar como agente transmissor e receptor de cultura.

É possível caracterizar que um problema auditivo é a perda parcial ou total da capacidade de conduzir ou perceber sinais sonoros. A audição possibilita a recepção dos estímulos sonoros. Uma boa parte do que se conhece chega por via auditiva, proporcionando a informação do meio ambiente e orientando para uma atuação independente.

Deve-se destacar que, para que haja aquisição, desenvolvimento e manutenção adequados da fala, é imprescindível que o sentido da audição esteja presente, pois este, além de sustentar os pilares básicos do processo de comunicação, tem função importantíssima como mecanismo de alerta e defesa contra o perigo, com possibilidade de localizar a distância fontes sonoras de possíveis ameaças à vida, o que dá ao indivíduo maior segurança (Russo, 1999).

No presente capítulo, pretende-se introduzir o leitor nas especificidades deste sentido tão nobre aos seres humanos, qual seja a audição. Para cumprir esse mister sem qualquer pretensão de esgotar o assunto ou torná-lo monótono, abordar-se-ão os elementos atinentes ao desenvolvimento da audição, desde as primeiras avaliações preventivas e diagnósticas, passando por seus estágios de desenvolvimento e problemas até as múltiplas possibilidades de intervenção (tratamento), assim como um programa destinado a pessoas com deficiência auditiva, relacionado às aulas de educação, educação física e à postura de um profissional frente a uma pessoa com problemas auditivos.

DESENVOLVIMENTO DA AUDIÇÃO

Se se considerar o desenvolvimento embrionário do sistema auditivo, observar-se-á a mesma sequência do desenvolvimento filogenético, ou seja, a ordem do tempo de aparecimento das estruturas das orelhas externa, média e interna durante o período embrionário é a mesma do surgimento dessas estruturas no desenvolvimento filogenético – isto é, o desenvolvimento da audição por meio dos tempos, nas inúmeras espécies que antecederam o ser humano.

Desenvolvimento filogenético do sistema auditivo

Na evolução dos vertebrados, os peixes apresentam apenas a orelha interna, estrutura repleta de líquido, que estava, no início da evolução desta espécie, muito mais voltada para o sentido do equilíbrio do que da audição propriamente dita. A partir de determinado momento, esses vertebrados passaram a apresentar na orelha interna um receptor auditivo, denominado lagena (Peck, 1994), o precursor da cóclea (órgão sensorial auditivo dos homens). Nos peixes, as orelhas média e externa não se fazem necessárias, uma vez que o som é transmitido pelo meio líquido. Segundo Peck (1994), com a evolução dos peixes, há o surgimento dos primeiros anfíbios e a saída dos animais para o meio terrestre. Dessa forma, houve a necessidade de uma adaptação do sistema auditivo à nova forma de propagação do som, que passou a se dar pelo meio aéreo. No entanto, os primeiros anfíbios, assim como os peixes, apresentavam apenas a orelha interna, repleta de líquido. Assim, o som, ao se propagar pelo meio aéreo, enfrentava uma forte oposição à sua passagem para a orelha interna. Nesse sentido, esses animais procuravam ouvir por vibrações conduzidas à orelha interna pela mandíbula, apresentando uma perda auditiva decorrente da dificuldade de condução do som (perda auditiva condutiva). Para se adequar às novas condições, surgiu a orelha média, com o intuito de compensar a perda auditiva gerada pela diferença de impedância dos meios (líquido e aéreo). Além disso, a evolução mostrou que era melhor ouvir por via aérea do que por via óssea (por vibração), pois o possibilitaria ser um sensor a distância, fora do campo visual para obter alimentos e prever perigos. Nesta espécie, a orelha média é formada, diferentemente dos seres humanos, por apenas um ossículo, conhecido como columela. Este faz a transmissão da vibração sonora do meio aéreo para o meio líquido da orelha interna. Também já se observa na orelha média a presença da membrana timpânica (Peck, 1994).

Com o surgimento dos répteis, observa-se a presença da columela já bem desenvolvida. Nesta espécie, nota-se também a comunicação da orelha média com a faringe por meio de uma estreita tuba auditiva. Na orelha interna, o órgão sensorial da audição já é mais desenvolvido (Peck, 1994).

Nos mamíferos, a orelha interna foi aumentando de tamanho, por conta da elevação do número de células sensoriais, e se aperfeiçoando. Nesta espécie, diferentemente dos anfíbios e répteis, na orelha média há a presença de três ossículos (martelo, bigorna e estribo) (Figura 17.1).

Externamente, a orelha externa apresenta o pavilhão auricular para captar as ondas sonoras, podendo se movimentar e se direcionar para a fonte. No entanto, no homem, só há vestígios da última função. Nos mamíferos aquáticos, geralmente, não há pavilhão ou está presente em tamanho reduzido, possivelmente, em virtude de uma atrofia sofrida no ambiente aquático (Peck, 1994). Com a evolução das espécies, a orelha interna foi se aperfeiçoando e o seu órgão sensorial aumentando de tamanho e ficando cada vez mais sensível a uma maior faixa de frequências sonoras (Figura 17.2). A faixa de audição do homem é de 20 a 20.000 Hz, enquanto outros mamíferos têm faixas mais extensas. No gato, por exemplo, a faixa de audibilidade varia de 10 Hz a 60 kHz; nos cães, de 15 Hz a 50 kHz. Já os morcegos e golfinhos apresentam uma faixa bem mais extensa, de 10 kHz a 120 kHz e de 10 kHz a 240 kHz, respectivamente (Russo, 1999).

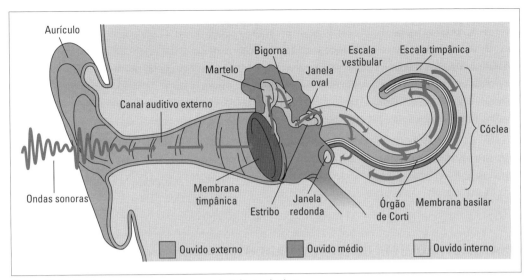

Figura 17.1 Orelha interna com presença de três ossículos.

Fonte: Adaptada de www.revistaescola.abril.com.br.

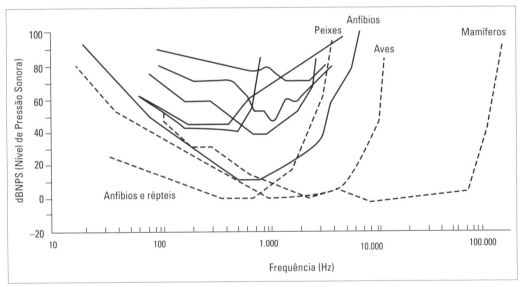

Figura 17.2 Faixa de frequência da audição das diferentes espécies.

Fonte: Adaptada de Peck, 1994.

Desenvolvimento embrionário

Como dito anteriormente, dentro do desenvolvimento embrionário, a ordem de aparecimento das estruturas do sistema auditivo é a mesma do desenvolvimento filogenético, ou seja, primeiro dá-se início à formação da orelha interna por volta da 3ª semana de gestação; depois, a orelha média por volta da 4ª semana; e, por fim, a orelha externa na 5ª semana (Peck, 1994). As estruturas da orelha interna têm origem a partir do tecido ectodérmico do embrião, próximo à região de formação do tubo neural. Já a orelha média desenvolve-se a partir do endoderma e mesoderma, e a orelha externa também se origina do ectoderma, mas na região do 1º e do 2º arcos branquiais (Peck, 1994). O desenvolvimento embrionário tem implicações para algumas alterações auditivas. Uma vez que as três partes citadas têm origem de tecidos embrionários diferentes, a alteração em uma parte não significa que as outras também serão comprometidas. Contudo, como esses tecidos estão muito próximos, é possível que múltiplas malformações ocorram. Alterações da orelha externa e média concomitantes são mais comuns que as de orelha interna e orelha externa ou média, pois as estruturas se originam de regiões próximas aos arcos branquiais.

Ressalta-se que o momento no qual o desenvolvimento embrionário é afetado influenciará na extensão da alteração. Quanto mais precoce, mais extensa será a alteração. Se o problema ocorrer no primeiro mês de gestação, provavelmente ter-se-ão apenas rudimentos das orelhas externa, média e interna. Se o problema ocorrer depois do 6º mês de gestação, provavelmente será pequeno o impacto nessas estruturas (Peck, 1994).

ANATOMOFISIOLOGIA DO SISTEMA AUDITIVO

As estruturas relacionadas com a audição e o equilíbrio são a orelha externa, a média e a interna, que se localizam no osso temporal (Figura 17.3). Salienta-se que a orelha interna, mais especificamente, encontra-se na parte petrosa do osso temporal, também conhecida como rochedo.

A orelha externa é formada pela orelha, propriamente dita, e pelo meato acústico externo. A orelha (pavilhão auricular) é uma estrutura formada por cartilagem elástica e está recoberta pela cútis (pele). Situa-se na região lateral da cabeça; mede, em média, 60 a 65 mm de altura e por volta de 25 a 35 mm de largura e forma um ângulo de aproximadamente 30° em relação à superfície lateral da cabeça. Apresenta uma face anterolateral com uma concavidade irregular e com saliências e depressões. Na parte inferior, há o lóbulo da orelha, que é desprovido de cartilagem, sendo formado apenas por tecido adiposo recoberto por pele. Essa estrutura é recoberta por pelos e glândulas sebáceas (Bonaldi e colaboradores, 2004).

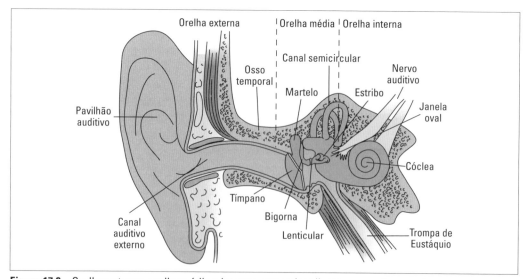

Figura 17.3 Orelha externa, orelha média e interna, que se localizam no osso temporal.

Fonte: Adaptada de www.osfundamentosdafisica.blogspot.com.

Ainda na orelha externa, há a presença do meato acústico externo, o qual se une pela sua porção cartilagínea ao pavilhão auricular. O meato acústico externo consiste em um tubo fechado que mede aproximadamente, no adulto, 28 mm. Sua forma é elíptica, apresentando maior diâmetro no sentido vertical e praticamente circular próximo à região da membrana timpânica (anel timpânico). O meato apresenta um formato em "S", sendo dividido em um terço cartilaginoso (terço lateral) e dois terços ósseos (terços mediais), totalmente revestidos por pele (Bonaldi e colaboradores, 2003, 2004).

A parede óssea dos dois terços mediais pertence às partes timpânica e escamosa do osso temporal. Essa região mede por volta de 16 mm e é mais estreita que o terço lateral do meato acústico externo. Já o terço lateral mede, aproximadamente, 8 mm no comprimento e o seu diâmetro pode variar em razão da movimentação da mandíbula. Sua parede é cartilagínea e é contínua à da orelha; um tecido fibroso faz a fixação desta parte lateral do meato com a parte óssea dele. A parte cartilagínea é revestida por pele, que apresenta como anexos folículos pilosos, glândulas sebáceas e glândulas ceruminosas, os quais secretam o cerume. Com os pelos, este cerume tem a função de proteger, uma vez que previnem a entrada de insetos, corpos estranhos e protegem a pele do meato acústico externo da ação da água que fica presa em seu espaço (Bonaldi e colaboradores, 2003, 2004).

A pele que reveste o meato acústico externo é uma extensão da pele da orelha e da superfície externa da membrana timpânica. A pele é fina e muito aderida à cartilagem e ao osso, por isso inflamações nessa região são muito dolorosas. Do ponto de vista funcional, a orelha externa protege a membrana timpânica contra danos mecânicos, captando e conduzindo a onda sonora em direção a esta. Além disso, a orelha externa, com seus acidentes estruturais, somada à presença da cabeça no campo sonoro, tem papel importante no processo de localização sonora, pois gera um efeito na intensidade sonora que atinge a membrana timpânica. O pavilhão auricular e o meato acústico externo também têm ação na amplificação de determinadas frequências sonoras (Bonaldi e colaboradores, 2004), podendo levar a uma amplificação de 10 a 15 dB, nos indivíduos adultos, das ondas sonoras na faixa de 2.000 e 3.000 Hz (Russo, 1999).

A orelha média é formada pela cavidade timpânica. Trata-se de uma cavidade preenchida por ar que se encontra no osso temporal. Dentro dela, há três ossículos (martelo, bigorna e estribo), articulações, ligamentos e músculos. Além disso, a estrutura é revestida por uma túnica mucosa. Os dois músculos presentes, o tensor do tímpano e o estapédio, têm a função de proteger a orelha interna contra sons de forte intensidade ao reduzirem a movimentação do sistema tímpano-ossicular. Essa proteção ocorre por meio de uma ação reflexa de contração desses músculos e depende da intensidade e da frequência do estímulo sonoro. Além de proteger a orelha interna de sons intensos, a orelha média faz o acoplamento de impedâncias, uma vez que une meios de densidades diferentes (ar e líquido), garantindo que haja uma transmissão máxima da vibração e uma reflexão mínima. Isso ocorre pelos seguintes mecanismos de amplificação: efeito de área; efeito de alavanca; e força catenária. Ademais, há o mecanismo de inversão de fases dos sons que atingem a janela oval e redonda (Bonaldi e colaboradores, 2003, 2004).

A orelha média é limitada lateral e medialmente pela membrana timpânica e pela parede lateral da orelha interna, respectivamente. De modo anterior, comunica-se com a parede nasal da faringe por meio da tuba auditiva. Posteriormente, por meio do ádito ao antro mastóideo, a cavidade timpânica se comunica com as células da mastoide.

A membrana timpânica também faz parte da orelha média. Ela separa a orelha externa da média. Apresenta uma superfície de 80 mm², 10 mm de diâmetro e 0,1 mm de espessura, com aparência circular. É formada por três camadas que têm origens embrionárias diferentes: a camada externa da mem-

CAPÍTULO 17 | **AUDIÇÃO** **259**

brana timpânica é formada por pele de origem ectodérmica; a camada intermediária fibrosa tem origem mesodérmica; enquanto a camada interna, a túnica mucosa, tem origem endodérmica (Bonaldi e colaboradores, 2003, 2004)

A orelha interna, formada por cavidades preenchidas por líquido e por estruturas membranosas, está dividida em duas partes: 1) o labirinto anterior ou cóclea, responsável pelo sentido da audição; e 2) o labirinto posterior formado pelo vestíbulo e por canais semicirculares relacionados com o equilíbrio corporal (Caldas Neto, 2005). A cóclea humana é uma estrutura helicoidal que apresenta duas voltas e meia. O ducto coclear é uma estrutura membranosa localizada no interior da cóclea e apresenta o mesmo formato helicoidal da cóclea. No interior do ducto coclear, encontra-se o órgão de Corti, o órgão sensorial da audição. Ele é responsável pela transdução do estímulo sonoro em impulsos elétricos que serão enviados ao nervo vestibulococlear. Esses impulsos nervosos serão, então, enviados até o córtex auditivo para que a mensagem sonora possa ser interpretada. De maneira simplificada, o som, ao se propagar, é captado pela orelha externa que o canaliza até a membrana timpânica. Esta, ao ser estimulada pela onda sonora, transmite a vibração para os três ossículos que formam a cadeia ossicular (martelo, bigorna e estribo). Ao vibrar, o estribo gera uma movimentação dos líquidos da orelha interna, que finalmente levarão essa estimulação às estruturas sensoriais do órgão de Corti, ou seja, às células ciliadas. Qualquer falha nesse processo pode repercutir em uma alteração da sensibilidade auditiva.

AVALIAÇÃO AUDITIVA

Atualmente, dispõe-se de diversos métodos subjetivos e objetivos para a avaliação da função auditiva, adequados a cada faixa etária, que possibilitam uma análise do funcionamento do sistema tanto em sua porção periférica quanto central. Frisa-se que a avaliação audiológica é realizada pelo profissional fonoaudiólogo.

Avaliação audiológica básica

Composta pela audiometria tonal liminar, pela logoaudiometria e pelas medidas de imitância acústica. Antes de executar os exames supracitados, é importante a realização de uma anamnese detalhada que fornecerá informações importantes ao fonoaudiólogo que, com os dados da avaliação audiológica, corroborarão para o diagnóstico audiológico. Além disso, esse procedimento propiciará um maior conhecimento sobre o paciente e auxiliará na escolha do melhor método para realização da avaliação audiológica. A anamnese fornece dados sobre outros sintomas associados, como presença de zumbido, tonturas rotatórias ou não, possíveis dificuldades para reconhecer a fala em diferentes ambientes, desconforto para sons intensos, otalgia e otorreia, bem como possibilita estabelecer qual a queixa e sua história pregressa e revela dados familiares para perdas auditivas, cirurgias otológicas anteriores, uso de medicações ototóxicas, histórico de exposição ocupacional ou recreativa em níveis de pressão sonora elevados, entre outras informações. A audiometria tonal liminar consiste em um exame realizado em cabina acústica no qual se buscam os limiares auditivos por vias aérea e óssea. Entende-se por limiar auditivo a menor intensidade na qual um indivíduo é capaz de detectar um estímulo sonoro em 50% das apresentações (Yantis, 1989). O interior das cabinas acústicas é constituído de material absorvente e seu exterior com material isolante com o objetivo de reduzir os ruídos externos e evitar reverberações em seu interior que possam mascarar a percepção dos estímulos sonoros, levando a diagnósticos inexatos. Para a realização desse teste, é necessário o uso de um audiômetro (Figura 17.4), aparelho eletroacústico capaz de produzir tons puros em diferentes intensidades e frequências. Na audiometria tonal liminar convencional, pesquisa-se, para cada orelha separadamente, o limiar auditivo por via aérea para as frequências sonoras de 250 Hz, 500 Hz, 1.000 Hz, 2.000 Hz, 3.000 Hz, 4.000 Hz, 6.000 Hz e 8.000 Hz. Essa pesquisa é realizada por meio do uso de fones supra-aurais. Já por via óssea, é feita, quando necessária, por meio do vibrador ósseo posicionado na mastoide do indivíduo, para as frequências de 500 Hz, 1.000 Hz, 2.000 Hz, 3.000 Hz e 4.000 Hz. O paciente é orientado a dar um sinal ao avaliador toda vez em que detectar o estímulo sonoro, por mais fraco que este esteja. Algumas das formas do modo como o paciente pode responder ao avaliador são: levantando a mão, apertando um botão, falando que ouviu (Figura 17.5). Os limiares auditivos são marcados em um gráfico conhecido como audiograma, que apresenta dimensões padronizadas (Figura 17.6).

Vale esclarecer que, por padronização internacional, os limiares por via aérea são assinalados no audiograma com os símbolos 0, na cor vermelha, e X, na cor azul, para as orelhas direita e esquerda, respectivamente. Já os limiares de via óssea são marcados no audiograma com os símbolos < e >, para a

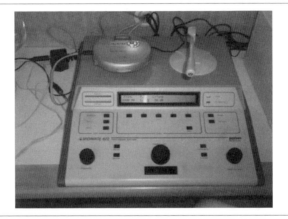

Figura 17.4 Audiômetro.

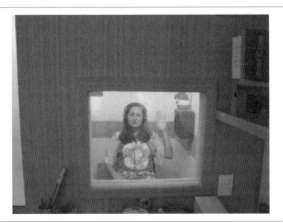

Figura 17.5 Cabina acústica.

orelha direita e esquerda respectivamente, respeitando-se as cores anteriormente citadas. Para os adultos, consideram-se limiares auditivos normais respostas até 25 dBNA (Silman e Silverman, 1991) e, para crianças, respostas até 15 dBNA (Northern e Downs, 1984) (Figura 17.7).

Por meio da audiometria, é possível aferir se a audição periférica encontra-se normal e pode quantificar as perdas auditivas e estabelecer o provável local da lesão (Frota, 2003). Na obtenção dos limiares auditivos por via aérea, o som, ao sair do fone de ouvido, percorrerá a orelha externa, estimulará a membrana timpânica – sistema tímpano-ossicular – e, por fim, a vibração do estribo incidirá sobre a janela oval; consequentemente, os líquidos e as células ciliadas da orelha interna serão estimulados. Já na obtenção dos limiares auditivos por via óssea, o estímulo atingirá diretamente a orelha interna por meio da estimulação do crânio com o vibrador ósseo. Da diferença dos limiares auditivos obtidos entre a pesquisa realizada por vias aérea e óssea obtém-se informações sobre o topodiagnóstico. De acordo com o local da lesão, as perdas auditivas podem ser caracterizadas em três tipos: condutiva; neurossensorial; e mista. Nas perdas condutivas, os limiares auditivos obtidos por via aérea estão alterados, ou seja, acima de 25 dBNA, e os limiares de via óssea normais (Figura 17.8). Nesses casos, diz-se que há um *gap* aéreo-ósseo, ou seja, uma diferença entre os limiares de via aérea e via óssea. Isso quer dizer que a alteração auditiva decorre de uma lesão na orelha externa e/ou média. Entre as doenças que podem levar a esse tipo perda auditiva, é possível citar a otite média secretora, a otite média aguda, a otosclerose, a disjunção da cadeia ossicular, a perfuração da membrana timpânica e o colabamento de meato acústico externo.

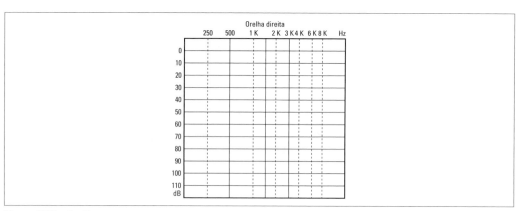

Figura 17.6 Audiograma.

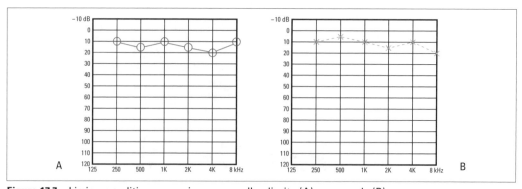

Figura 17.7 Limiares auditivos normais para a orelha direita (A) e esquerda (B).

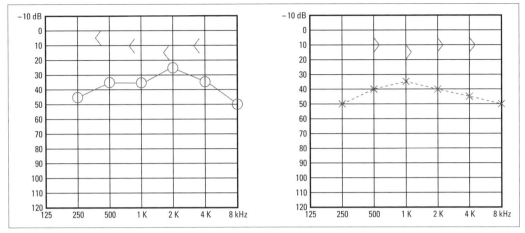

Figura 17.8 Perda auditiva condutiva.

Nas perdas auditivas do tipo neurossensorial, os limiares auditivos por via aérea encontrar-se-ão alterados, bem como os limiares por via óssea (Figura 17.9). Nesse tipo de perda auditiva, a alteração encontra-se na orelha interna ou no nervo auditivo (VIII – nervo vestibulococlear). Nas diferentes fases da vida, diversas são as doenças que podem levar a esse tipo de perda, como a meningite, a perda auditiva neurossensorial hereditária, a presbiacusia, a surdez por rubéola congênita, o trauma acústico, a perda auditiva induzida por ruído, o schwannoma vestibular, a ototoxicidade, a surdez súbita e os problemas auditivos de origem metabólica.

Já nas perdas auditivas do tipo misto, os limiares auditivos por vias aérea e óssea encontram-se alterados, mas há uma diferença entre os dois – ou seja, os limiares por via aérea encontram-se piores do que os de via óssea, revelando a presença de *gap* aéreo-ósseo (Figura 17.10). Normalmente, isso ocorre em virtude de doenças que inicialmente eram condutivas e, com a evolução, passaram a comprometer também a orelha interna, como é o caso da otosclerose e da otite média crônica ou otite média crônica colesteatomatosa.

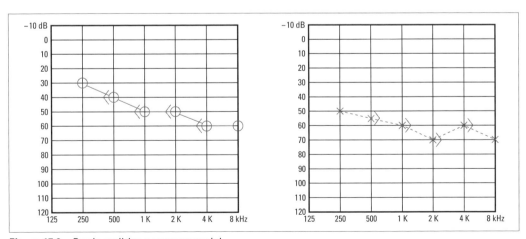

Figura 17.9 Perda auditiva neurossensorial.

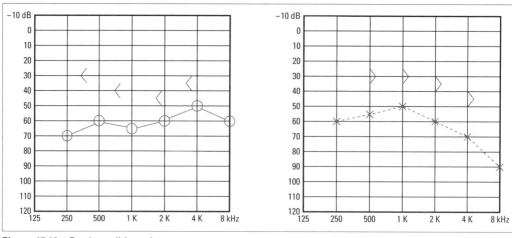

Figura 17.10 Perda auditiva mista.

Por meio da audiometria, é possível também caracterizar as perdas auditivas não só quanto ao tipo, mas também quanto ao grau. De acordo com Silman e Silverman (1991), as perdas auditivas são classificadas da seguinte maneira, considerando a média das frequências de 500, 1.000 e 2.000 Hz:

- **Audição normal:** limiares até 25 dbna.
- **Perda leve:** limiares auditivos entre 26 e 40 dbna.
- **Perda moderada:** limiares auditivos entre 41 e 55 dbna.
- **Perda moderadamente grave:** limiares auditivos entre 56 e 70 dbna.
- **Perda grave:** limiares auditivos entre 71 e 90 dbna.
- **Perda profunda:** limiares auditivos acima de 91 dBNA.

Outro teste realizado na avaliação audiológica básica é a logoaudiometria. Carhart (1951) a definiu como uma técnica na qual amostras padronizadas de fala são apresentadas por meio de um sistema calibrado (audiômetro) para medir determinado aspecto da habilidade auditiva. Essa avaliação é importante, pois auxilia na confirmação do local da lesão no sistema auditivo, isto é, contribui para o topodiagnóstico; auxilia na detecção de perdas auditivas funcionais ou não orgânicas e nos quadros de simulação de perda auditiva; fornece dados sobre a evolução do rendimento auditivo-social do indivíduo; possibilita a confirmação dos limiares tonais; e também auxilia na indicação da prótese auditiva (Katz, 1972).

Os testes de fala foram criados para avaliar a habilidade do indivíduo em ouvir e reconhecer a fala. Os limiares para tom puro representam a medida da sensitividade como uma função da frequência; já o limiar da fala é uma medida direta de como a perda da sensitividade prejudica a compreensão da fala.

Os testes utilizados na logoaudiometria são o SRT (*speech recognition threshold*), o LDV (limiar de detecção de voz) e o Teste de Reconhecimento de Fala (IPRF). O SRT é o menor nível de intensidade sonora no qual o ouvinte consegue identificar 50% de um sinal de fala simples, isto é, reconhecer e repetir, corretamente, 50% das palavras que lhe foram apresentadas (Russo e colaboradores, 2005). O principal objetivo desse teste é a confirmação dos limiares tonais obtidos na audiometria tonal liminar. O LDV (limiar de detecção de voz) ou SDT (*speech detection threshold*) é a menor intensidade na qual o indivíduo pode apenas perceber a presença de um sinal de fala em 50% das apresentações. O indivíduo não tem de identificar o material de fala, como no SRT, mas apenas indicar que está ciente da presença do som de fala (Frota e Sampaio, 2003).

O Teste de Reconhecimento de Fala avalia a habilidade do indivíduo para reconhecer a fala conversacional. Seus resultados são expressos em porcentagem de acertos na identificação de palavras. Neste teste, obtém-se o IPRF (Índice Percentual de Reconhecimento de Fala). O objetivo desse teste é auxiliar no topodiagnóstico, no processo de seleção da prótese auditiva e determinação do valor terapêutico de procedimentos, como leitura orofacial e treinamento auditivo. O último teste utilizado na avaliação audiológica básica é a medida de imitância acústica. Consiste em um teste objetivo, ou seja, que não depende da participação do indivíduo. É de fácil execução em adultos e crianças. É um teste rápido, não invasivo e oferece dados sobre o funcionamento do sistema tímpano-ossicular e o arco reflexo do músculo estapédio. Esse exame tem sido utilizado para identificar a presença de líquido na orelha média, avaliar a função da tuba auditiva e o funcionamento do nervo facial, colaborar para a predição dos achados audiométricos e a determinação da natureza da perda auditiva (Bess e Humes, 1998). São obtidas três medidas, a saber: timpanometria; imitância estática; e limiar do reflexo acústico. Na timpanometria, é avaliado como a imitância acústica (facilidade e oposição à passagem do som) na orelha média se modifica conforme a existência de uma variação de pressão de ar (de +200 a –400 daPa) no meato acústico externo. Nas diferentes doenças que podem afetar a orelha média, verificam-se diversos comportamentos do sistema tímpano ossicular, com obtenção de diferentes curvas timpanométricas (Bess e Humes, 1998). Na Figura 17.11, verifica-se uma curva timpanométrica de um sistema tímpano-osicular com mobilidade normal. Já se houver, por exemplo, uma orelha média rígida ocasionada pela fixação do estribo, obter-se-á provavelmente uma curva timpanométrica rebaixada, mostrando uma baixa admitância e, consequentemente, uma alta impedância.

Na imitância acústica, mede-se a facilidade com que um fluxo de energia acústica passa pelo sistema tímpano-ossicular (orelha média) até atingir a orelha interna. Essa medida normalmente é expressa em volume equivalente em centímetros cúbicos.

A última medida realizada nesse exame é a pesquisa do limiar do reflexo acústico. Nesse exame, busca-se a menor intensidade sonora necessária para que ocorra a contração do músculo na orelha média. Como já dito anteriormente, dentro da orelha média há dois músculos (estapédio e tensor do tímpano) que se contraem frente a sons de forte intensidade. Com essa contração, há um aumento na impedância do sistema tímpano ossicular temporário fazendo com que uma energia sonora maior seja refletida, estimulando de forma menos eficaz a orelha interna.

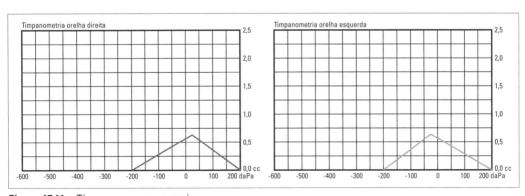

Figura 17.11   Timpanogramas normais.

Avaliação audiológica infantil

A forma convencional de realizar a avaliação audiológica, anteriormente apresentada, pode levar a algumas dificuldades ao se avaliar a população infantil. Sendo assim, para crianças entre 2 a 5 anos, utilizam-se técnicas de condicionamento lúdico para a obtenção dos limiares auditivos. Nesse tipo de avaliação, dispõem-se de diversos brinquedos, normalmente de encaixe, para que a criança insira uma peça no brinquedo ao detectar o estímulo sonoro. Isso torna a atividade mais lúdica, mais atrativa, menos cansativa e motiva a criança a executar as tarefas. Ressalta-se a importância do reforço positivo cada vez em que a criança executa a atividade de maneira correta (Figura 17.12).

Algumas crianças podem não aceitar a colocação dos fones de ouvido, situação em que a avaliação é realizada em campo livre, em uma sala tratada acusticamente – ou seja, o estímulo sonoro é apresentado por meio de dois alto-falantes posicionados a 1 m e a 45° e 315° azimute da criança. Quanto aos testes de fala, algumas crianças não repetem as palavras solicitadas pelo avaliador ou apresentam trocas articulatórias que dificultam a avaliação do reconhecimento de fala, prejudicando, assim, a avaliação. Nesses casos, os testes são realizados com apoio de figuras às quais as crianças têm que apontar ao serem solicitadas pelo profissional. Além disso, pode-se realizar a avaliação por meio do reconhecimento de ordens. Por exemplo, pede-se à criança que aponte determinada parte do corpo que ela previamente demonstrou reconhecer. Na população infantil com idade inferior a 2 anos, além dos exames objetivos, ou seja, testes que não dependem da resposta comportamental da criança, são utilizados métodos subjetivos. Estes são imprescindíveis para o diagnóstico audiológico nessa faixa etária e fornecem informações sobre o comportamento auditivo que os exames eletroacústicos e eletrofisiológicos não darão ao profissional. Entre os métodos subjetivos, há a observação das respostas comportamentais a estímulos sonoros. Essa avaliação parte do princípio de que um estímulo sonoro detectável produz uma modificação perceptível no comportamento da criança (Northern e Downs, 1991). É realizada por meio de sons não calibrados (instrumentos musicais – Figura 17.13) que variam em intensidade de 55 a 100 dBNPS (decibel em nível de pressão sonora) e que são apresentados no plano lateral da criança a uma distância de 20 cm do pavilhão auricular.

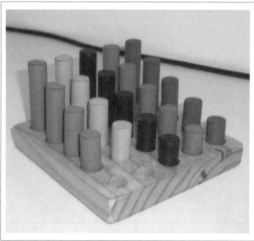
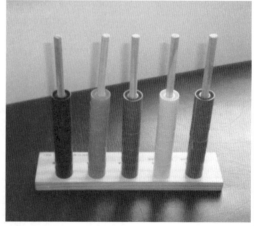

Figura 17.12 Brinquedos utilizados para a audiometria condicionada lúdica.

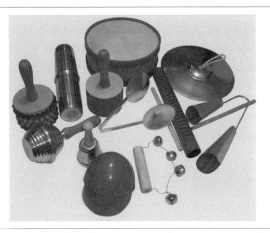

Figura 17.13 Instrumentos musicais utilizados na observação comportamental.

Para crianças acima de 6 meses de vida até os 2 anos, além da observação comportamental a estímulos sonoros, realiza-se a audiometria com reforço visual (ARV). Essa técnica, baseada em Suzuki e Ogiba (1961) e Lindén e Kankkunen (1969), parte do princípio do condicionamento estímulo-resposta-reforço visual. Nela, a criança fica sentada no colo da mãe e a avaliadora apresenta um estímulo sonoro no plano lateral, fora do campo visual da criança. Espera-se que esta, ao detectar o estímulo sonoro, olhe em direção a sua fonte. Quando a criança localiza corretamente a fonte sonora, o examinador apresenta um estímulo visual como reforço. Essa avaliação também deve ser realizada em um ambiente acusticamente tratado (Figura 17.14).

A última etapa da avaliação comportamental de crianças na faixa dos 6 aos 24 meses é a observação das respostas a estímulos verbais. Até os 9 meses, verifica-se a reação da criança para vozes familiares sem amplificação, sem fornecer pistas visuais. A partir dos 9 meses, pesquisa-se o reconhecimento a comandos verbais. Azevedo (1991) propõe a seguinte classificação para as respostas apresentadas: dos 9 aos 12 meses, é esperado o reconhecimento de ordens de nível I (joga beijo, dá tchau, bate palma); dos 12 aos 15 meses, ordens de nível II (cadê a chupeta?; cadê a mamãe?); e dos 15 aos 18 meses, ordens de nível III (cadê o cabelo?; cadê a mão?).

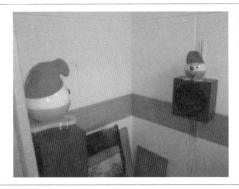
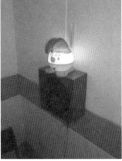

Figura 17.14 Sistema de campo livre utilizado na audiometria com reforço visual.

Para completar a avaliação dessa faixa etária, realiza-se também a imitanciometria, exame já apresentado. As perdas auditivas podem se instalar em momentos diversos da vida, assim como sua manifestação. Quanto ao momento em que a alteração auditiva ocorre, pode ser pré-natal, perinatal e pós-natal, sendo esta última pré ou pós-lingual, ou seja, antes ou depois do período de aquisição da fala e linguagem. Além disso, as alterações auditivas podem apresentar diferentes fases de manifestação. Assim, a perda auditiva pode ocorrer ainda intraútero, ou seja, ser congênita: por um problema adquirido, como quando um bebê nasce com problemas auditivos, pois sua mãe adquiriu rubéola durante a gestação; ou ser genética, quando uma criança nasce com dificuldades auditivas em decorrência de sua herança genética. Esta alteração pode ocorrer isoladamente, ou seja, a criança apresentar apenas a deficiência auditiva, ou associada a alguma outra alteração, como ocorre em algumas síndromes. Há também os comprometimentos auditivos que são adquiridos após o nascimento, que podem apresentar um início precoce ou tardio (na infância, na adolescência, no adulto e no idoso).

As alterações auditivas também podem classificadas em unilateral ou bilateral, simétrica ou assimétrica, reversível ou irreversível, progressiva, súbita, flutuante, entre outras. Todas estas caracterizações da perda auditiva podem levar a diferentes comportamentos. Por exemplo, uma perda auditiva adquirida na fase adulta, progressiva e de grau leve acarretará em alterações da comunicação oral menos significativas ao ser comparada às alterações que poderão ocorrer em decorrência de uma perda auditiva congênita grave a profunda.

Avaliação auditiva objetiva: exames eletroacústicos e eletrofisiológicos

Atualmente, com o avanço da tecnologia voltada para equipamentos em saúde e o maior conhecimento sobre a fisiologia do sistema auditivo, com disposição de sofisticados exames que possibilitam complementar a avaliação audiológica básica, o diagnóstico é cada vez mais preciso e rápido desde a mais tenra idade. A maior parte desses métodos de avaliação é formada por exames objetivos, entre os quais se destacam as emissões otoacústicas, a eletrococleografia, o potencial evocado auditivo de tronco encefálico, o potencial de média latência, o potencial de longa latência e, mais recentemente, o potencial evocado auditivo de estado estável. As emissões otoacústicas têm se mostrado um importante instrumento para avaliação do sistema auditivo periférico (Azevedo, 2003) e foram, inicialmente, observadas e descritas por Kemp, em 1978, que as definiu como "uma liberação de energia sonora produzida na cóclea que se propaga pela orelha média até o meato acústico externo". Essa energia captada no meato acústico externo decorre do ruído gerado pelas células ciliadas externas ao se movimentarem durante sua estimulação.

Dessa forma, uma vez registrada essa resposta, isso traz informações ao profissional sobre o funcionamento coclear, mais especificamente das células ciliadas externas, mostrando a integridade do sistema auditivo periférico. Alterações de orelha externa, média e interna são suficientes para alterar a resposta desse exame. Por se tratar de um exame objetivo, rápido e não invasivo, é indicado também como método de triagem auditiva neonatal.

Os potencias evocados auditivos também são métodos objetivos de avaliação da audição e buscam uma resposta eletrofisiológica do sistema auditivo. Nesses testes, realiza-se o registro da atividade elétrica que ocorre desde a orelha interna até o córtex auditivo, sempre em resposta a um estímulo sonoro (Figueiredo e Castro Jr., 2003). A aplicação clínica desses potenciais está voltada desde a determinação da sensibilidade auditiva nos casos em que não é possível determinar o limiar auditivo por meio de métodos comportamentais (avaliação audiológica básica) até o diagnóstico e monitoramento de comprometimentos otológicos e neurológicos (Figueiredo e Castro Jr., 2003).

A eletrococleografia (ECoG) é um exame no qual são registrados eventos bioelétricos que acontecem na cóclea e no nervo auditivo até 5 ms após a apresentação do estímulo sonoro (clique). Nessa avaliação, são registrados três fenômenos elétricos, a saber: microfonismo coclear (MC); potencial de ação (PA); e potencial de somação (PS) (Souza e colaboradores, 2008). Nesses três potenciais evocados auditivos, as fontes geradoras predominantes são: no microfonismo coclear, as células ciliadas externas; no potencial de somação, as células ciliadas internas; e no potencial de ação, o disparo sincrônico dos neurônios aferentes primários, predominantemente na porção basal da cóclea (Souza e colaboradores, 2008). Entre suas indicações clínicas, destacam-se o diagnóstico da hidropsia labiríntica e o diagnóstico de neuropatia auditiva. Entre os vários potenciais evocados auditivos, o mais utilizado na prática clínica é o potencial evocado auditivo de tronco encefálico (PEATE), em virtude de sua reprodutibilidade e localização. Trata-se de um potencial de curta latência, ou seja, as respostas auditivas surgem até 10 a 12 ms após a apresentação do estímulo sonoro (Lima e Quintanilha, 2006). Nesse exame, realizam-se o registro e a análise da atividade eletrofisiológica do sistema auditivo até o tronco encefálico. Entre suas aplicações clínicas, destacam-se a estimativa do limiar auditivo eletrofisiológico e a avaliação de anormalidades neurológicas que podem ocorrer no nervo auditivo (VIII) e no tronco encefálico. Trata-se de um exame objetivo, não invasivo e que pode ser realizado com ou sem sedação (Figueiredo e Castro Jr., 2003).

Entre os potencias evocados auditivos de longa latência, aqueles que ocorrem de 80 a 750 ms após o disparo do estímulo acústico, o mais conhecido é o P300. Este é um potencial endógeno, ou seja, depende de uma demanda interna do indivíduo, por exemplo, a sua atenção. É gerado de maneira voluntária, ocorrendo durante a realização de uma tarefa específica por parte do indivíduo (Souza e colaboradores, 2008). Trata-se do único potencial eletrofisiológico que possibilita avaliar o substrato neurofisiológico de processos que ocorrem no córtex cerebral e que estão relacionados com a cognição, ou seja, a memória e a atenção auditivas. Esses processos são imprescindíveis ao processamento auditivo central (Souza e colaboradores, 2008). Esse potencial recebe este nome, pois a sua latência encontra-se por volta de 300 ms. Para que a resposta possa ser observada, é necessário que o paciente processe um tipo de sinal inesperado em nível cognitivo (Souza e colaboradores, 2008). Por exemplo, o paciente ouvirá dois estímulos sonoros, sendo um deles com maior frequência de apresentação e o outro mais raro. O paciente é instruído a contar o número de vezes que o estímulo raro foi apresentado, mostrando, assim, que está atento ao estímulo. Então, um potencial será registrado pelo equipamento, apresentando a latência para o surgimento da onda equivalente a esse potencial.

O P300 é indicado em casos de distúrbios da cognição relacionados a doenças neurológicas, distúrbios do processamento auditivo em crianças com distúrbios de aprendizagem ou em idosos com dificuldade de compreensão da fala em ambientes com competição sonora (Souza e colaboradores, 2008).

Atualmente, ao se falar de exames eletrofisiológicos, o potencial evocado auditivo de estado estável (PEAEE) vem se destacando na avaliação audiológica infantil, principalmente nos bebês, uma vez que é um método de avaliação objetivo, eficiente, confiável e mais rápido que o PEATE. Estudos mostram que seus resultados apresentam uma boa correlação com os resultados de avaliações comportamentais, possibilitando, dessa forma, a estimativa dos limiares auditivos com certa precisão (Duarte e colaboradores, 2008; Picton e colaboradores, 2009). Este exame permite a pesquisa do limiar auditivo nas duas orelhas ao mesmo tempo e para diferentes frequências, reduzindo em muito o tempo de exame (Souza e colaboradores, 2008). Assim como o PEATE, torna possível a avaliação da via auditiva até o tronco encefálico (Cone-Wesson, 2002).

DIAGNÓSTICO PRECOCE DAS ALTERAÇÕES AUDITIVAS

O tempo certo da origem da função auditiva ainda é especulativo, mas pode ser que o sistema neurossensorial esteja suficientemente maduro para permitir que se experiencie a sensação de som por volta do final do 6º mês ou início do 7º mês (Peck, 1994). Isso possibilita ao bebê, mesmo intraútero, ter experiências auditivas decorrentes de estimulações oriundas da própria voz da mãe e do seu ruído corpóreo, como o de respiração e mastigação. Já o sistema auditivo central ainda não se encontra pronto ao nascimento. Considerando que é durante o 1º ano de vida que ocorre o processo de maturação do sistema nervoso auditivo central (SNAC), o bebê dependerá, após o nascimento, de estímulos auditivos para que possa desenvolver, de maneira adequada, suas habilidades auditivas e de linguagem (Azevedo, 1995). Dessa forma, intercorrências nos períodos pré, peri e pós-natal interferem no desenvolvimento da função auditiva, podendo comprometer o processo de aquisição e desenvolvimento de fala e linguagem.

Com o desenvolvimento das ciências médicas e da tecnologia, cada vez mais bebês prematuros e de muito baixo peso conseguem sobreviver. No entanto, alguns podem apresentar, entre outros, comprometimento auditivo decorrente de intercorrências no período perinatal/neonatal. Em sua última publicação, o Joint Committee on Infant Hearing (2007) considerou crianças de risco para deficiência auditiva aquelas que apresentam os seguintes indicadores: infecção congênita (sífilis, toxoplasmose, rubéola, citomegalovírus e herpes); anomalias craniofaciais, incluindo as alterações morfológicas de pavilhão auricular e conduto auditivo externo; peso ao nascimento menor que 1.500 g; hiperbilirrubinemia em nível de exsanguinotransfusão; medicação ototóxica, utilizada ou não em associação aos diuréticos; meningite bacteriana; APGAR de 0 a 4 no 1º minuto ou 0 a 6 no 5º minuto; ventilação mecânica por um período maior que 5 dias; e permanência em unidade de terapia intensiva (UTI) por mais de 5 dias. Além destes, são considerados indicadores de risco relacionados à deficiência auditiva de início tardio: suspeita do cuidador em relação à audição ou atraso de linguagem; hereditariedade; distúrbios neurovegetativos; neuropatias sensório-motoras; infecções pós-natais; traumatismo craniano; e quimioterapia. No Brasil, Azevedo (1996) sugeriu também a inclusão, entre outros, dos seguintes indicadores de risco para a deficiência auditiva no período neonatal: alcoolismo/uso de drogas pelas mães; hemorragia ventricular; convulsões neonatais; tamanho ao nascimento PIG (pequeno para a idade gestacional); otites médias recorrentes/persistentes; e tempo de permanência em incubadora.

A detecção precoce de intercorrências e possíveis alterações auditivas são imprescindíveis para uma rápida intervenção, objetivando minimizar o dano à criança, proporcionando-lhe condições mais adequadas para o seu desenvolvimento de fala e linguagem. Outro aspecto a ser considerado é que, apesar dos fatores de risco supracitados, muitas vezes a causa da deficiência auditiva pode não ser identificada. Segundo dados da literatura, em aproximadamente 50% dos bebês que nascem com alterações auditivas a causa é idiopática. Por essa razão, preconiza-se a realização da Triagem Auditiva Neonatal Universal (TANU), na qual a realização dos testes auditivos ocorre em mais de 95% dos neonatos, preferencialmente antes da alta hospitalar, mesmo para aqueles que não apresentam um dos indicadores de risco (Baroch, 2003; Kennedy e McCann, 2004).

A TANU é a melhor forma de garantir a identificação precoce das alterações auditivas. O National Institute of Health (NIH), 1993, o Comitê Brasileiro sobre Perdas Auditivas na Infância (CBPAI), 1999, e o Joint Committee on Infant Hearing (JCIH), 2007, recomendam a realização da TANU para que o diagnóstico audiológico possa ser concluído até os 3 meses de idade, e que a intervenção (amplificação e estimulação) se inicie até os 6 meses de vida, objetivando um desenvolvimento de fala e linguagem mais próximo da normalidade.

EXERCÍCIOS FÍSICOS E SEUS BENEFÍCIOS NO TRATAMENTO DAS DOENÇAS

Se se comparar a incidência na deficiência auditiva em neonatos com outras doenças que podem ser diagnosticadas ao nascimento, como a fenilcetonúria (1:10.000), a anemia falciforme (2:10.000) e o hipotiroidismo congênito (2,5:10.000), verifica-se que a deficiência auditiva acomete um maior número de crianças, principalmente se forem levados em consideração os bebês nascidos na UTI neonatal (Granato e colaboradores, 1997; JCIH, 2000). A incidência de perda auditiva bilateral em neonatos saudáveis é em torno de 1 a 3:1.000 nascidos vivos normais e em cerca de 2 a 4% dos recém-nascidos em UTI neonatal (Comusa, 2000).

Um estudo com 519 crianças e adolescentes, em 2005, realizado na Universidade Federal de São Paulo evidenciou que as principais causas de deficiência auditiva encontradas nessa população foram: idiopática (36,6%); genética (13,6%), incluindo 4,0% de casos com ocorrência de consanguinidade; rubéola congênita (12,9%); causas perinatais (11,4%); meningite (10,6%); outras causas (14,9%) (Nóbrega e colaboradores, 2005).

Esses dados justificam a necessidade e a importância da implementação da triagem auditiva em todo o território nacional, inclusive com cobertura pelo Sistema Único de Saúde. Em 2010, por meio da Lei Nacional n. 12303/2010, a triagem auditiva neonatal universal tornou-se obrigatória em âmbito nacional.

Para a realização dessa triagem, dois métodos de avaliação da audição são utilizados. O exame de emissões otoacústicas (EOA), também chamado "teste da orelhinha", é simples, rápido e indolor, bem como já faz parte da rotina de muitas maternidades e não há necessidade de sedação do recém-nascido. Essas características fazem dele o exame de escolha para a triagem auditiva, recomendado antes mesmo da alta hospitalar pós-parto. Neste exame, uma pequena sonda de borracha é inserida no canal auditivo e sons de fraca intensidade são emitidos. Em instantes, obtém-se a resposta, analisada com auxílio de um computador. Se houver falha, uma nova avaliação deve ser realizada por meio do PEATE.

O protocolo recomendado pelo Comitê Multiprofissional em Saúde Auditiva (Comusa) (2010) para utilização na triagem auditiva neonatal universal é composto pelos exames de EOA e/ou PEATE. O Comitê também sugere a implantação de um programa de saúde auditiva neonatal que contemple ações de prevenção, diagnóstico e reabilitação da perda auditiva.

Em 2004, o Ministério da Saúde, por meio da Portaria GM n. 2.073, de 28/09/2004, instituiu a Política Nacional de Atenção à Saúde Auditiva, a qual prevê ações de saúde auditiva voltadas à atenção básica, média e de alta complexidade – ou seja, envolve ações de promoção, prevenção, diagnóstico e reabilitação dos distúrbios da audição. Entre as diretrizes desse programa, destacam-se o desenvolvimento de estratégias de promoção de qualidade de vida de pessoas com deficiência auditiva, a identificação de doenças e situações de risco que possam acarretar uma deficiência auditiva, estabelecer os critérios para a avaliação e o monitoramento dos serviços que realizam a reabilitação auditiva, promover a cobertura dos atendimentos aos indivíduos com deficiência auditiva e a educação continuada dos profissionais envolvidos com a política, levando a uma melhor qualidade dos atendimentos.

REABILITAÇÃO

Quando se pensa em reabilitação auditiva, deve-se considerar não apenas a realização da terapia fonoaudiológica, com seus diferentes objetivos e abordagens nas diferentes fases da vida, mas também o uso de sistemas de amplificação. Trata-se das próteses auditivas, implantes cocleares e sistema de FM (frequência modulada).

O uso de dispositivos de amplificação sonora tem como objetivo amplificar os sons de fraca intensidade para que se tornem audíveis ao deficiente auditivo, amplificar os sons de intensidade média (intensidade da fala) para que sejam percebidos de uma forma confortável e, se necessário, amplificar os sons intensos, mas que não sejam desconfortáveis. A prótese auditiva, também conhecida como AASI (aparelho de amplificação sonora individual), é um dispositivo eletrônico de amplificação dotado de três componentes básicos: microfone; amplificador; e receptor. O microfone é um transdutor que capta a energia sonora e a transforma em energia elétrica (corrente elétrica). O amplificador aumenta a intensidade do sinal e, por fim, o receptor transforma a energia elétrica novamente em onda sonora, mas agora amplificada. Para que possa funcionar, há a necessidade de uma fonte de energia que, neste caso, será fornecida pelo uso de uma pilha. Atualmente, a maioria das próteses auditivas apresenta tecnologia digital e poucos são os dispositivos com tecnologia analógica. O uso da tecnologia digital possibilitou um grande aprimoramento das próteses auditivas, propiciando ao paciente uma melhora na qualidade sonora, um processamento do sinal mais adequado ao seu tipo de lesão, maior número de recursos que procuram auxiliar o usuário no reconhecimento de fala, principalmente em situações adversas de comunicação, como na presença de ruído de fundo. Os modelos de próteses auditivas disponíveis no mercado atualmente são os retroauriculares, minirretroauriculares, intra-auriculares, intracanais e microcanais (Figura 17.15).

O modelo mais adequado a ser utilizado deve ser definido pelo fonoaudiólogo com o paciente. Questões referentes ao tipo e grau da perda auditiva, à configuração audiométrica, à etiologia da perda auditiva, à anatomia da orelha externa, à idade do paciente, à destreza manual, à acuidade visual, às necessidades auditivas, à estética, às preferências do paciente e à presença de outros comprometimentos

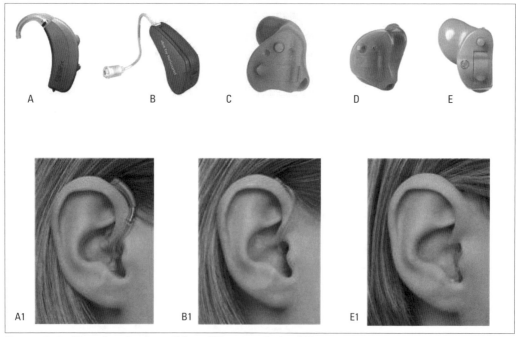

Figura 17.15 Tipos de próteses auditivas: (A) retroauticular; (B) retroauricular com adaptação aberta; (C) intra-auricular; (D) intracanal; (E) microcanal. Adaptação dos aparelhos na orelha do paciente: (A1) retroauricular; (B1) retroauricular com adaptação aberta; e (E1) microcanal.

Fonte: Imagens gentilmente cedidas pela GN Resound.

devem ser consideradas ao se determinar o tipo de prótese auditiva. Além disso, a escolha dos recursos tecnológicos presentes no dispositivo será determinada frente às características audiológicas do paciente e às suas necessidades auditivas. Nos dias atuais, têm-se próteses auditivas que podem ser adaptadas aos mais diversos graus de perda auditiva. Desde perdas de grau leve, moderado em frequências específicas até perdas mais acentuadas. É importante ressaltar que a prescrição do uso da amplificação cabe ao médico. Enfatiza-se que a adaptação da prótese auditiva é um processo contínuo que requer a participação do audiologista, do paciente e de seus familiares e/ou cuidadores. Não basta apenas adquiri-la. Leva-se um tempo para que os melhores ajustes sejam atingidos. Além disso, as sessões de acompanhamento e aconselhamento são importantes para a melhor adaptação do dispositivo de amplificação e o seu uso efetivo.

Para obter um resultado satisfatório com o uso da prótese auditiva, há a necessidade de uma reserva coclear suficiente para que as células ciliadas possam ser estimuladas pelo som amplificado, o que possibilita a percepção dos sons, principalmente dos sons de fala (Bento e colaboradores, 2004). O implante coclear (IC) é outro dispositivo de amplificação, mais novo, que nos últimos anos tem sido indicado como um sistema efetivo para a reabilitação de adultos ou crianças com deficiência auditiva neurossensorial de grau severo a profundo (Berro e colaboradores, 2008). Para Ceschin e Roslyng-Jensen (2002), o uso do IC é indicado aos pacientes que não se beneficiaram com o uso das próteses auditivas mais potentes, não sendo observada uma evolução terapêutica. O IC (Figura 17.16) é um dispositivo eletrônico, cuja parte de seus componentes é inserida cirurgicamente no ouvido do paciente, que capta a energia sonora do ambiente, transforma-a em energia elétrica e estimula eletricamente as fibras nervosas, transmitindo a informação para o nervo auditivo para que sejam interpretados no córtex auditivo (Berro e colaboradores, 2008). Enquanto a prótese auditiva amplifica a onda sonora, o IC emite impulsos elétricos que estimularão fibras nervosas remanescentes dispostas em diferentes regiões da cóclea, o que possibilitará ao usuário a detecção dos estímulos sonoros (www.implantecoclear.com.br)

O IC apresenta dois componentes: um externo e outro interno. O componente externo é formado por um microfone direcional, um processador de fala, uma antena transmissora e cabos. Ao captar o som, o microfone o transmite ao processador de fala, que, por sua vez, após codificar os sinais de fala, envia essas informações à antena transmissora, que, por fim, transmitirá a informação elétrica ao componente interno. Já o componente interno é composto pela antena interna, por um receptor estimulador

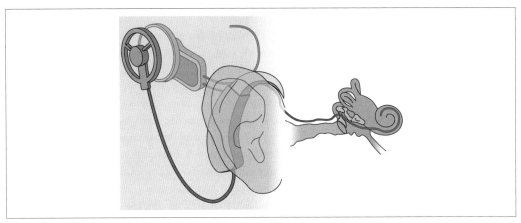

Figura 17.16 Implante coclear.

Fonte: Adaptada de http://www.implantecoclear.com.br.

e um cabo com múltiplos eletrodos que se encontra envolvido por um tubo de silicone (Bevilacqua e colaboradores, 2000). Ao receber as informações elétricas, o componente interno envia a informação para as fibras nervosas do VIII par (nervo vestibulococlear), que, por sua vez, gerará impulsos elétricos que serão conduzidos ao cérebro, permitindo ao usuário a detecção do estímulo sonoro, o seu reconhecimento e, por fim, a sua interpretação (Berro e colaboradores, 2008).

O sistema de FM pode ser utilizado por crianças ou adultos com alterações auditivas. Seu objetivo é melhorar a relação sinal/ruído para o seu usuário, ou seja, possibilitar uma melhor recepção dos sons de fala em situações acústicas desfavoráveis, deixando o sinal de fala mais intenso do que o ruído ambiental. Seu uso é indicado, por exemplo, para crianças deficientes auditivas em salas de aula. Para adultos, pode ser benéfico, por exemplo, em reuniões de trabalho com várias pessoas e com ruído de fundo, para melhorar o reconhecimento de fala, procurando garantir a efetividade da mensagem. No sistema de FM, o falante utiliza um microfone e, por meio de um transmissor de ondas de frequência modulada, o som chegará até o receptor do ouvinte sem sofrer a interferência da distância. Esse receptor pode, no caso do deficiente auditivo, ser acoplado à prótese auditiva ou ao IC (Berro e colaboradores, 2008).

Crianças com audição normal, mas com distúrbios do processamento, também podem se beneficiar do uso do sistema de FM, uma vez que pacientes pediátricos com essas alterações podem apresentar dificuldades de reconhecimento de fala em ambiente ruidoso (p. ex.: sala de aula). É muito importante que se esclareça que apenas o uso de um sistema de amplificação não será suficiente para garantir o adequado reconhecimento de fala, principalmente quando se trata de crianças com deficiência auditiva de graus mais severos e com a manifestação da perda ainda no período pré-lingual. Independentemente da idade, muitas podem ser as possibilidades de habilitação e reabilitação para o deficiente auditivo. No caso das crianças, o adequado acompanhamento fonoaudiológico, a participação efetiva da família e a escola são importantíssimos para o processo de habilitação e reabilitação auditiva e de aquisição e desenvolvimento de linguagem. Com a TANU e o diagnóstico cada vez mais precoce da deficiência auditiva, o profissional fonoaudiólogo tem recebido crianças cada vez menores para o atendimento. Para Bevilacqua e Fomigoni (2000), como essas crianças (0 a 5 anos) têm vida mais restrita ao contexto familiar, é muito importante o papel da família no processo de reabilitação e o modo como eles compreendem e aceitam o trabalho realizado com seus filhos. Um aspecto importante a ser considerado no processo terapêutico das crianças deficientes auditivas é a definição/escolha da forma de comunicação que será desenvolvida – oral, língua de sinais, comunicação total ou bilinguismo (língua de sinais e língua oral) (Ceschin e Roslyng-Jensen, 2002). Esta é uma decisão a ser tomada não só pelo terapeuta, mas em conjunto com a família da criança deficiente auditiva, devendo-se levar em consideração uma série de aspectos, como os audiológicos, educacionais e sociais. No adulto e no idoso deficiente auditivo, a reabilitação audiológica se dá de maneira diferente. Nesses pacientes, desenvolve-se um programa de orientação e aconselhamento. O objetivo da orientação é garantir que o paciente obtenha os benefícios desejados o quanto mais eficaz possível. Um programa de orientação efetivo pode reduzir a devolução das próteses auditivas pela metade; além disso, há uma forte correlação positiva entre o número de orientações e a satisfação do usuário de amplificação. As orientações dadas devem começar desde a primeira visita do paciente ao profissional. Principalmente nos casos de pacientes idosos, as orientações devem ser dadas oralmente e por escrito. Considerar a presença de um familiar também é importante para a eficácia do processo (American Academy of Audiology). Durante as orientações, o fonoaudiólogo deve oferecer informações relacionadas à prótese auditiva (características do aparelho, colocação e retirada, tamanho da bateria, cuidados e limpeza, conforto, microfonia, uso ao telefone, garantia). Além disso, é preciso orientar quanto à rotina de colocação, aos ajustes para os diferentes ambientes, ao uso da prótese nas duas orelhas ou em apenas uma, aos cuidados pós-adaptação e sobre as metas e expectativas frente ao uso da amplificação.

Nas sessões de aconselhamento e acompanhamento, o objetivo será prover ao paciente e seus acompanhantes a compreensão sobre os efeitos da deficiência auditiva e a implementação de estratégias para reduzir tal déficit. Os aspectos emocionais também devem ser abordados. Estas sessões podem ser realizadas individualmente ou em pequenos grupos.

De acordo com o documento proposto pela Academia Americana de Audiologia, um programa baseado no aconselhamento deve incluir a discussão a respeito de:

1. anatomia e fisiologia do sistema auditivo (básico);
2. significado do exame de audição;
3. problemas associados com a compreensão de fala no ruído;
4. comportamentos auditivos e de escuta apropriados e não apropriados;
5. estratégias de escuta;
6. controle do ambiente;
7. assertividade;
8. expectativas realistas;
9. como lidar com o estresse;
10. leitura oral facial (LOF) básica;
11. tecnologia assistiva (FM, amplificadores de telefone, despertadores);
12. estratégias de comunicação com o cônjuge/acompanhante e deste com o paciente.

PROGRAMA DE EXERCÍCIOS PARA PESSOAS COM DEFICIÊNCIA AUDITIVA

Educação inclusiva e a audição

A educação inclusiva é hoje um dos desejos de uma sociedade que ainda estigmatiza e discrimina seus deficientes. Maior dignidade, respeito e integração é o que a educação inclusiva brasileira poderá propiciar à sua sociedade. Seu maior desafio é transformar a mentalidade preconceituosa instalada, desencadeando um movimento coletivo capaz de, ao longo dos anos, pela ação de profissionais da educação, mudar esse quadro. Dessa forma, alterações e superações na educação física escolar e até mesmo em academias ou clubes serão necessárias, pois essa atividade era oferecida nas escolas para portadores de necessidades educativas especiais, como educação física especial ou adaptada. E, nas escolas para alunos "normais", como uma educação física referenciada na biologia e seletividade. Agora, com a nova Lei de Diretrizes e Bases da Educação Nacional, a educação física deverá ser oferecida de acordo com as necessidades do aluno, deficiente ou não, o que vem a alterar de forma sensível e significativa o olhar para essa população.

A partir dessa nova realidade, o texto a seguir será apresentado com a finalidade de levantar algumas questões relativas à *práxis* pedagógica da educação física escolar inclusiva, dialogando sobre as possíveis dificuldades que docentes e discentes podem apresentar neste novo panorama da educação inclusiva.

O professor de educação física deve desenvolver as potencialidades de seus alunos portadores de necessidades educativas especiais e não exclui-los das aulas, muitas vezes, sob o pretexto de preservá-los. A escola opta por dispensá-los da educação física por considerarem o professor despreparado para dar aula para esses alunos. Já esse profissional, por receio, pouca remuneração – achando que, para dar aula dentro da educação inclusiva, deve receber uma melhor remuneração – e achar que está sendo pago para dar aula para "alunos normais", e não para pessoas com necessidades especiais, muitas vezes deixa de lado seu real papel como um educador físico, beneficiando a todos os alunos o bem-estar físico e mental. A inclusão de deficientes auditivos no cenário nacional é um tema bastante complexo, em que a situação necessita ser analisada como um todo, a partir da realidade de cada meio. Para conseguir analisar a situação largamente, é necessário conhecer melhor o universo dos surdos, levando em consideração sua situação cotidiana de inclusão/exclusão no meio social de modo geral, e discutindo e repensando práticas e teorias com base em uma questão sociocultural (e não apenas audiológica), na qual o deficiente é um sujeito como uma língua natural, a Língua Brasileira de Sinais (Libras). Segundo Marisa Faermann Eizirik (2000), "na inclusão, o que está em jogo é a ruptura com o conceito estático do homem, de mundo, de conhecimento; é a necessidade de transpor experiências, de compartilhar caminhos, de compreender a complexidade e a diversidade através da abertura de canais para o diferente, o que não é meu, nem igual ao meu, mas por isso mesmo, merece respeito".

Atendimento educacional especializado para alunos com surdez

Pessoas com surdez enfrentam inúmeros problemas e dificuldades para participar da educação escolar, com vistas à perda da audição e, em consequência a este, à estrutura das propostas educacionais das escolas.

Diante desse problema, muitos alunos com problemas auditivos podem e muitas vezes são prejudicados pela ausência de estímulos adequados aos potenciais cognitivo, socioafetivo, linguístico e político-cultural e, assim, ter perdas que realmente podem prejudicá-los no desenvolvimento de sua aprendizagem.

Sobre os fatos expostos, quais seriam os processos curriculares e pedagógicos a serem modificados e/ou criados para atender a essa diferença, visto que, diante da Legislação Nacional, a escola é aberta para todos?

As polêmicas em torno da educação escolar para pessoas com surdez são inúmeras, sendo a proposta de educação escolar inclusiva ainda um desafio a ser alcançado.

A necessidade de se realizar a inclusão do aluno deficiente auditivo no âmbito educacional é de extrema importância e deve acontecer desde a educação infantil até a educação superior, para que ele possa, diante das inúmeras dificuldades existentes em sociedade, usufruir de seus direitos e deveres como cidadão, segundo os princípios constitucionais do país.

O "oralismo" realizado nas escolas comuns ou especiais visa à capacitação e à qualificação da pessoa com deficiência auditiva no sentido de que possa utilizar a linguagem da comunidade ouvinte na modalidade oral, como forma de possibilidade linguística, de modo que seja possível o uso da voz e da leitura labial, tanto na sua vida social como na instituição de ensino (Mazzotta, 2003).

O meio de comunicação mais propício é a língua de sinais (Libras), essencial para a realização do ensino-aprendizagem. É importante que o professor que ministra aulas em Libras seja qualificado para realizar o atendimento às exigências básicas do ensino por meio dessas comunicações, para não misturar Libras e Língua Portuguesa, duas línguas de estruturas diferentes, o que é chamado bimodalismo (Damázio, 2005).

Na escola regular ou comum, é necessário que se obtenham professores que realizem tal atendimento, com a exigência de que sejam formados para serem professor e terem pleno domínio da língua de sinais.

Não há dúvidas de que o atendimento educacional especializado em Libras fornece a base conceitual dessa língua e do conteúdo curricular estudado em sala de aula, o que favorece ao aluno com deficiência auditiva a compreensão desse conteúdo.

O atendimento nessa língua contribui enormemente para o avanço conceitual do aluno na classe comum.

O atendimento educacional especializado com o uso de Libras ensina e enriquece os conteúdos curriculares, promovendo a aprendizagem dos alunos com surdez na turma comum, mas é importante e indispensável que o ambiente educacional seja bilíngue, respeitando, dessa forma, a estrutura da Libras e da Língua Portuguesa; mas, para isso, necessita-se de uma organização metodológica e didática especializada.

Danças e deficientes auditivos

A dança é um grande desafio para o educador, principalmente quando não dispõe de recursos visuais ou de um palco de madeira com caixa amplificadora afixada sobre ele. Transmitir para os educandos movimentos corporais sem sentir o som torna-se uma atividade aparentemente fora de contexto e de mera movimentação e memorização, pois as referências rítmicas sentidas por meio da música servirão apenas de apoio para o desenvolvimento da coreografia por parte do educador e de fundo para a apresentação dela. Para o desenvolvimento dessa atividade de forma mais independente e autêntica para os educandos, é de extrema importância fazê-los experimentar as vibrações sonoras que se propagam pelo chão de madeira dos palcos e/ou o auxílio de luzes coloridas para que associem o movimento com a cor da luz; isso tornará essa atividade mais rica em movimentos contextualizados e com um maior significado educativo para os alunos.

Atuação do professor/educador

Existem, atualmente, muitas fontes de informação disponíveis (instituições, internet, livros, periódicos), mas, mais do que isso, é preciso que haja o reconhecimento do direito de todas as crianças de participar das aulas de educação física e demais atividades, escolares ou exercícios físicos externos.

Durante as instruções verbais, Tonello (1998) diz que: "[...] o professor deve suplementá-la [...] com a demonstração (modelo), videoteipe, filme ou fotografia da ação a ser aprendida". É preciso também que o professor dirija a atenção do aluno aos aspectos importantes da *performance* que observa.

Ainda segundo esse autor, deve-se alternar curtos períodos de prática com demonstrações, permitindo descanso enquanto nova informação é enfatizada a partir do modelo. A demonstração facilita a instrução, pois dizer simplesmente "faça isso" e, em seguida, demonstrar minimiza instruções complexas. Assim, o motivo principal do emprego da demonstração é a transmissão de informações acerca da meta a ser atingida na ação. A demonstração mostra particularidades úteis para a aprendizagem de uma habilidade, reduzindo, dessa forma, a incerteza sobre como deve ser realizada.

A educação física é fundamental na transposição das barreiras causadas pela deficiência auditiva, promovendo uma grande contribuição para a vida dessas pessoas pelo desenvolvimento nos níveis motor, perceptivo, sociocultural e cognitivo. As aulas do professor de educação física têm características diferenciadas, o que possibilita ao aluno maior liberdade, fazendo a espontaneidade e a criatividade virem à tona (Villela e Paula, 2010). Cabem à educação física dentro de sua área a educação física adaptada a promoção, o trabalho e a pesquisa com as pessoas portadoras de deficiência física, bem como contribuir em seu desenvolvimento e promover uma melhora na qualidade de vida; contudo, são poucas as produções científicas acadêmicas que abordam essa temática mesmo com tamanha necessidade.

Aulas dirigidas ao deficiente auditivo

Sinais visuais a cartelas coloridas ou bandeiras podem substituir comandos de voz; figuras podem indicar o movimento a ser feito; números podem evidenciar sequências de atividades, ou a repetição de uma atividade já realizada, ou o número da tarefa a ser executada, ou a quantidade de crianças que devem se agrupar. Na demonstração, o professor costuma ser o modelo, mas é possível solicitar que os próprios alunos o façam.

De acordo com o Instituto Nacional de Educação de Surdos, seguem algumas considerações referentes à comunicação, ao relacionamento e ao uso de próteses auditivas:

1. Com relação ao relacionamento:
   - Enxergar mais a criança que a deficiência.
   - Considerar as limitações, mas enfatizar as capacidades.
   - Estar informado sobre a etiologia, o local e a gravidade da deficiência auditiva.
   - Ser paciente e acolhedor, sem deixar de estabelecer limites.

2. Com relação à comunicação:
   - Falar de frente, em velocidade normal, quando a criança estiver olhando.
   - Usar frases curtas e simples, mas corretas.
   - Usar gestos, se necessário, e esforçar-se para entender os gestos das crianças.
   - Recorrer a outras formas de comunicação (desenho, escrita, mímica) sempre que for necessário.
   - Aprender libras.
   - Não misturar libras com português.

3. Com relação à prótese auditiva (quando houver):
   - Não mergulhar na água, nem molhar.
   - Não permitir o uso durante lutas ou acrobacias.
   - Incentivar o uso durante atividades rítmicas (exceto dentro d'água).
   - Se o molde estiver pequeno para a orelha da criança, retirar antes de qualquer atividade física.
   - Guardar os aparelhos em local seguro para que não se quebrem ou se misturem.
   - De acordo com Pedrinelli e Teixeira (1994), seguem algumas sugestões para o professor de educação física em relação aos exercícios e atitudes a serem realizados durante a aula: Manter-se de frente para o aluno quando estiver falando.
   - Usar todos os recursos possíveis para se comunicar, procurando certificar-se de que o aluno compreendeu a mensagem (no caso, o conhecimento da libras e de sua utilização).
   - Não mudar constantemente as regras de uma atividade.
   - Não demonstrar impaciência ao não entender o que o aluno diz.
   - Não articular exageradamente as palavras.
   - Substituir pistas sonoras por visuais, se necessário.
   - Enfocar o equilíbrio estático e dinâmico, a cinestesia, a coordenação motora, as noções espaço-temporais, o ritmo, o relaxamento e as atividades em grupo;
   - Adequar o número de participantes nas atividades em grupo (especialmente os exercícios de equilíbrio).
   - Utilizar recursos materiais para enriquecer a aula.

- Analisar os objetivos, sequenciado, seguindo uma evolução adequada, para facilitar o progresso do educando.
- Se necessário, ensinar a tarefa por partes para que, depois, o aluno possa realizá-la totalmente.
- Estimular a criatividade.
- Além disso, esse profissional deve apresentar: Coordenação dinâmica das mãos: conhecer os dedos e seus movimentos.
- Coordenação óculo-manual: conduções, lançamentos, lançamento/recepção e variações com diferentes materiais de jogos, como cartas de baralho, peteca, pingue-pongue, iô-iô, tênis de campo.
- Coordenação dinâmica geral: marcha e suas variações, corrida e suas variações, salto e suas variações.
- Exercícios de equilíbrio e suas variações.
- Controle segmentário dos membros superiores e inferiores: exercícios de contração e descontração, balanceios, rotações, variações de ritmos, intensidade, planos etc.
- Orientação espacial: exercícios de lateralidade e organização espacial.
- Estruturação espaço-temporal: noções de intensidade e tempo.
- Conhecimento do corpo/esquema corporal: envolve a mobilização do corpo, controle segmentário e lateralidade.

CONSIDERAÇÕES FINAIS

Como se pode observar durante este capítulo, a audição é um assunto bem extenso e diversificado. O objetivo aqui não foi esgotá-lo, mas oferecer um panorama aos profissionais de diferentes áreas sobre o desenvolvimento da audição, como este sentido pode ser avaliado frente às possíveis alterações, quais as intervenções passíveis de realização para reduzir as restrições de participação e as limitações de atividade advindas da deficiência auditiva.

Incluir alguém em um grupo é dar-lhe condições para que possa participar ativamente das ideias e atividades. Sabe-se que as escolas regulares ainda não estão suficientemente preparadas para receber e propiciar uma inclusão real das crianças com alterações auditivas, mas isso precisa mudar. Para tanto, é necessário que toda a comunidade escolar se abra para essa nova experiência, pois, com a troca, todos têm a ganhar.

As aulas de educação física podem ser momentos e espaços privilegiados para iniciar uma mudança de comportamento dentro da escola. O papel do professor em todo esse processo é primordial e deve ser assumido com responsabilidade.

Finalmente, acredita-se que a atividade física, quando realizada adequadamente, pode promover maior interação entre a pessoa deficiente auditiva e os colegas ouvintes, o que favorece sua comunicação e sua adaptação social.

BIBLIOGRAFIA CONSULTADA

Azevedo MF, Vilanova LC, Vieira RM. *Desenvolvimento auditivo de crianças normais e de alto risco.* São Paulo: Plexus; 1995. 222 p.

Azevedo MF. *Avaliação subjetiva da audição no primeiro ano de vida. Temas em desenvolvimento.* São Paulo 1991;1(3):11-4.

Azevedo MF. Emissões otoacústicas. In: Figueiredo MS. (Org.). *Conhecimentos essenciais para entender bem emissões otoacústicas e BERA*. São Paulo: Pulso; 2003. p. 35-83.

Azevedo MF. Programa de prevenção e identificação precoce dos distúrbios da audição. In: Schochat E. *Processamento auditivo*. São Paulo: Lovise; 1996. p. 75-105.

Baroch KA. Universal newborn hearing screening: fine-tuning process. *Curr Opin Otolaryngol Head Neck Surg*. 2002;11:424-7.

Bento RF, Brito Neto R, Castilho AM, Gómez VG, Giorgi SB, Guedes MC. Resultados auditivos com o implante coclear multicanal em pacientes submetidos a cirurgia no Hospital das Clínicas da Faculdade de Medicina da Universidade de São Paulo. *Rev Bras Otorrinolaringol*. São Paulo 2004 Set/Out;70(5):632-7.

Berro AG, Brazorotto JS, Oliveira KF, Godoy LAF, Buffa MJMB. Implante coclear (IC). *Manual de orientação para professores de crianças com deficiência auditiva – abordagem aurioral*. 2. ed. São Paulo: Santos Editora; 2008. p. 43-50.

Bess FH, Humes LE. *Medidas audiológicas. Fundamentos em audiologia*. 2. ed. Porto Alegre: Artmed; 1998. p. 109-54.

Bevilacqua MC, Formigoni GMP. *Família. Audiologia educacional:* uma opção terapêutica para a criança deficiente auditiva. 3. ed. Carapicuíba: Pró-Fono; 2000. p. 4-10.

Bonaldi LV, de Angelis MA, Ribeiro EC, Smith RL. Anatomia funcional do sistema vestibulococlear. In: Frota S. (Org.). *Fundamentos em fonoaudiologia: audiologia*. 2. ed. Rio de Janeiro: Guanabara Koogan; 2003. p. 1-17.

Bonaldi LV, de Angelis MA, Ribeiro EC, Smith RL. *Bases anatômicas da audição e do equilíbrio*. São Paulo: Santos Editora; 2004. 92 p.

Bonaldi LV, de Angelis MA, Ribeiro EC, Smith RL. Anatomia funcional do sistema vestibulococlear. In: Frota S. (Org.). *Fundamentos em fonoaudiologia:* audiologia. 2. ed. Rio de Janeiro: Guanabara Koogan; 2003. p. 1-17.

Brasil. Constituição da República Federativa do Brasil. Brasília: Imprensa Oficial; 1988.

Brasil. *Estatuto da Criança e do Adolescente no Brasil. Lei n. 8.069, de 13 de julho de 1990*. Ministério da Educação. Secretaria de Educação Especial. Política Nacional de Educação Especial. Brasília: MEC/SEESP; 1994.

Caldas Neto S. Anatomofisiologia da orelha. In: Menezes PL, Caldas Neto S, Motta MA. *Biofísica da audição*. São Paulo: Lovise; 2005. p. 87-104.

Carhart R. Basic principles of speech audiometry. Acta Otolaryngol. 1951;40:62-71. Ceschin THTC, Roslyng-Jensen AMA. *Estimulação auditiva:* uma lição de vida (guia de orientação familiar). São Paulo: Vetor; 2002. 49 p.

Comitê Brasileiro sobre Perdas Auditivas na Infância. Recomendação 01/99 do Comitê Brasileiro sobre perdas auditivas na infância. Conselho Federal de Fonoaudiologia. 2000;5:3-7.

Cone-Wesson B. Introduction to the special issue on the auditory steady-state response. *J Am Acad Audiol Reston*. 2002;13(4):115-22.

Damázio MFM. *Educação escolar inclusiva das pessoas com surdez na escola comum:* questões polêmicas e avanços contemporâneos. In: II Seminário Educação Inclusiva: Direito à Diversidade, 2005, Brasília. Anais... Brasília: MEC, SEESP; 2005. p. 108-21.

Duarte JL, Alvarenga KF, Garcia TM, Costa Filho OA, Lins OG. A resposta auditiva de estado estável na avaliação auditiva: aplicação clínica. Pró-Fono *Revista de Atualização Científica*. Carapicuíba 2008;20(2):105-10.

Eizirik MF. *Por que a diferença incomoda tanto?* Texto em artigo. Porto Alegre; 2000.

Figueiredo MS, Castro Jr NP. Potenciais evocados auditivos de tronco encefálico (ABR). In: Figueiredo MS (Org.). *Conhecimentos essenciais para entender bem Emissões Otoacústicas e BERA*. São Paulo: Pulso; 2003. p. 85-97.

Frota S. Avaliação básica da audição. *Fundamentos em fonoaudiologia:* audiologia. 2. ed. Rio de Janeiro: Guanabara Koogan; 2003. p. 41-60.

Frota S, Sampaio F. Logoaudiometria. In: Frota S. *Fundamentos em fonoaudiologia:* audiologia. 2. ed. Rio de Janeiro: Guanabara Koogan; 2003. p.62-75.

Gorgatti MG, Costa R. *Atividade física adaptada:* qualidade de vida para pessoas com necessidades especiais. São Paulo: Manole; 2008.

Granato L, Pinto CF, Ribeiro MQ. Perda auditiva de origem genética. In: Lopes-Filho O. *Tratado de fonoaudiologia*. São Paulo: Roca; 1997. p. 25-58.

Greguol M. Natação adaptada: em busca do movimento com autonomia. São Paulo: Manole; 2010. Implante coclear. Disponível em: <http://www.implantecoclear.com.br>. Acesso em: 20 mar 2011.

Katz J. *Handbook of clinical audiology*. Baltimore: The Williams & Wilkins; 1972.

Kemp DT. Stimulated acoustic emissions from within the human auditory system. *J Acoustic Soc Am*. 1978;64: 1386-91.

Kenna MA. Embryology amd developmental anatomy of the ear. In: Bluestone CD, Stool SE (Eds.). *Pediatric otolaryngology*. 2. ed. Philadelphia: WB Saunders. p. 77-87. Kennedy C, MCcann D. Universal neonatal hearing screening moving from evidence to practice. Arch Dis Child Fetal Neonatal. 2004;89:378-83.

Lima MAMT, Quintanilha RS. Potencial evocado auditivo de tronco encefálico – BERA. In: Frota S, Goldfeld M. *Enfoques em audiologia e surdez*. São Paulo: AM3 Artes; 2006. p. 73-86.

Lindén G, Kankkunen A. Visual reinforcement audiometry. Acta Otolaryngologica. 1969;67:281-92.

Mantoan MTE. A hora e a vez da educação inclusiva. Educação e família – *deficiências:* a diversidade faz parte da vida. São Paulo. 2003;1:42-5.

EXERCÍCIOS FÍSICOS E SEUS BENEFÍCIOS NO TRATAMENTO DAS DOENÇAS

Mazzotta MJS. *Educação especial no Brasil:* história e políticas públicas. 4. ed. São Paulo: Cortez; 2003.

Nahas M. *Atividade física, saúde e qualidade de vida.* Londrina: Midograf; 2001.

Nóbrega M, Weckx LLM, Juliano Y. Study of the hearing loss in children and adolscents, comparing the periods of 1990-1994 and 1994-2000. *Int J Pediatr Otorhinolaryngol.* 2005;69:829-38.

Northern JI, Downs MP. *Behavioral hearing testing of children.* Hearing in children. 4. ed. Baltimore: Williams & Wilkins; 1991.

Northern JI, Downs MP. *Hearing in children.* 3. ed. Baltimore: Williams & Wilkins; 1984. p. 89.

Peck JE. Development of hearing. Part I: Philogeny. Journal American Academy Audiology. *Reston* 1994;5:291-9.

Pedrinelli VJ, Teixeira LR, Ferreira S, Mattos E, Conde AJM. *Educação física e desporto para pessoas portadoras de deficiência.* Brasília: MEC-SEDES/SESI-DN; 1994.

Picton TW, van Roon P, John MS. *Multiple auditory steady-state responses (80-101 Hz):* effects of year, gender, handedness, intensity and modulation rate. Ear Hear. 2009;30(1):100-9.

Pitanga FJG. Epidemiologia, atividade física e saúde. *Revista Brasileira de Ciência e Movimento.* Brasília 2002; 3(10):49-54.

Russo ICP. *Bases físicas da audição.* Acústica e psicoacústica aplicadas à fonoaudiologia. 2. ed. rev. amp. São Paulo: Lovise; 1999. p. 189-202.

Russo ICP. *Dimensões da onda sonora.* Acústica e psicoacústica aplicadas à fonoaudiologia. 2. ed. rev. amp.São Paulo: Lovise; 1999. p. 55-61.

Russo ICP. *Distúrbios da audição:* a presbiacusia. Intervenção fonoaudiológica na terceira idade. São Paulo: Revinter; 1999. p. 51-82.

Russo ICP, Lopes LQ, Brunetto-Borgianni LM, Brasil LA. Logoaudiometria. In: Momensohn-Santos TM, Russo ICP (Orgs.). *Prática da audiologia clínica.* 5. ed. rev. amp. São Paulo: Cortez; 2005. p. 135-54.

Saba F. *Mexa-se:* atividade física, saúde e bem-estar. Takano Editora Gráfica; 2003. Silman S, Silverman CA. Auditory diagnosis. San Diego: Academic Press, Inc; 1991.

Souza LCA, Piza MRT, Alvarenga KF, Cóser PL. *Eletrococleografia.* Eletrofisiologia da audição e emissões otoacústicas: princípios e aplicações clínicas. São Paulo: Tecmedd; 2008. p. 31-47.

Suzuki T, Ogiba Y. Conditioned orientation reflex audiometry. *Arch Otolaryngol.* 1961;74:192-98.

Tonello MGM, Pellegrine AM. A utilização da demonstração para a aprendizagem de habilidades motoras em aulas de educação física. *Revista paulista de Educação Física.* São Paulo 1998; Jul/Dez;12(2):107-14.

Vieira AAU. *Como obter educação através do ensino:* uma análise sobre as diversas vertentes educacionais. São Paulo: Farol do Forte; 2010.

Villela P, Paula TF de. *Aprendizagem motora, conceitos e especificidades para a deficiência auditiva e surdez.* Efdeportes.com. Buenos Aires 2010 Set;148(15):1-2.

Yantis PA. Teste de condução aérea do tom puro. In: Katz J. *Tratado de audiologia clínica.* 3. ed. São Paulo: Manole; 1989. p. 97-108.

CAPÍTULO 18

Acidente vascular cerebral

EDNEI FERNANDO DOS SANTOS

INTRODUÇÃO

Os acidentes vasculares cerebrais (AVC) são considerados os grandes causadores das principais disfunções neurológicas que afetam a população adulta. Essa síndrome neurológica é responsável por aproximadamente 25% dos óbitos nos países desenvolvidos e, também, por grande parte das incapacidades físicas que atingem o público da terceira idade.

Trata-se de uma síndrome neurológica complexa que envolve anormalidades bruscas ao funcionamento do sistema encefálico decorrentes de interrupção do fluxo sanguíneo cerebral ou de hemorragia parenquimatosa ou subaracnóidea. Aproximadamente 85% dos AVC têm origem isquêmica e 15% decorrem de hemorragia cerebral. O AVC apresenta alto índice de prevalência no mundo atual, em virtude, principalmente, do estilo de vida moderno, marcado por estresse, sedentarismo, tabagismo, hiperlipidemia, entre outros, e merece atenção especial. O termo *brain attack* (ataque cerebral) tem sido utilizado com frequência nas literaturas mundiais para se referir ao AVC em virtude de sua instalação súbita e da necessidade de um diagnóstico precoce. As manifestações clínicas presentes no AVC envolvem comumente alterações motoras e sensitivas, prejudicando a função física.

Como a prática regular de atividade física tem sido associada à redução dos riscos de doenças cardiovasculares, com atenção especial ao AVC e ao infarto agudo do miocárdio, em que diversos estudos sugerem melhorias na qualidade de vida, redução de riscos cardíacos, tanto como medida preventiva como no pós-AVC.

A prática regular da atividade física moderada incluiu diversos fatores fisiológicos potenciais na prevenção e recuperação de AVC, com melhorias significativas de reperfusão, marcha, equilíbrio, redução de apoptose neural, reativação neurogênese, ativação de circuitos cerebrais, melhora de neuroplasticidade e redução da perda muscular funcional. Apesar dos efeitos positivos do exercício físico, diversos fatores ainda estão em estudos e são controversos. Este trabalho fornece uma abordagem atualizada sobre os principais aspectos que norteiam os parâmetros e metodologias de atuação, prevenção, recuperação e qualidade de vida por meio do exercício físico aos indivíduos com riscos e acometidos por AVC.

EPIDEMIOLOGIA

Atualmente, o AVC está entre as principais causas de morbimortalidade e perda de funcionalidade no mundo. Nos Estados Unidos, por exemplo, é a emergência clínica com maior frequência, com incidência em torno de 500 mil casos/ano. É uma doença neurológica ameaçadora, responsável por 20% das mortes cardiovasculares no mundo e ocupa o terceiro lugar entre as causas de morte em países desenvolvidos, perdendo somente para as doenças cardíacas e o câncer. No Brasil, o AVC é a principal causa de mortes. Além da grande mortalidade, tal condição clínica acarreta grande morbidade com repercussões de perda funcional, surgimento de dependência parcial ou completa e, consequentemente, elevados custos diretos e indiretos. É a principal causa de incapacidade em populações idosas. A cada minuto, nos Estados Unidos, uma pessoa apresenta AVC e, a cada 3,3 minutos, alguém entra em óbito, vitimado pelo AVC. Tem estatísticas de maior incidência entre as mulheres, em torno de duas vezes mais que o câncer de mama. Cerca de 50% das mortes decorrentes de AVC acontecem antes mesmo da chegada ao recurso hospitalar. Estimam-se gastos em torno de 20 bilhões de dólares/ano nos Estados Unidos.

FATORES DE RISCO

São considerados modificáveis e não modificáveis. Entre os fatores não modificáveis, a idade é a principal referência, pois tem forte relação com o processo natural de envelhecimento e com riscos de apresentar AVC. Estudos apontam que, a partir dos 60 anos de idade, o risco de AVC começa a se elevar, multiplicando-se a cada década.

Outros fatores não modificáveis são a hereditariedade, o sexo e a raça, sendo o sexo masculino e a raça negra os mais acometidos por AVC isquêmico.

Entre os fatores de risco modificáveis, a hipertensão arterial é o principal, acarretando aumento superior a três vezes na incidência de AVC. Há indícios fortes entre a relação direta de aumento de AVC com o aumento dos níveis sistólicos e diastólicos. Contudo, o controle da pressão arterial diminui em 42% o risco de AVC, com benefícios após 1 ano do tratamento. Sugere-se que, para maior eficácia dessa redução, sejam realizados programas que proporcionem controle da pressão arterial em vez de somente redução. As doenças cardíacas, principalmente arritmias, também são fatores de risco importante. O diabetes é também um fator de risco claramente definido, apresentando uma relação direta com o controle glicêmico. Tabagismo é outro fator de risco, elevando o risco relativo em 50%.

Entre outros fatores de risco, destacam-se o sedentarismo, o estresse, obesidade e o uso de anticoncepcional oral.

FISIOPATOLOGIA

A oclusão de artérias individuais resulta em déficits em regiões específicas do encéfalo: uma vez interrompida a circulação arterial, diversas alterações funcionais e estruturais acontecem, com o estabelecimento de uma "cascata isquêmica" complexa, resultando, em última estância, em morte neuronal.

A interrupção completa do fluxo sanguíneo cerebral provoca perda de consciência no período de 15 a 20 segundos e lesão irreversível do encéfalo após 10 minutos. Por sua vez, áreas vizinhas com perfusão parcial de sangue, podem se manter em funcionamento, mesmo que este seja anormal, mas potencialmente reversível. Essas áreas, chamadas de "penumbra" (aquelas regiões na margem da área isquêmica que sofreram lesões indiretas), são os principais alvos das terapêuticas atuais.

O mecanismo fisiopatológico de lesão está ligado à deficiência de energia causada por isquemia, como nos casos de aterosclerose e embolismo. Nesse evento, o AVC ocorre em virtude do dano celular e da deterioração das funções neurológicas, resultantes do influxo sanguíneo, chamado de AVC isquêmico.

No AVC hemorrágico, resulta em sangramento para o interior do espaço extravascular dentro do crânio ou para dentro do próprio tecido cerebral, em virtude de traumas, aneurisma vascular e hipertensão, o que também ocasionará isquemia por compreensão de vasos vizinhos.

QUADRO CLÍNICO

A Organização Mundial da Saúde (OMS) define o AVC como a instalação precoce dos sinais e sintomas clínicos de um distúrbio focal ou global das funções cerebrais, durando aproximadamente 24 horas ou até mais, ou resultando em morte sem qualquer causa aparente, não necessariamente de origem vascular.

Considera-se que existem várias síndromes neurológicas vasculares que possibilitam algum tipo de diagnóstico topográfico relativamente preciso, mas a definição correta da etiologia vascular e, ainda, a diferenciação entre um evento isquêmico e hemorrágico só é possível com estudos de imagem de crânio. Ainda que inespecíficos, alguns sinais clínicos indicam mais determinadas doenças. Entre eles, o modo de início é um dos mais indicativos. Déficit de instalação durante o sono sugere AVC isquêmico aterotrombótico, enquanto a instalação súbita, durante a vigília e máxima desde o início, usualmente ocorre no AVC isquêmico embólico. Perda transitória de consciência é mais comumente vista no AVC hemorrágico, bem como a presença de vômito e cefaleia intensa. Quanto à topografia, o acometimento de circulação anterior (carotídea) mais comumente resulta em déficits de linguagem, se ocorrer no hemisfério esquerdo (em geral, dominante para a linguagem), e déficits motores desproporcionais, acometendo de forma mais acentuada a face e o membro superior e, em menor intensidade, o membro inferior (hemiparesia desproporcional). Já o acometimento da circulação posterior (vertebrobasilar) mais comumente resulta de sintomas de equilíbrio (ataxia), déficits de nervos cranianos, disfagia, disartria, vômito e síndromes cruzadas, com déficits motores e de nervos cranianos contralaterais.

DIAGNÓSTICO

O exame neurológico, a propedêutica e os dados clínicos possibilitam o diagnóstico do AVC. A tomografia computadorizada de crânio, sem contraste, é o estudo por imagem mais utilizado na fase aguda, podendo evidenciar-se, dependendo do tempo de evolução, do tipo do AVC e do território envolvido, desde um exame normal até alterações do parênquima. No AVC isquêmico, é possível observar o apagamento de sulcos, a hipodensidade e, em alguns casos, imagens hiperdensas, correspondendo à transformação hemorrágica. É possível, ainda, identificar alterações do sistema ventricular e dos grandes vasos que podem apresentar calcificações e hiperdensidade, o que sugere oclusão. Atualmente, algumas técnicas adotadas auxiliam muito na decisão do tratamento, com sequências de difusão e perfusão que possibilitam melhor definir a área afetada e potencialmente recuperável. Vale destacar o seu elevado custo e sua inexistência em vários centros médicos.

CAPÍTULO 18 | **ACIDENTE VASCULAR CEREBRAL** 285

A partir do diagnóstico topográfico e da natureza do evento vascular cerebral, deve ser dado prosseguimento ao estudo preliminar com o objetivo de obter os parâmetros para o tratamento. É comum que, na fase aguda, sejam solicitados hemograma, plaquetas, coagulograma, glicemia, ureia, creatinina, eletrocardiografia e radiografia de tórax. No estudo preliminar da causa do AVC, geralmente se emprega o estudo das grandes artérias cervicais com ecodoppler de carótida e vertebrais e, em alguns casos, angiotomografia ou angiorressonância, angiografia cerebral, ecocardiografia, holter, entre outros.

PROGNÓSTICO

O prognóstico do AVC é bastante variável e depende do tipo, da área e do tamanho da lesão. Contudo, alguns fatores são considerados de mau prognóstico, como idade avançada, sexo masculino e raça negra. O AVC isquêmico é o que apresenta melhor prognóstico desde que a área comprometida não seja muito extensa. O AVC hemorrágico é considerado grave, e a hemorragia de meninges (subaracnóidea) é mais grave ainda, com risco elevado de morte mesmo quando o tratamento é rápido e adequado.

De forma geral, o prognóstico da linguagem se define em 6 meses, enquanto o motor entre o 1º e o 2º ano. Após esse intervalo, os déficits existentes são considerados sequelas do ocorrido. Aproximadamente 33% dos pacientes apresentarão recuperação completa, 33% déficits parciais que não comprometerão a independência e 23% ficarão completamente dependentes.

PRESCRIÇÃO DE EXERCÍCIOS FÍSICOS

O objetivo do programa de exercícios físicos é garantir que o participante pós-AVC mantenha periodicidade de exercícios por pelo menos 1 hora de duração com período mínimo de três vezes por semana.

Em um primeiro momento, sugere-se que o trabalho de exercícios com indivíduos que sobrevivem ao AVC seja dirigido ao processo de reabilitação, conduta esta adotada entre os primeiros 6 meses. A partir desse período, os programas são utilizados para aprimorar a mobilidade e a independência funcional, assim como para reduzir os riscos de doenças associadas.

Os exercícios de resistência têm como objetivo maximizar a recuperação, preservar e melhorar a aptidão física. Indivíduos que sofreram AVC apresentam redução da capacidade aeróbica em relação a indivíduos não acometidos por essa doença, com a mesma idade. A baixa resistência aeróbica observada nesta população provavelmente ocorre pela diminuição no recrutamento de unidades motoras, durante atividades dinâmicas, pela redução da capacidade oxidativa dos músculos paralisados e pela diminuição global da resistência aeróbica. Há repercussão no aumento do gasto energético durante as atividades da vida diária e os exercícios submáximos.

A redução de força é reconhecida como a principal repercussão do AVC. Essa fraqueza muscular acomete principalmente os grupos musculares dos membros inferiores, o que contribui significativamente para os riscos de quedas.

A avaliação da flexibilidade também é importante para verificar a necessidade real nos programas de prescrição de exercícios, pois, como repercussão da hemiplegia, os músculos posteriores de coxa e da região lombossacral apresentam encurtamento. Utilizar testes de flexibilidade contribui para a classificação do nível de espasticidade; se houver a necessidade de uma avaliação mais abrangente, pode-se utilizar o goniômetro.

É preciso avaliar alguns fatores que o paciente pós-AVC venha a apresentar e possam repercutir na prescrição dos programas de exercícios, como formação de escaras, eventos tromboembólicos, uso de medicamentos (p. ex.: ácido acetilsalicílico, heparina, anti-hipertensivos), que podem interferir nos aspectos associados ao monitoramento durante sua prática, como frequência cardíaca, respiratória e pressão arterial.

Exercícios de flexibilidade

Depois de avaliado o nível de flexibilidade do paciente pós-AVC, deve-se considerar os benefícios que este programa pode proporcionar ao indivíduo. Entre eles, estão melhorias na amplitude articular e diminuição de dores provocadas por encurtamento muscular.

O programa de exercícios de flexibilidade pode ser empregado três vezes por semana, com sugestão de combinação com os exercícios aeróbicos e com pesos. Recomendam-se programas individualizados, com diversos exercícios de alongamento, que atinjam grupos musculares dos membros superiores e inferiores, com ênfase nos músculos contraídos no lado hemiplégico e que também incluam os flexores e extensores dos dedos e do punho, os flexores de cotovelo, os adutores de ombro, os flexores de quadril e joelho e os flexores plantares do tornozelo.

O indivíduo deve manter uma frequência de alongamento no início e no fim de cada sessão de exercícios aeróbicos e de fortalecimento, com duração entre 15 e 30 segundos.

Exercícios aeróbicos

A redução da capacidade aeróbica é tendência corriqueira entre os indivíduos pós-AVC. A prescrição de exercícios aeróbicos a essa população requer supervisão adequada e criteriosa, com análise de fatores como idade, gravidade da incapacidade, comorbidades, afecções secundárias, frequência cardíaca de repouso e de esforço, bem como da pressão arterial e de possíveis efeitos colaterais dos medicamentos. Os exercícios aeróbicos podem contribuir para o aumento da tolerância às atividades da vida diária e possibilitar a inclusão de atividade física constante, colaborando na redução da demanda de oxigênio do miocárdio e no aprimoramento da capacidade de bombeamento do coração. Além disso, contribui para a recuperação do condicionamento da função pulmonar e melhorias do equilíbrio e coordenação, facilitando a marcha.

No entanto, os exercícios aeróbicos devem ser iniciados a partir de uma boa periodização, partindo de exercícios leves, para todos os grupos musculares ou mesmo com combinações, mantendo intensidade entre 40 e 70% do $VO_{2máx.}$ ou da frequência cardíaca máxima. O início deve ser gradual, com frequência de três vezes por semana, com duração média de 20 a 50 minutos e intensidade aumentada vagarosamente de acordo com a tolerância e a melhoria de condicionamento físico de cada indivíduo. Tudo isso deve ser acompanhado pela monitorização frequente dos parâmetros clínicos do aluno.

Exercícios de força

Inicialmente, deve-se avaliar o nível de força desse indivíduo pós-AVC, o que é possível com a utilização de vários recursos, como máquinas e equipamentos de musculação, pesos livres ou dinamômetros.

Alguns estudos já mostram resultados benéficos em exercícios com isometria, sustentação do peso corporal e exercícios de sentar e levantar.

Exercícios de força, utilizando o próprio corpo como carga, têm mostrado resultados quando utilizado como programa para aumentar o nível de força. Os exercícios isométricos são recomendados em todas as fases do programa. Ao se utilizarem pesos e equipamentos, podem ser incluídos circuitos como método de aplicação, sugerindo que sejam executadas de 8 a 10 repetições com carga inicial correspondente ao peso corporal para os exercícios de membros inferiores; conforme a resposta individual do participante, aumenta-se a carga de trabalho. É sugerida a frequência de duas vezes na semana com ampla variedade de exercícios.

CONSIDERAÇÕES FINAIS

O AVC é considerado um distúrbio heterogêneo que pode envolver a ruptura de vasos sanguíneos no cérebro ou a oclusão desses vasos. As afecções cerebrais do AVC são classificadas em hemorrágicas e isquêmicas.

O indivíduo acometido pelo AVC pode apresentar como repercussão diversos sintomas neurológicos e cognitivos, dependendo da região cerebral acometida, por exemplo, perda de tônus muscular, desequilíbrio, perda de coordenação motora, perda de condicionamento respiratório e cardiovascular. Dependendo da condição física no pós-AVC, o programa de exercícios físicos deve ser iniciado o quanto antes, os quais podem atuar tanto na prevenção quanto no tratamento do AVC, oferecendo diversos benefícios à saúde e qualidade de vida dessa população.

O programa de prescrição de exercícios físicos para portadores de AVC ainda apresenta limitações e recomendações bastante diversificadas quanto ao modo de progressão. É consenso que os benefícios dos exercícios são diversos e que se recomenda a prática contínua dos exercícios com duração mínima de 20 minutos por sessão e número mínimo de três sessões semanais.

Programas de exercícios de flexibilidade e de força e as atividades aeróbicas (principalmente a caminhada) são os mais recomendados e que oferecem maiores benefícios aos portadores de AVC, por mobilizarem grandes grupos musculares, atuarem melhorando o fluxo sanguíneo, melhorarem a capacidade de realizar tarefas cotidianas, promoverem a independência e melhorarem a qualidade de vida dos indivíduos pós-AVC.

Por fim, considera-se o AVC um problema de saúde pública, com grandes repercussões clínicas e econômicas, ocasionando comprometimento individual, social e familiar e com elevada taxa de morbimortalidade. As pesquisas envolvendo exercícios físicos e AVC merecem atenção especial, haja vista os inúmeros benefícios demonstrados por eles em estudos, tanto para prevenção dos fatores de riscos como para o tratamento no pós-AVC.

BIBLIOGRAFIA CONSULTADA

American College of Sports Medicine. *ACMS's guidelines for exercise testing and prescription*. 6. ed. Philadelphia: Lippincott Williams & Wilkins; 2000.

Burnfield MJ, Buster WT, Taylor A, Keenan S, Shu Y, Nelson AC. *Intelligently controlled assistive rehabilitation elliptical (icare) training:* an analysis of lower extremity electromyographic (EMG) demands with varying levels of motor assistance. RESNA annual Conference. Las Vegas 2010;1-7.

Fernandes FE, Martins SRG, Bonvent JJ. Efeito do treinamento muscular respiratório por meio do manovacuômetro e do threshold pep em pacientes hemiparéticos hospitalizados. *IFMBE Proceedings* 2007;18:1199-202.

Leon AS, Norstrom J. Evidence of the role of physical activity and cardiorespiratory fitness in the prevention of coronary heart disease. *Quest.* 1995;47:311-9.

Nadeau S, Teixeira-Salmela LF, Gravel D, Olney SJ. Relationships between spasticity, strength of the lower limb and functional performance of stroke victims.

SYNAPSE Newsletter of the Neurosciences Division. 2001;21:13-8.

National Institute of Neurological Disorders and Stroke rt--PA Stroke Study Group. *N Engl J Med.* 1995;333:1581-7

Oliveira TCL. *Análise da marcha de indivíduos hemiparéticos submetidos à instabilidade* [dissertação]. São Paulo: UNICID; 2008.

Ovando CA, Michaelsen MS, Dias AJ, Herber V. Treinamento de marcha, Paffenbarger R, Olsen E. *Life fit*: an effective exercise program for optimal health and a longer life. Champaign: Human Kinetics; 1996.

Pires SL, Gagliardi RJ, Gorzoni ML. Estudo das frequências dos principais fatores de risco para acidente vascular cerebral isquêmico em idosos. *Arq. Neuro-psiquiatr.* 2004;62:844-51.

Raso V, Greve JMD, Polito MD. *Pollock:* fisiologia clínica do exercício. São Paulo: Manole; 2013.

Rodrigues JE, Sá MS, Alouche SR. Perfil dos pacientes acometidos por AVE tratados na clínica escola de fisioterapia da UMESP. *Rev Neurociênc.* 2004;12:117-22.

Teixeira LF. *The impact of a program of muscle strengthening and physical conditioning on impairment and disability in chronic stroke subjects.* PhD Thesis. Queen's University, Kingston, Canada, 1998.

The International Stroke trial (IST): a randomised trial of aspirin,subcutaneos heparin, both, or neither among 19435 patients with acute ischemic stroke. Lancet 1997;349:1569-81.

Trocoli OT, Furtado, C. Fortalecimento muscular em hemiparéticos crônicos e sua influência no desempenho funcional. *Revista Neurociência.* 2009 4:336-41.

Vogt MT, Wolfson SK, Kuller LH. Lower extremity arterial disease and the aging process: a review. *Journal of clinical epidemiology.* 2000;45(5):529-42.

Conclusão

ALEXANDRE ARANTE UBILLA VIEIRA

Não há dúvidas de que o ser humano move-se de maneira natural e integral por seu bem-estar físico e mental e que, para que tudo ocorra com muita harmonia, a saúde de um indivíduo deve estar sempre em equilíbrio com o ambiente que o cerca.

Diante das inúmeras doenças aqui apresentadas por especialistas da área, é importante ressaltar que cada uma delas deve ser analisada por um médico, a fim de que os programas de exercícios tenham realmente eficácia em seu tratamento, ajudando, assim, o paciente a sucumbir de maneira positiva às suas debilidades diante de si mesmo e de suas atividades de vida diária.

É importante lembrar que toda atividade física e o programa de exercícios devem ser prescritos por um profissional de educação física e por uma equipe multidisciplinar competente e qualificada, que facilitará toda a recuperação exigida pelas doenças demonstradas nesta obra.

Índice Remissivo

A

Acidente vascular cerebral, 283
  diagnóstico, 285
  epidemiologia, 284
  fatores de risco, 284
  fisiopatologia, 284
  prescrição de exercícios físicos, 286
  prognóstico, 286
  quadro clínico, 285
Aconselhamento nutricional indicado
    para portadores
  de anorexia, 65
  de bulimia, 66
Aids, 163
  causas, 165
  principais características, 167
  programa de atividade física, 173
Anatomia
  do sistema respiratório, 216
  dos pulmões, 217
Anorexia: o transtorno alimentar e seus
    comportamentos inadequados, 61

Atividades indicadas para a facilitação do
    alongamento e da flexibilidade, 130
Audição, 255
  anatomofisiologia do sistema auditivo, 258
  avaliação auditiva, 260
    avaliação audiológica
      básica, 260
      infantil, 266
     objetiva (exames eletroacústicos e
       eletrofisiológicos), 268
  desenvolvimento, 256
    embrionário, 257
    filogenético, 256
  diagnóstico precoce das alterações auditivas, 270
  programa de exercícios para pessoas com
    deficiência auditiva, 275
  reabilitação, 271

B

Benefícios das atividades físicas e dos exercícios,
  198

Brônquio com acúmulo de secreção e mucosa com edema típico de bronquite crônica, 222

Bulimia: pouco peso e abuso de substâncias medicamentosas, 62

C

Câncer, 1
  causas, 3
  definição, 1
  em evolução até chegar aos órgãos vitais (metástase), 3
  principais características, 4
    câncer de mama, 6
    fatores de prevenção, 4
    sintomas de pacientes em tratamento, 5
  programa de exercícios, 6
    aspectos psicológicos da paciente com câncer de mama na prática de exercícios, 11
    exercícios físicos durante e após os tratamentos de câncer, 6
    exercícios físicos para as pacientes de câncer de mama, 9
      aquecimento/alongamento para flexibilidade (10 a 15 minutos), 9
      atividade aeróbica (20 a 40 minutos), 9
      volta à calma (10 a 15 minutos), 10
    modificações nos programas de exercícios das pacientes com câncer de mama, 10

Características da amostra e instrumentos utilizados pelos principais estudos que avaliaram a prática de exercícios físicos e a relação com transtornos alimentares, 68

Cardiopatias, 85
  artéria coronária direita (ACD), 87
  artéria coronária esquerda (ACE), 87
  avaliação clínica, 94
    eletrocardiografia, 95
      infarto do miocárdio, 95
      isquemia, 95
    enzimas, 94
  causas, 88
    álcool, 89
    diabetes *mellitus*, 90
    dislipidemia, 88
    estresse, 91
    gota (hiperuricemia), 91
    hereditariedade (fatores genéticos), 92
    hipertensão arterial sistêmica (HAS), 89
    idade, 91
    obesidade, 88
    sedentarismo, 90
    síndrome da apneia e hipopneia obstrutiva do sono (SAHOS), 90
    tabagismo, 89
  expectativa de vida e a causas de internação nos cardiopatas, 87
  principais características, 92
    angina prinzmetal, 94
    dispneia, 92
    dor ou desconforto, 93
    edema, 93
  programa de atividade física, 96
    fases da reabilitação, 99
      1, 99
      2, 100
      3, 100
      4, 101
    teste de caminhada dos 6 minutos (TC6), 96
      aspectos técnicos, 97
      equipamentos necessários, 97
      escala de Borg, 98
      motivos para interromper imediatamente o TC6, 97
      preparação do paciente, 98

Classificação
  casual da pressão arterial conforme V Diretrizes Brasileiras de Hipertensão Arterial (2006), 90
  de Killip para disfunção ventricular pós-IAM, 94
  de peso segundo a Organização Mundial da Saúde a partir do IMC, 78
  do índice de massa corpórea, 141

Complexo imunológico, 168

Complicações clínicas na anorexia nervosa e na bulimia nervosa, 64

Crescimento do número de mortes por Aids 2001-2003, 164

Critérios diagnósticos segundo o DSM-IV e a CID-10

para anorexia nervosa, 61

para bulimia nervosa, 63

Cuidados especiais e recomendações gerais para a prática de alguns esportes por pessoas com epilepsia, 18

D

Densidade do osso trabecular dos corpos vertebrais da coluna lombar, de acordo com o sexo e a idade, 140

Diabetes, 179

classificação e principais características, 183

características, 185

pâncreas e sua funcionabilidade, 186

diabetes

tipo 1, 184

tipo 2, 184

dados estatísticos, 183

insulina, 181

obesidade e diabetes, 180

programa de exercícios, 189

sintomas, 187

Diferenças

em valores de desvio-padrão da densidade mineral óssea (DMO) observada em relação ao esperado para mulheres jovens saudáveis, 147

existentes entre acidente vascular cerebral isquêmico e hemorrágico, 211

existentes entre os diabetes tipos 1 e 2, 185

significativas entre angina estável e instável, 94

Diretrizes da American Thoracic Society para a realização do TC6, 97

Distribuição percentual das mulheres segundo categorias de densidade de massa óssea na coluna lombar e no colo do fêmur, 143

Distúrbios do sistema respiratório, 215

doenças da pleura, 219

derrame pleural, 219

pneumotórax, 219

doenças respiratórias, 220

asma, 220

bronquite, 222

enfisema pulmonar, 222

tratamento fisioterapêutico para os pacientes com DPOC, 224

obstrução de vias aéreas superiores, 218

programas de exercícios, 227

Distúrbios do sono, 45

exercício físico e sono, 48

teoria(s)

da restauração corporal e conservação de energia, 48

termorregulatória, 48

principais características, 45

sono NREM, estágios

1, 45

2, 45

3, 46

4, 46

sono REM, 46

programa de exercícios e distúrbios do sono, 49

Distúrbios posturais, 229

boa postura, 229

fatores de influência no equilíbrio postural, 229

formas de avaliação postural, 230

coluna vertebral, 232

definição de postura, 229

distúrbios posturais, 234

cintura pélvica, 248-249

coluna vertebral, 234-239

joelhos, 247-248

pés, 239-247

quadril, 249-250

exercícios físicos que podem corrigi-los, 251-252

programa de exercícios, 250

Doenças psicológicas, 25

ansiedade, 25

depressão, 30

sintomas, 31

tratamento, 31

esquizofrenia, 31

causas, 31

tratamento, 31

fobias

agorofobia, 28

claustrofobia, 28

fobia social, 28

hipsiofobia ou altofobia, 28

homofobia, 28

rupofobia, 28

xenofobia, 28

hipocondria, 30

tratamento, 30

programas de exercícios, 32

síndrome (ou transtorno) do pânico, 26

causas, 27

desenvolvimento de fobias, 27

para a família, 27

tratamento, 27

síndrome de burnout, 30

tratamento, 30

síndrome de Münchhausen, 29

transtorno obsessivo-compulsivo (TOC), 28

E

ECG normal, 95

Edema em membros inferiores, um dos principais sintomas de insuficiência cardíaca congestiva, 93

Epilepsia, 13

causas, 14

epidemiologia e diagnóstico, 13

mioclônica juvenil e epilepsia do lobo temporal, 16

principais características, 14

programas de atividade física, 17

efeitos

em indivíduos com epilepsia, 19

em modelos experimentais de epilepsia, 21

Escala de Borg modificada, 98

Esperança de vida ao nascer (em anos) segundo o sexo, 86

Exemplo

de ECG mostrando isquemia miocárdica, 96

do padrão do EEG dos diferentes estágios do sono, 46

Exercício físico e qualidade de vida, 169

F

Fase superaguda do infarto do miocárdio, 96

Fatores

de risco para a arteriosclerose, 209

determinantes de risco cardíaco, 92

mantenedores do problema alimentar, 58

predisponentes para os transtornos alimentares, 57

Fibromialgia, 35

causas, 37

principais características, 37

programa de exercícios, 39

Forma correta de se sentar em frente ao computador, 115

Funcionabilidade do pâncreas e diabetes, 186

G

Gênese da obesidade em humanos, 76

Gibosidade torácica, 235

H

Hepatite, 191

causas e tipos, 193

hepatite
A, 194
B, 194
C, 195
D, 195
E, 196
F, 196
G, 196
definição, 191
programa de exercícios, 198
sintomas, 196
Hipertensão arterial, 201
complicações, 210
crise hipertensiva, 203
doenças vasculares na hipertensão, 209
envelhecimento arterial, 205
etiologia, 206
fisiologia da pressão arterial, 203
fisiopatologia, 205
hipertensão e arteriosclerose, 208
medida da pressão arterial, 202
programa de exercícios, 211
regulação da pressão arterial, 205
tratamento, 206
Hipnograma do sono noturno, 47

I

Imagem distorcida do próprio corpo
(vigorexia), 59
Impacto da redução dos casos de câncer com
alimentação, atividade física e gordura
corporal adequada, 5
Incentivos e barreiras dos exercícios comuns
para os sobreviventes do câncer, 8
Influência de fatores orgânicos e ambientais nos
níveis de leptina, 76
Interação de diversos aspectos ambientais no
transtorno obsessivo-compulsivo, 29

L

LER e DORT: doenças articulares, 103
classificação e diagnóstico, 110

LER/DORT, graus
I, 110
II, 110
III, 110
IV, 111
pré-avaliação, 131
aderência ao programa, 134
ajustes necessários, 134
atividade física habitual, 132
avaliação
diagnóstica, 131
formativa, 134
somativa, 134
dados profissionais, 132
execução e ajustes, 132
indicadores gerais de saúde, 132
início do programa, 133
inovação, 134
manutenção, 134
materiais, 134
parcerias, 134
planejamento, 131
das atividades, 132
pré-avaliação dos funcionários, 131
tipos de ginástica laboral, 133
principais causas, 104
bursites, 108
contratura de Dupuytren, 107
epicondilite(s), 108
lateral, 108
fibromiosite ou fibrosite, 110
gânglio, 108
lombalgia, 110
miosites e polimiosites, 110
síndrome cervicobraquial, 107
síndrome
da tensão do pescoço (mialgia tensional), 109
do desfiladeiro torácico, 109
do impacto do arco doloroso, 109
do ombro doloroso, 109
do redondo pronador, 109

do túnel

do carpo, 109

ulnar ou síndrome do canal de Guyton, 108

tendinite, 106

calcificada do punho, 106

da cabeça longa do bíceps, 106

do supraespinhoso e bicipital, 106

tenosinovite, 107

dedos em gatilho (tenossinovite estenosante), 107

doença de Quervain, 107

fraqueza do flexor do mínimo, 107

programa de exercícios e as doenças articulares, 111

ginástica laboral (GL), 112

alongamento, 117

dinâmico, 117

do pescoço, 119

do tronco

e do pescoço, 122

dos membros inferiores, 123

dos membros superiores, ombros, punhos e mãos, 119

dos punhos e dedos, 121

em dupla, 123

estático, 117

no escritório, 118

progressivo, 117

suave, 117

aplicação do programa de exercícios de GL, 128

aprovação e apresentação do projeto, 129

contrato, 129

diagnóstico, 128

estudo financeiro, 129

implantação do programa, 131

flexibilidade, 124

para os membros superiores e inferiores, tronco e punhos, 124

força, 124

fortalecimento

de membros superiores e punhos, 127

do abdome em pé, 126

dos membros superiores e inferiores, 126

resistência, 128

Limiares auditivos normais para a orelha direita e esquerda, 262

Localização

anatômica das regiões mais suscetíveis a fraturas em pacientes osteoporóticos, 146

dos 18 pontos dolorosos a avaliar segundo os critérios para a classificação da fibromialgia do Colégio Americano de Reumatologia (1990), 38

M

Modificações do exercício relacionadas aos efeitos colaterais do tratamento de câncer de mama, 10

N

Necessidade da prática de exercícios físicos no combate direto à HAS, 212

Níveis de massa óssea de acordo com a idade em homens e mulheres, 140

O

Obesidade, 71

androide e ginoide, 78

causas, 72

famosos hábitos alimentares, 73

fator metabólico, 75

glândula suprarrenal, 76

pâncreas, 76

fármacos, 77

questão ambiental, 72

cirurgias bariátricas, 80

balão intragástrico, 81

banda gástrica ajustável, 81

bypass gástrico, 80

cirurgia de Fobi-Capella, 81

principais características, 77

programa de exercícios e obesidade, 81

tratamento nutricional, 79

Obstrução de vias aéreas e traqueostomia, 218

Osteoporose, 137

características, 146

biomecânica do osso, 148

causas e fatores de risco, 138

alcoolismo, 143

amenorreia por esforço, 145

escoliose idiopática, 142

fatores secundários, comportamentais e ambientais, 143

histórico familiar e idade, 139

má nutrição, 144

menopausa, 142

osteogênese imperfeita (OI), 141

raça, 140

sedentarismo/inatividade, 144

tabagismo, 143

programa de exercícios, 149

atividade física na adolescência, 150

tipos de exercícios, 151

corrida, 156

hidroterapia e hidroginástica, 151

musculação, 155

P

Paciente obeso com insuficiência cardíaca congestiva após infarto agudo do miocárdio, 89

Percentual de óbitos por sexo segundo faixa etária, 86

Pirâmide alimentar e os micros e macronutrientes, 73

Placa aterosclerótica, 208

Prática de exercícios físicos como possível prevenção da fibromialgia, 36

Precauções especiais ao prescrever o teste de esforço para os sobreviventes do câncer, 8

Predição do risco de complicações metabólicas a partir da medida da circunferência abdominal, 79

Pressões exercidas no corpo imerso e porcentagem de descarga de peso em relação à descarga de peso normal que estaria sofrendo ação somente da gravidade, 152

Principais causas de internação hospitalar no SUS em homens segundo faixas etárias selecionadas, 87

Proporção de casos de Aids por categoria de transmissão, 166

Q

Questão ambiental como causa de obesidade, 72

R

Recomendações gerais aos sobreviventes do câncer quanto ao resto sadios para a prática de exercício aeróbico, 7

Relação

de dieta, sobrepeso, obesidade e atividade física com redução e aumento do risco de câncer, 4

do índice de massa corporal com o diabetes tipo 2, 185

entre a sobrecarga do exercício físico e a qualidade do sono, 50

S

Seios da face, 216

Sequência de aparecimento da amenorreia na mulher atleta, 145

Situações de imunoestimulação e imunodepressão, 170

Substituição de células normais por células cancerosas, 2

T

Tarefa ocupacional, 128

Técnica de tapotagem, 224

Tendência do crescimento no número de restaurantes McDonald's desde sua instalação no país, 74

Trabalho de resistência para os membros inferiores usando a flutuação e a resistência da água, 154

Transtornos alimentares, 55
causas, 56
complicações clínicas, 63
principais características, 59
anorexia nervosa, 60
breve histórico, 60

características, 60
diagnóstico, 60
bulimia, 62
breve histórico, 62
características, 62
diagnóstico, 63
vigorexia, 59
breve histórico, 59
características, 59
programa de exercícios e transtornos alimentares, 67
tratamento, 65

anorexia e bulimia nervosas, 65
tratamento
farmacológico, 65
nutricional, 65
percepção familiar, 67
vigorexia, 66

V

Valores dados para parâmetro da pressão arterial, 204
Vista anterior, lateral e posterior da coluna vertebral, 233